医 学 教 育
改革 新 探索

主 编 张锦英 陈 权 杜英杰

中国协和医科大学出版社

图书在版编目（CIP）数据

医学教育改革新探索／张锦英，陈权，杜英杰主编 . —北京：中国协和医科大学出版社，2019.7

ISBN 978 - 7 - 5679 - 1293 - 9

Ⅰ.①医… Ⅱ.①张… ②陈… ③杜… Ⅲ.①医学教育—教育改革—研究—中国 Ⅳ.①R - 4

中国版本图书馆 CIP 数据核字（2019）第 092859 号

医学教育改革新探索

主　　编：张锦英　陈　权　杜英杰
责任编辑：杨小杰

出版发行：中国协和医科大学出版社
　　　　　（北京东单三条九号　邮编 100730　电话 65260431）
网　　址：www. pumcp. com
经　　销：新华书店总店北京发行所
印　　刷：中煤（北京）印务有限公司
开　　本：710×1000　1/16
印　　张：21.25
字　　数：350 千字
版　　次：2019 年 7 月第 1 版
印　　次：2019 年 7 月第 1 次印刷
定　　价：98.00 元

ISBN 978 - 7 - 5679 - 1293 - 9

编者名单

主　编　张锦英　陈　权　杜英杰

副主编　尚　游　王　昊　白延丽

编　者（按姓氏笔画排序）

王　昊　锦州医科大学第一附属医院

白延丽　锦州医科大学第一附属医院

刘国利　锦州医科大学第一附属医院

杜英杰　中国医科大学附属盛京医院

李　萍　锦州医科大学第一附属医院

沈　途　锦州医科大学第一附属医院

张锦英　锦州医科大学第一附属医院

陈　权　锦州医科大学第一附属医院

尚　游　锦州医院大学第一附属医院

赵东来　沈阳科技学院

赵立成　锦州医科大学

姜华茂　锦州医科大学附属第二医院

徐忠扬　营口市中心医院

殷南昌　锦州医科大学第一附属医院

序　言

摆在我面前的这本《医学教育改革新探索》书稿，与我以往看到的讨论医学教育的书大不相同。此书的特点在于它不是只限于教育视域讨论当今的医学教育，而是从现今时代医学的特点出发讨论医学教育应当关注的一些问题。对现今时代医学的认识，本书作者不是从具体的医学技术层面，而是以哲学的视野，就医学从生物医学向生物—心理—社会医学转变、专科发展与医学整合的兴起、非技术因素在临床实践中的作用越来越突出，以及医学实践中的技术、资本和人文三者博弈与平衡等方面，讨论医学教育的应对举措。应当说，这是一本有创新意识的书，是一本有思想高度的书，是一本视野广阔的书，因而是一本在国内相似题材中少见的书。

医学教育是伴随着医学发展不断进步的。先是有了医学，才有培养医学人才的需要，才出现医学教育，而每一次医学的重大进步，都向医学教育提出新的要求，随后引发教育的变革，如同经验医学向实验医学、实验医学向生物—心理—社会医学过渡引发的教育变革一样。当然，医学教育并非只是被动地跟随医学发展的步伐起舞，而是反过来以培育出来的人才，特别是出类拔萃的人才，创新医学，发展医学，促进医学更好地服务于大众的健康。公元970年，在巴格达建立的一所医院，有25位医生在这里工作，并给学生讲课，进行考试并测定他们的能力，这可能是西方最早的医学教育；中世纪最著名的萨勒诺学校，据说就是由4位医生办起来的，在7世纪末至14世纪，这个学校从事教学的一些杰出医生，编撰和著述了许多对医学产生重要影响的著作，如意大利医学家德·伦齐（Salvatore De Renzi）的名著《病痛记》，在11世纪以后一段时间享誉欧洲；著名医生佩特勒斯·克勒里克（Pietro Clerick）所著的《医业》，作为这个学校早期教学基石的《解毒方》，以及这个学校最受尊敬的医生和教授康斯坦丁纳斯·阿弗里卡纳斯（Constantinus Africanus）的七卷本著作等，使萨勒诺学校这个医学中心的名声大振，遍及整个文明世界。这个古老的医学学校，是名副其实的"希波克拉底之国"，教师和学生聚集在一起，关怀病人，直接接触病人的病痛，摒弃一切空谈、迷信和占星术，开创了临床形式的教学。这个学校培育出的一批医生，在文艺复兴时代起了十分重要的作用，成为反抗经验医学的中坚力量，为新的医学诞生准备了良好的条件。萨勒诺学校的事迹表明，与医学发展步伐保持紧密联系的医学教育对医学有巨大的促进作用。

医学教育的首要任务，当然是传播医学的科学知识。19世纪末期，尽管医学科学有很多重大的进展，如1543年维萨里《人体的构造》的发表，1628年哈维《心血运动论》的出版，1858年魏尔啸《细胞病理学》的问世，以及随后19世纪40~70年代以巴斯德和科赫为代表的一系列微生物学的发现，这些具有划时代意义的发现和发明，使医学迈上了科学的轨道。但是，这些成果在医学中远未得到运用。这时的医学，仍然在经验和迷信中漫游。直到20世纪初，美国的许多医生仍是当学徒训练出来的，在农村和拓荒地区，医生和中世纪的理发外科师差不多，医师行医没有执照，也没有国家授权的医学院和医学组织；即使没有学过医，也可以买到医学证书。卡内基金会认识到这些情况的严重性，支持艾布拉姆·弗莱克斯纳在1906年对155个医学院进行调查，并于1910年发表了著名的《弗莱克斯纳报告》，这个报告充分暴露美国医学的弊病，揭露大部分医生缺乏适当、足够的训练，大部分医学院校不合格的事实。报告导致155所学校中有39%的学校关门，至1920年，关门的学校达到45%。报告要求，医学生入学前必须接受大学教育，行医必须获得行医执照。此后，医学教育开始迈向科学的轨道，对医生进行医学科学教育，成为医学教育的首要任务。这个传统一直沿袭至今，解剖学、组织胚胎学、生理学、生物化学、病理学、免疫学等学科，成为医学生必须掌握的基础知识，医生的培养被赋予科学的内涵。《弗莱克斯纳报告》为医学的科学教育奠定了基础。

但是，医学仅仅是一门科学吗？只向学生传授医学的科学知识，学生就能够成为一名好医生吗？仅仅依靠科学就能解决病痛的全部问题吗？我们的医学教育只应当在科学的轨道行进吗？几千年来的医学史，特别是近百年来防治慢性病的实践证明，人们谋求治疗疾病，增进健康，不仅需要科学，同时还需要科学以外的许多东西。医生诊断疾病，需要借助现代各种理化检查提供的数据和影像资料，因为这些客观资料可以帮助医生了解病人机体运行的障碍，但这些理化检查提供的只是病人机体各个局部，它没有病人整体情况的判定，因而出现理化检查有病、但病人却没有患病感受的情况；一些病人，医生依据理化检查提供的数据认为已经愈合，但病人仍感不适，认为病情没有好转；科学与现实产生了矛盾；医生用药，常常依据药物性能对症而行，但有时对症下药，却收不到预期的效果；药量的大小、服药时间的长短，也无常规，需要医生依据个人的经验和病人的特点相机而定；即使是药到病除，难道可以判断全是药性所致吗？有没有机体自然力的作用？疗效就是药效吗？至于外科手术的成功，更与外科医生的技艺密切相关；更为重要的是，人体的生命运动、疾病的转归，不仅与机体自身运动发展的规律密切相连，同时也受外界的环境条件影响，并且一刻也不能脱离这种影响，而这些是很难纳于科学的；人不仅仅是一个可以解剖、可以分割的肉体，同时也是一个具有强大自我修复、自我补偿、自我更新、自我调节能力的有机体，科学至今对人体的这种自组和偶合能力的认知十分有限；特别重要的是，人体是身心统一的二元体，心赖身以生存，身在神经调节下运转，科学至今对心与身的关系仍是茫茫然。如此种种，迫使人们对医学是科学的命题再次提出种种质疑。在 20 世纪 60、70 年代，关于医学是不是一门科学曾有过广泛而持久的讨论。尽管认定医学是科学的声音不绝于耳，但更多的学者认为医学与科学有很大的不同，医学与科学在对象、目的、成功的标准、内在的法则和道德要求等诸多方面存在差异。"医学的目的是通过预防和治疗疾病促进健康，而科学的目的是获取知识；医学对其认识的关述，是通过它们在促进健康方面实践的结果来判断的，而科学则是以真理为标准评价它的理论的""医学（作为医疗实践）具有科学所没有的道德方面""虽然医学的内容可以还原为生物学，但医学本身却不能还原为生物学"（Ronald Munson，1981）。尽管医学在逐渐走向科学，但不能认为医学是和物理学、化学一样的科学：①医学是人与人的关系，不同于科学常是人与物的关系。医学可以将人体局部与整体割裂认识局部，并将之视为人与物的关系，但离开整体割裂的局部，不是真正人的生命活动。医学面对的是活生生的人，是有血有肉、有主体精神活动的人，只有将病人置身于他的前后左右的关系中，才能理解疾病，而医生也只有理解自己，才能理解疾病。医学就其本质而言，是一种人与人的关系，绝不是人与物的关系。②医学是医患彼此同意的人与人之间的活动。医学的全部实践，是在医生与患者交往中实现的。患者向医生诉说痛，医生倾听患者的诉说，征得患者同意后为患者实施治疗，在这一过程中随时观察患者的反应，听取患者的感受，在医患两个主体相互交流中深化对疾病及其如何干预的认识，不断修正原先的设计，疾病治疗过程始终是在医患共同努力下实现的。这一过程中形成的医患间共情，成为医患同心、合力的基础。③医学是置身于医患不平衡关系中的治疗技艺，与科学按法则、规律行事的规矩不同。医学虽然也需要尊重生命运动的规律，但生命运动的规律常因人、地域、时间、境遇的不同而不同。成功的医学实践，常常不仅与逻辑实证相关，更多是医生的经验、技艺、感悟、直觉和灵性的产物。医学实践充满着各种各样的不确定性、偶然性、随机性，而捕捉这些不确定性、偶然性和随机性，靠的正是医生的经验、直觉和感悟。④医学，特别是临床医学研究的方法是综合的。它利用其他任何科学获得的成就，包括数学、自然科学、工程技术、社会科学、人文学科和行为科学；医学，特别是临床医学，虽然也需要实证、逻辑推理，但更多情况下靠的是观察、直觉、隐喻、想象、类比。⑤医学是有别于科学道德的更高要求，科学道德的首要原则是忠实于观察和实验的结果，这是科学赖以存在的基础。医学无疑也要求忠实于实验观察到的事实，绝不能造假，但医学存在一种医学自身内在的目的，医学解释病人生命的疾病活动，在于消除病人身体上的痛苦。医生行医动机不是获得科学发现和发明，而是帮助病人解除病痛。病人寻求医生不是为了获取某种物质目的，而是为了解除痛苦。医学本身就蕴含着道德义务，医学的本质是利他而非己的。一个投身于医学的人，必然同时也认可自己承担着为病人解除病痛的义务。这种内在的道德价值是科学所没有的。所有这些都说明，医学是科学与经验、技艺、顿悟、道德和情感的混合体，或者如有的学者所说的那样，"医学是一个独特的异质综合体"（Wartofsky, 1978）；或者如 KD Clouser（1977）所说，"临床医生更像个侦探，而不是科学家。一个侦探使用他可得到的任何科学和技术发现最可能发生了什么事。他涉及科学和理论，不是为发现或修正它们，而是为了沿着因果链条逆推，以说明在特定时候的特定事件"。医学不是纯粹的科学，因为它包含着经验、技艺、顿悟、道德、情感，并且充满着不定性、偶然性和或然性；医学也不是纯粹的经验、艺术、顿悟和情感，因为它包含着可知性、规律性和或然性，它常常可以从不知走向可知，从盲目走向自觉，从偶然走向必然。医学在几千年的发展路程中，正在一步一步地接近从必然王国走向自由王国。

科学是没有限度的，人类对大自然和物质世界的认知是永无止境的。医学和科学在这方面有相同但也有不同。科学对人体生命的认识是永无止境的，在这方面医学与科学并无差异，但医学作为一种实践活动则是有限度的。医学对疾病的治疗和健康扶植的永无止境只能是相对的。医学对疾病的治疗可以精益求精，但医学无法消除疾病，旧的疾病被治愈或抑制，但新的疾病又会随之而来；医学可能为健康提供各方面的支持，可以帮助人们活得更长，活得更好，但医学无法避免死亡。医学可以而且应当为安详的死亡服务，但不能使人长生不老。这是医学的一种限度；医学还有另一种限度，那就是医学对人体生命干预的限度。医学可以实行器官移植，安装某种人工肢体或器官；可以为丧失生殖能力的人重新获得自己的子女；可以使失明的人重见光明；可以人工恢复一度停止的呼吸，维持心肺循环；可以控制甚至清除病菌感染；可以扑灭或控制某些危害人类健康的传染病，等等。但医学不能人工制造人、不能组装生命，人只能是自然物而不能是人造物；人是有思想、有精神、有灵性、有尊严的高等级生命，亵渎人的思想、精神、灵性和尊严的医学干预是不允许的；在经过无数亿万年进化形成的人，再不能回到先前兽的阶段，制造人兽混合胚胎是不人道的，将兽性引入人体是不能允许的。这就是医学技术的限度，医学技术的探索不能突破这些底线。不顾医学的底线，突破医学的最低限度，就会背离医学的宗旨，走到医学的反面，成为医学的罪人。

医学教育理念的进步经历了几个重要阶段。从近百年的历史来说，从1910年弗莱克斯纳报告发表以来，先后有PBL教学的改革和以岗位胜任力为导向教学理念的提出。但这些还不够，时至今日，我以为当今的医学教育要有一个大的转变以适应当今人们对医学的期盼。这个转变就是要向期盼成为未来医生的人传递这样一个信息，那就是医学是科学的，同时也是经验、技艺、直觉、道德和情感的；要教育那些投身医学事业的年轻人，了解和懂得医学既是科学，同时也是非科学，是科学与非科学的统一体；医学的前途是无量的，但医学是有限度的，有其不可逾越的底线。我们的医学教育，要向学生传授过去几千年获得的科学知识，为他们成长为医生提供科学医学知识的基础，但同时要向他们说明，不仅要重视医学的科学基础，而且要了解医学是经验的、技艺的、直觉的、道德和情感的；医学的精髓不在于懂得那些生理病理的科学知识，不在于熟记各种指南和治疗规范，而是在于医生与病人的接触与交流，在于医生在和病人接触中积累的经验，在于医生在实践中形成的感悟和技能，在于对病人感受的领悟，在于与病人交往中形成的共情，在于对病人的忠诚。这是医学或者说是临床医学的精髓。我们的医学，应当是一门有节制的谨慎的医学，是一门满足人们多元需求的医学，是经济上可持续的医学，是一门公平的医学，是尊重生命尊严的医学。遗憾的是，这方面的教育以往做得太少了；换句话说，我们的医学教育，不能只是医学的科学教育，还要同时进行医学也是经验、技艺、直觉、情感体验等非科学方面的教育；不只是教会学生懂得各种各样的科学知识，还应更重视培育学生辨别和分析疾病诊疗中各种复杂现象的思维，辨别和分析疾病转归中的表象和真实、主流与支流、必然和偶然、一般和特殊、暂时和长远、因果与关联、高危与低危、隐像和显像、惰性与惯性、生理与病理、病理与心理之间的差异与关联，做出符合实际的临床判断。我以为，当今的医学教育，必须在这方面有一个大的转变，以适应当今医学面临的任务，使医学更好地满足人们的需求。

本书主编之一张锦英主任医师是一位多年从事麻醉学的临床专家。作为一位临床医学专家，能够跳出本专业的范围，从宏观角度讨论当代医学教育的诸多问题，实在难能可贵。我期盼有更多更好的临床医生，特别是一些具有丰富实践的临床专家，超越自身的专业领域，以哲学的眼光探讨当今医学，探索临床医学的诸多问题，为繁荣我国的医学和医学教育做出更多的贡献。

《医学与哲学》杂志主编　杜治政

2019 年 6 月

前　言

　　《医学教育改革新探索》作为一本对高等医学教育改革深刻思考的书，是作者在多年医疗与教育工作中的经验积累和感悟心得，在此献给高等医学院校的医学生、教师、临床医生、医学教育管理者，希望对医学教育改革有所启迪。

　　医学教育改革是全球面临的重大课题，首先要明确的是医学教育需要在哪些方面改革？怎样进行医学教育改革？改革最终目标在哪里？历史显示医学教育经历了三次变革，而每一次变革的动因都源于医学本身，是医学发展中的问题激发了医学教育变革，从而再次推动医学领域的大发展，因此，医学教育改革是现代医学进步的重要途径。

　　1910 年 Flexner 推动的第一次医学教育变革，让医学发生了翻天覆地的变化，取得了前所未有的辉煌成就。然而，随着医学技术的迅猛发展和医学资本的快速崛起，现代医学正面临严峻的挑战，正如杜治政教授所述，现代医学面临14 个困境和医学内部 6 组二元矛盾。然而，遗憾的是医学教育没有跟上医学发展的步伐，滞后的教育系统培养出来的医学生存在明显缺陷，岗位胜任能力不足，思维层次缺乏，职业精神淡化，难以满足现代医学的发展需求。

　　本书就是针对医学领域的严峻挑战，揭示医学现代困境，认识医学未来走向，为加强卫生系统绩效而改革医学教育。那么，医疗卫生系统到底需要什么样的人才呢？什么样的医学生才能胜任现代复杂社会环境下的医疗岗位呢？当今医学困境有哪些？如何才能摆脱医学的现代性危机？所有这些问题都是医学教育必须面对和需要回答的问题。简单说，岗位胜任能力、批判性思维能力和职业道德素养成为现代医学教育的三大基本任务。

　　本书作者对医学教育面临问题的诸多思考，不仅试图揭示当今教育问题所在，更重要的是分析问题的衍变过程，揭示问题的本质，从而探索医学教育改革的方向。作者对新世纪医学教育的思考是从临床医学现实层面出发，反思医学教育中存在的问题，同时还从历史层面、理论层面给予分析，探讨医学教育应有的历史责任。比如，临床医疗中技术主体化的双重效应对医学生的影响，我们认同以科学为基础模式是医学教育的成功与骄傲，但是单纯绝对化的科学也是当今备受指责的靶标。如何看待科学技术，如何评价技术与技术应用中的利益关系，是医学教育不可回避的问题。

作者只是意图通过对现代医学走向的关注，探索医学教育的变革方向，至于能否达到预期目的，能否为读者所接受，完全取决于读者自身的结论，所谓"人能弘道，非道弘人"，教育改革任重道远，有识之士尚需努力。100年前教育改革推进现代医学的飞速发展，而今的医学教育改革能否获得成功，能否发扬百年前那样的改革精神，从而推进现代医学的发展呢？虽然我们不能准确预测其结果，但是如果医学教育仍然遵循以往的模式走下去，其结果一定是失败的。

面对现代医学的种种问题、医学教育中的种种缺陷，当今的医学与教育两大系统均显得格外平静，甚至是一种麻木不仁。尤其在当今医学资本市场驱动下的现代医学及其教育领域，其未来走向仍令人担忧。也许这本书是一本挑起争端的书，是一本打破当今医学教育界平静局面的书，但愿这种平静的打破能带来医学教育的崛起和辉煌。我们不抱怨医学及其教育的缺陷，也不能对未来感到悲观，坚信医学教育的不懈努力，一定能推进现代医学走出困境，让医学回归初心，回归梦想，从而推进现代医学再一次大发展。

本书编写承蒙《医学与哲学》杂志社赵明杰社长及全体编辑多年的热情支持和精心指导，杜治政主编对本书进行全面审阅，并为本书撰写序言。在此，对各位前辈、老师及编辑的支持与帮助表示最诚挚的谢意。

张锦英

2019 年 6 月

致青年

本书是一本高等医学职业素质教育的书，其中蕴含着作者多年经验积累和自然感悟，特别献给年轻有为、活力四射的新一代青年"精英"。在快速、超速发展的现代化进程中，竞争成为人类的主题，掠夺成为人类的目的。以前医学为了治疗疾病而不断寻求药物和技术支持，如今医院治病却成为发展技术和促进消费的一种手段，至此医学的目的与手段发生了颠覆性换位。现在医学生中很少有人能真正领悟或认同此书内容，希望精英们可以懂其理、悟其道，从中得到启迪。

学医悟道，东方理念打开了智慧的大门，从"一画开天"到"三生万物"，从阴阳变换到周而复始，尤其是领悟"三"的智慧，《易经》中的"三"是数而非数字，"三"是世界的基本单元。《易经》是哲学的源泉，从自然中归纳"道理"，而"道理"是"道"和"理"的统一。"道"只是一种世界观或方法论，至于你能从中得到多少是你自己的事，读万卷书不一定就能行万里路，关键是领悟与智慧，所谓"人能弘道，非道弘人"说的就是这个道理。

以易经智慧重新理解马克思哲学三大定律及其五大范畴。当今青年人对哲学三大规律存在诸多应用误区，包括否定之否定规律认识的偏执；对立统一规律应用中的断裂；质量互变规律概念上的混沌等。在探讨临床思维与决策问题时需要将医学与哲学结合起来。实际上，各个领域发展均与哲学相关，哲学是所有科学的最高点，科学是实，哲学是虚，但却"虚以控实"。宇宙有两个道，一个是"常道"，另一个是"非常道"。"常道"不可说，凡是说得出来的只是"非常道"而已。所以领悟事情的本体才是处理问题的核心。

思维层次提高需要循序渐进，需要时间累积。有些道理自己认为是对的，但常常与现实不相吻合，因此也就不敢很有底气地讲出来。随着自我认知逐渐被专家认可，也就逐渐提高自身的思维能力。这说明某些观点的方向是正确的，但现实未必接受，因为理念上的共识常常是在现实经历之后确定的，因此，如何面对现实是人们关注的焦点，如何处理内心与现实的关系也是人们需要审慎思考的问题。

年轻人更多的是接受传统的基本知识教育，对善恶、对错、美丑有一个固定的概念，以为科学的就是正确的，书上写的就是对的，实际上也不尽然。医学是涉及多学科多领域的复杂学科。行医与经商有本质上的差别，也有相通之处，智慧的人会一通百通，游刃自如。所谓"君子不器"就是不能将自己的思维固化，"与时俱进"就是要有阶段性的调整，才能适应千变万化的事物，跟上瞬息万变的发展。有时很多东西是自相矛盾的，其实是人时事地物的差异，在对的时候什么都对，在错误的时间怎么做都可能不对，所以，智慧是一块块碎片，临时拼凑、立体组合而成。

从专业思维探讨到医学人文研究，这是一个不知不觉、不可回避的过程。开始只是注重如何提高临床思维并将医疗工作做好，但深入研究却遇到诸多困境，即使科学的、标准的、规范的医疗程序，也不一定是患者最适合的医疗选择。在现代社会中，已经很难建立一种标准的伦理界限和清晰的善恶区分。正如《易经》所述，嘴上说的与心里想的是不一样的，这也是阴阳。因为伦理道德只是一种参照物，人的行为最终还是受内心的掌控，这也是弗洛伊德的"本我、超我和自我"，所谓"天人交战"就是"道心"与"人心"的矛盾，"天人合一"则是人类的理想，而理想追求永远在路上。

对事物的研究越深入就越感到困惑，这是正常的自然的过程。但一直陷入困境中就会难以自拔，因此需要反思和沉淀，拓展思维层次，探索解决之道。实际上，自然中单纯二元关系的事物很少，更多的是多元关系，因此二元思维难以应对三元事物，这也就是混沌理论的兴起。人类需要具备平衡能力、协调能力、辨别能力。未来不是有钱人的世界，也不是有权人的世界，而是有心人的世界。大师曰"努力没有用，用心最重要，心在哪里？颠倒才是心"，这句话需要用心领悟。未来经济也不完全是掠夺经济，而是道德与博弈经济，是博弈实体经济。不论做什么都要看着天，踩着地，顺应自然而实现心愿。

年轻就是资本，时间就是智慧。只要方向明确，发展务循序渐进，有理想是好事，但有时候，有理想也可成为一种罪过。理想与现实就是像我们的天和地，追求理想与面对现实就是人生观。人一辈子只有一件事是自己说了算，那就是想法或理想，但能不能实现却不是自己说了算，要因人、时、事、地、物所决定。天行健，君子以自强不息；地势坤，君子以厚德载物。虽说不想当元帅的士兵不是好士兵，但天天想当元帅的士兵也不是好士兵。要脚踏实地，步步为营。人生不在于拿一手好牌，而在于打好一手坏牌。21世纪生存法则就是要建立个人品牌，把你的名字变成钱。希望本书具有抛砖引玉之功，让青春的精英从中得到启迪，健康快乐走向光明的彼岸。

张锦英

2019年6月

目　录

第一章

适应现代医学走向的医学教育变革

医学经历了一个漫长的发展过程后，转到一个变化的、合成的及整体的方向上。这又回到了古圣人的古典观念，即医学研究的目标同时集中在个人幸福及种族改良上，从个人及环境两方面原因进行预防和治疗。对于疾病本质和原因的研究现已更趋向于从"整体病理学"的角度去考察。

——卡斯蒂廖尼

现代大学使命在于引领社会方向，而不是盲目地为现时社会服务。大学存在的意义在于要"经常为社会进步提供一些所必需的东西，而并非是社会想要的东西"。

——弗莱克斯纳

一、21世纪高等医学教育应该如何转型

医学教育的根本目的是培养具备岗位胜任能力的医学毕业生，以适应现代医学发展的需要。现代医学教育转型的关键就是逐步推进医学课程整合，其中以临床医学的整合最为重要和迫切，医学课程整合涉及面很广，有医学专业课程内部的整合，有医学专业课与非医学课程的整合，有医学与其他自然科学的整合，因此，医学教育必须打破医学专业的孤岛局面，使医学教育与医学科学发展相互协调，推进高等医学教育的国际化发展进程。

（一）适应医疗卫生事业发展迫切需要医学教育转型

1910年Flexner报告开启了一系列医学教育的研究，引领着过去100年的教育改革，形成了现代医学的迅猛发展。然而，21世纪开始出现医学领域的新问题，突显在公平分享卫生成就上的失败，新型医疗风险、环境风险、行为风险正威胁全球人的健康，医疗安全已成为现代医学的基本特征和质量内涵。在医学的不断努力与抗争下，这些危机非但没有被遏制，反而在逐年增加。可见全球卫生系统正逐渐变得复杂，从而对医学卫生人才培养提出了新的要求。医学教育是过渡性的，呈现有多个侧面过渡性的特点，在过去的教育改革中，人们已认识到许多医学教育理念需要转变，但同时又因各种原因而未能实现这一转变，卫生教育人员之间存在的"学科壁垒"是一部分原因，使医学教育仍在单纯科学为基础的框架下运行，它的许多方面处在教育改革探索向未来医学教育的全球化方向过渡。因此，转型是当今医学教育一个十分重要的特点，也是当代医学教育面临的紧迫任务，但直接使其成为当务之急的是临床医学教育的课程整合。

鉴于上述动因，重新设计医学教育十分必要，并且迫在眉睫，需再次对医学教育进行彻底、权威的审查，以弘扬100年前那样教育改革精神。为此，国际医学教育专家委员会综合教育系统与卫生系统之间的关联，并以紧密连接两个系统的人为中心，共同制订了跨越国境、打破独立学科界限的发展战略。医学教育转型就是要培养出接受良好教育的医学人才，以满足卫生体系的专业人才需求。新世纪第三代教育改革以患者和人群为中心，注重以胜任能力为基础的课程安排，

强调以团队为基础的跨专业教育，更重视以信息技术为依托的教学和管理技能，其最终努力在全球范围内消除各国间的差异并创造机会，医学教育转型发展意味着单纯科学基础模式已不适应现代医学教育发展，必须与人文医学和社会医学相结合，将原有陈旧的医学教育形态来一个大转变，使之适应现代医学科技和医学教育的发展需要。

（二）21世纪医学教育系统需要在哪些方面实现转型

1. 医学教育目的的方向性转型

培养目标是教育理论研究和实践活动中的一个核心概念，它是把医学生塑造成什么样的人的一种预期和规定。当今世界正处于前所未有的教育变革时期，我国的教育方针、社会需求和医学教育特点也发生了巨大的变化。随着社会、心理、环境等众多因素的融入，医学模式发生变革，医学生培养目标应摆脱单纯生物医学与治疗型医生的框架，转变成医患之间交互的主动参与型医疗服务模式，教育目标不能只限于培养具有专业知识的医学生，应延伸至促进和培养具有思维和医学道德的医学人才，因为从医学教育发展过程来看，只有从源头上培养人道医学人才，才能保证医学发展的正确和可持续方向，只有实践综合的、系统的教育模式，着眼于教育为医学和医疗服务，才能从根本上实现医学教育转型。

回顾千年的医学教育史可清晰显示，医学教育的各方面均起源于临床医学，医学校是从临床实践分离出来的，现在医学教育却有脱离临床的迹象，因此教育要回归临床，并向临床转化，因为医学教育始终是为临床医疗服务的。但随着现代医学的迅速发展，医学的非人性化趋势也产生越来越多的质疑，当前医学技术的异化是医学现代性危机一种不可忽视的客观因素，科学无限扩张的同时使人文逐渐被边缘化。然而，医学不能没有技术，我们不应阻止也无法阻止技术发展，面对技术越来越主宰人类社会的情况，"我们的只能寄希望于技术的道德化"，在当前境遇中，道德良知只是被麻醉而不是被切除或完全抛弃。因此，在医学生的知识体系中重塑人性化概念，教授如何将科学知识有效用于病人个体的方法，是医学教育改革刻不容缓的两项任务。

2. 医学教育观的系统性转型

医学教育观的转型，就是将以原科学为基础与以系统为基础教育相结合，培养医学生的胜任能力，以适应现代医学模式的转化，形成一种更完备的医学观和医学教育观，从而更全面地认识医学教育根本目标。医学教育转型是医学教育发展形态的变化，是医学教育原先发展形态的变形，而此种变形的实质是整合，缺乏整合的转型是空泛的转型，也是没有实际内容的转型，医学课程整合就是合二为一的转折点，而非否定前者，另辟蹊径地转型，这也是医学教育发展螺旋式上升规律的体现，彻底否定前者是从一个极端走向另一个极端，又会重复以往的弊端，将医学教育引向另一歧途。

医学教育观的转型在于如何进行系统的转型，即系统不仅是医学科学知识，还有科学知识的运用；而且是医学人文、心理、社会的统一，医学教育的视野不能仅局限于生物学医学知识方面，还要以全方位视角关注医学教育转型与临床课程整合，学习知识是为了运用知识，从知到用原本就是一个艰难的过程，而对医学生来说又是一个不可规避的过程。创造教育观发展是教师专业成长的核心问题，现代教师不应仅是掌握某些技能、技巧的教师，而应是具有合理的、符合时代特征的创造教育观的教师，才有能力胜任临床医学教育的重任。长期以来，由于忽视学生对自我心性的觉解和生命创造能力的提升，致使教师成为知识加技能型的教书匠。创造教育的根本源于问题，创造就是一种特殊的学"问"过程，不仅是分析和解决问题，更有价值的是发现问题。创造教育不仅仅是技术上的创造，还有心灵上的重塑，在当今教育转型发展中，临床教师应从知识本位向德性本位教育观转变，实现教育观的整体性与根本性转型。

3. 教育方法和手段的现代性转型

近代科学的萌生加深了对生命和疾病的认识，并取得了很大成功；而当今医学教育面对的主要问题是系统化发展，仅以还原和科学的方法，很难解释当今医学教育的诸多问题，更难以寻找到医学教育长远发展的办法，医学教育也务必在方法学方面实行大转型，将还原论与系统论相结合，形成一种新的医学教育方法论。传统教育过多地强调医学教育的特殊性，没有主动寻求与教育学、心理学的相互合作，并取得这些相关学科的支持，更没有充分利用最新研究成果，尤其是对医学生学习机制的研究成果。这种游离于教育学、心理学理论之外的医学教育方法，由于缺乏理论支撑而显得苍白无力，更因缺乏科学和系统理论基础而难以形成系统的教育教学方法体系。转化式学习是最高层次的学习过程，其意义在于它可引导学生实现三个重要的转化：从死记硬背式学习转化为批判性思维，具有整合信息形成决策的能力；从为获取专业文凭的学习转化为获取核心胜任能力，具备进行有效团队合作能力；从不加批判地接受现存教育模式转化为创造性利用全球资源来解决本地区问题的能力。

在新世纪教育转型中，要大力开发信息技术在医学循证、数据收集与分析、模拟与测试等方面的应用，发掘信息技术在医学教育中的有效应用潜能，充分利用信息技术革命所带来的新型转化式学习，转变传统的信息传递式教学，向更具挑战性的、以知识搜索、筛选、分析和应用为主的能力培养过渡。教授学生在解决具体问题的过程中，如何创造性思维和处理海量信息的能力。例如，高仿真模拟训练就是一项推进医学教育发展的新技术，不但提升临床技术质量，也大大推进医学的人性化转型进程。因此，医学教育手段必须要有一个大的转型，实行生物、心理、社会、环境等方面教育同时并重的方针，并在各种教学手段中有效地融入人文要素、思维要素和道德要素，方能形成对现代医学教育的根本转型，从而适应现代医学迅猛发展的需求。

（三）医学教育转型实质是实现临床课程系统性整合

1. 以胜任能力为导向的课程整合是教育转型的核心

医学课程整合的重点在于临床课程整合。当前临床课程一个重要的不足是专业过细，医学生往往习惯于只从本专业知识和专科经验出发，未能考虑到医学其他学科、特别是与本专业密切相关的学科知识和经验。改革就是要淡化各学科概念，增加多学科、跨学科的交叉联系，注重转化医学教育，将基础医学知识有效转化为临床实际应用，同时也将促进医学人文向临床实践转化，实现基础与临床课程全方位多靶点的结合。临床课程整合就是要将抽象的知识形象化，便于学生理解单调难懂的基础概念。以岗位胜任能力为导向的课程设置是临床课程整合的方向，首先确定要解决的临床问题，再确定毕业生应具备的医疗工作能力，然后调整课程设置以确保学生具备这些能力。

在诸多教育整合中，以临床医学课程整合最为迫切和现实，也是整个医学整合的基础和开端。因为临床很多疾病都是一种全身性疾病，虽然大多数表现为具体的部位或某种突出的生命体征，但它们都不是孤立的，而是与全身系统密切相关的。但当今医学课程将医学生的视线凝聚于具体专科，不仅淡化了对患者的人文关怀，而且忽略了局部病变与全身状态的关系，极不利于患者的治疗。系统为基础的教育模式强调以临床需要为本的教育理念，在医学基础课教学中打破传统的按科目分系统的方法，进入临床专业课阶段就要尽早接触临床，为全面的临床实践阶段教学奠定基础。如果医学教育仅关注人体各个器官，而脱离脏器寄以生存的整个人体，在医学生的思维中则会只有脏器而缺乏由不同脏器组成的整体生命，那将是一个严重的系统缺陷。从这个意义上说，促进临床课程的整合是克服当前医学生岗位胜任能力较弱的有效措施，并可有力地推动其他方面的课程整合，同时，临床课程的整合也为医学人文教育打下了基础。

2. 课程整合的根本目标是促进学生的临床思维整合

我国著名教育家叶圣陶先生有句关于教育的名言，"凡为教，目的在于达到不需要教"，这是现代教师所应树立的理念，也是教学的最终追求。教知识总是有限，培养思维才是根本，课程整合就是要通过科学有序的课程及教材重组实现知识的超值应用，使学生在预设的课程教学过程中将理论与实践结合，其根本目标是使学生逐步形成自然的批判性思维、理性判断和科学决策能力，培养独立猎取有效知识的能力，对学生未来的胜任能力具有重要意义。进入临床实践的医学生已完成基础知识学习，但仍缺乏哲学思维的支撑，掌握具体的专业知识，而缺乏临床经验；迫切将已学到的知识用于临床验证，但遇到问题却常束手无策。这并不是因为理论知识不够，而是因为知识运用能力有限，其关键问题是临床思维能力欠缺。因此，要跳出医学圈子，站在哲学的高度，以整全的思维去审视和分析医学问题，用全方位的视野去解析和透视医学现象，才能适应现代生物—心理—社会医学模式的转型发展。

批判性思维能力培养是国际医学教育标准中十分重视的能力之一。临床专业课程整合并非仅仅是将相关专业课程进行有机地重组，其根本目的是通过整合培养学生的科学思维，尤其是批判性思维能力。批判性思维是创新能力的基础和起点，不要盲从当今的知识，而要运用理性思维和批判性的眼光去审视医学与未来世界。当今医学生的批判性思维能力普遍较为薄弱，容易简单地接受"凡是科学证明的就是正确的"等宣传教育。医学教育发展是以不懈怠的一分为二为特征，对人体认识的机械化和碎片化，把人体整体四分五裂，没有注意到这种专科教育的弊端，需要通过医学教育整合来弥补。现代医学教育最容易使医学生掉入二分法的陷阱，习惯于将一个事物分成两个部分，而从中选定一个正确的，看起来很科学，却存在许多弊端。摆脱二分法运用三分法是临床医疗教育的重要思维理念。一分为二没有错误，但是必须二合为一才是整全的思维方式。因此，医学教育转型不仅需要课程整合，更需要在医学生的心中进行思维整合，思维整合已成为教育改革的重要目标和主导趋势。

3. 医学人文课程嵌入是推进医学人性化复兴的精髓

培养学生职业道德素养是医学教育的灵魂，教育转型就是要推行新的职业素质，新一代医学生不仅是学术专才，还要具备良好素质，包括职业态度、价值观和行为方式的培养，临床课程整合就是从医学实践出发，强调医学人文教学的回归实践，注重医学生在临床的服务能力培养，包括对患者的态度与沟通能力，并作出符合伦理的临床决策。许多国家已经开始通过培训和模拟训练来培养这种能力。例如，美国的高等医学教育标准中，60 个指标里仅有约 1/3 是医学基础和临床的概念，而近 2/3 是医学伦理、医学道德、人际交流、卫生保健、管理与成本、效率与效益这样医学相关概念。哈佛医学院医学人文课程占总课时数 1/3 左右，而我国现行人文课程仅占 2%。在现代医学教育转型发展的今天，要逐渐形成对实习学生的人文技能和实际人文水平的考核指标体系，注重医学与人文内容的整合，医学人文教学的目标就是在临床医学实践中践履人文精神，课堂讲授给学生的各种人文学科知识和技能，只是医学人文教学的起点，需要在医疗实践中实现人文的终极转化。

巴德年院士指出，医学是科学和艺术最完美结合，让最好的学生成为医学生，让最好的医学生成为最好的医生，注重对学生综合素质的培养，加强对医学生人文关怀教育。医学是运用知识和技术解决人的问题，因此，医学教育必须包括技术要素和人文要素，从整体人和社会人的角度出发，建立有效的知识运用体系，用医学人文解决临床医疗问题。当今临床实践最为突出和急迫的课程是医学人性化教育，其核心内容是培养学生始终将病人的利益置于首位，任何人的利益诉求均不应损害病人的利益；在临床课程整合过程中重视整体医疗教育，关心疾病，更要关心病人，实践教学中尽力减少对机体的损伤和副作用；不能随意滥用高新技术，特别重视对病人的关照，努力为病人提供心理支持，掌握交流与沟通技能，以关爱生命、呵护生命的境界审视当代医学，使医学人文精神真正成为现代医学教育的核心部分。

总之，医学教育转型不仅需要实现从基础医学到临床医学教育的转化，而且还需要实现从临床医学向预防医学的理念转化以及从医学专业教育到医学人文和医学社会学三位一体的教育转化。转化医学与转化医学教育具有相同方式，其实质是理论与实际的结合，是多学科、多靶点、多层次、微观与宏观、人文与科学的交叉融合。转化医学教育就是将医学教育真正转向为临床医学服务，培养具备良好的职业道德素养、批判性思维能力和岗位胜任能力的医疗卫生事业人才。在高等医学教育国际化的推动下，当今医学教育正酝酿着一场范围广阔的转化，这就是医学教育的全面转型，这正是当代医学教育面临的新拐点。转型任重而道远，需要医学教育与各学科领域的人员共同携手，最终实现医学教育的国际化发展。

［原载于《医学与哲学》（A），2014，35（06）］

二、高等医学教育供给侧改革的思考

需求侧与供给侧改革也是我国经济发展中的两个不同阶段。高等医学教育也同样存这两种不同逻辑的改革。需求侧改革主要通过政策，加大教育投入，刺激教育消费，扩大教育出口，从而促进经济增速。然而，需求侧改革也引发了很多教育结构、效益和质量等问题，高等教育正面临严峻的"供给侧"改革的新挑战。当前高等医学教育改革就是要从需求侧向供给侧转型，从外延式向内涵式改革发展，如何进行结构性调整，提升高等医学教育的质量内涵，已成为高等医学教育管理与研究者需要思考的问题。

（一）高等医学教育"需求侧"改革的反思

1. 单纯重视外延式改革忽视内涵式建设

需求侧改革是国家拉动内需的一种经济学理念，通过投资、消费和出口等渠道，促进经济发展。高等教育也是顺应和适应这一方针，以增加招生数量扩大高校规模，使更多人有机会上大学，以此"消费"高等教育资源；同样，教师人数不断增大，很多高校掀起改名升级，以此扩大社会知名度，甚至"圈地"扩张也一度成为高校的一种时尚，高校的大门越来越豪华，高校的花园越来越艳丽。不可否认，外延式发展大大推动了高校的发展，但缺乏内涵的高等医学教育也正面临自身发展中的重重困境，虽然大楼多了但大师少了，数量增了但质量减了。高等院校教育不仅需要大楼，更需要有大师、大家和优秀医学生。

需求侧改革主要是外延式发展，其目标指向规模扩大、学生增加、经济效益等，由于各种权利的驱动，部分高校忽视了其应有的社会责任，尤其是人才培养问题，重数量轻质量。随着大学毕业生就业问题日趋严峻，高校也进行了质量评估，但多数情况下只是停留在表面，并没有真正深入"结构"调整问题，使高等医学教育脱离了作为医学知识和医疗人才"供给"方的责任，忘记了作为引领医学发展的使命。从长远观点上看，建设世界一流大学和高等教育强国，需求侧改革在很大程度上制约了我国高等医学教育的发展，因此，迫切需要进行"供给侧结构"改革。

2. 高等教育目标偏倚导致人才培养缺陷

"需求侧"改革过度注重教育消费的拉动，高校不断扩大，办学追求高大全，博士点越多越好，学校越大越好，专业越全越好，整体上都是局限于外延发展，没有关注内涵建设。由于国家政策性鼓励科研创新，并投入大量资金，致使所有高等医学院校都向研究型大学发展，因此出现了"千校一面"的局面。高等医学教育主要产出的是论文和著作、课题和成果，尤其是SCI论文的产出量已成为全球最高，但引用率却很低。在以科研作为主要评价体系中，高等医学院校获得了可观的利益，大学排名成为学校奋斗的目标。但是作为主要业务的教学质量却被严重忽视，医学人才培养质量受到严重影响。

在一定时期内，这一需求侧外延式改革大大促进了高等医学教育的快速发展。需求侧改革学校扩招初期，由于社会需求较大，医学生就业环境相对还可以。但随着毕业生越来越多，就业也越来越难。因为"千校一面"的人才培养模式，导致同一医学专业的学生过剩，在医学生就业市场中的困境更为凸显，很多地方本科医学生质量低，甚至不如医学专科学生。究其原因，高等医学院校没有把主攻方向放在医学人才培养质量上，没有认真地从供给侧研究高等医学教育的培养方案和模式，教学方法和内容陈旧等。因此毕业生质量严重下降，面对社会对高层次优质人才的需求增加，单纯外延式的需求侧改革面临巨大挑战。

3. 医学教育脱离临床导致胜任能力低下

医学教育起源于临床，但却逐渐脱离了临床。基础医学是猎取医学知识，而临床医学则是应用医学知识的过程。在需求侧改革时期，医学教育目标是培养掌握医学知识的人才，毕业后分配到临床工作就可以了。但是随着临床医学领域的快速发展，医学教育并没有跟上时代的发展，单纯具有医学知识的毕业生并不能完全适应临床医学的需求，突出表现在医学生的岗位胜任能力不足，不能适应生物—心理—社会医学模式的转变，面对复杂社会环境下"过度医疗"引发的医患冲突问题更是束手无策。尤其是医学生的人文知识与人文精神缺乏，医学生培养数量与质量严重失衡。由于医学教育模式陈旧，忽视了医学教育与临床的结合，致使毕业生不能满足临床医疗的需求，以及不愿意到有需求的基层医院工作。

大学附属医院是临床医学教育的重要供给侧。但是在需求侧改革过程中，附属医院追求的目标发生了改变，医院并购扩大竞争实力，各个大学附属医院追求和比拼的是多少亿的收入，多少项的科研成果和 SCI 论文等，大学借助在科研领域的引领地位竞争和垄断医疗市场。然而，在如此的经济和权利的竞争中，临床医学教育使命在大学附属医院被淡化了，临床教师眼中只有医疗没有教学，只有病人而没有学生，临床医学教学变成一种累赘，临床实践教学也是敷衍了事，临床教师的种种负面作用也在深刻影响着医学生的未来职业责任感。由于临床教师的教学意识低下，加上繁重的医疗和科研工作压力，临床教师的角色之间也产生冲突，给医学生培养工作带来诸多负面影响。

（二）高等医学教育中的"供需关系"辨析

1. 高等医学教育供给侧的供与求关系

从经济学角度，社会对高端人才需求增加；从消费角度上看，人们对优质教育产品需求度不断增长。从供给侧改革逻辑看，高校即可以产出优质人才，也能输出先进科研成果和技术。高等医学教育改革既是经济供给侧改革的一部分，又有自身的特性和体系。高等医学教育存在两种供给关系，在校期间，教育需求方是学生；大学毕业以后，学生作为高校的产品，而社会医疗服务机构是需求方。因此，高等医学教育的需求方包括学生和社会。首先，高校有责任为学生提供获取知识、能力和素质的环境、条件和资源；同时还要为学生提供高素质的教师队伍、高水平的科研平台和先进的大学文化。其目标是在保证教育产能的同时，提高教育产品的质量，满足现代医学发展对医学人才和科学技术的需求。

高等医学教育与医疗市场的供求关系，实际上是一种学术性与社会性关系。经济领域的供给侧改革以市场需求为导向，但是在教育领域的供给侧改革重心和导向都应该在供给侧，高校改革导向是其学术性而非市场性，即遵循高校自身逻辑而不是市场逻辑运行。高校需要在履行育人基本职责和遵守学术运行规律前提下，调整内部运行模式，关注并贴近社会需求。虽然高校"产能过剩"和质量低下是需求侧改革带来的缺陷，但就医学领域需求侧整体情况来看，医学生只是在大医院就业困难，而基层医院、偏远地区医疗服务部门等却面临医学人才供给的严重短缺。高等医学教育这种供给过剩与短缺共存效应，反映我国高等医学教育仍存在严重的结构性失调问题，而供给侧结构改革就是要调整这种不平衡，回归大学的初衷。

2. 高等医学教育供给侧改革的逻辑特征

高等教育供给侧改革涉及外在和内在两种逻辑，即社会需求逻辑与自身发展逻辑。外在逻辑认为大学要满足国家经济发展和社会发展的需要，因此，大学办学要以社会需求为导向。然而，高等医学教育供给侧改革与经济供给侧改革并非完全一致，因为医学教育规律毕竟与市场规律不同，单纯强调以市场为导向值得商榷。大学与社会之间应该是一种引领与被引领关系，大学定位应该在社会前面，而社会需求为导向则是把大学放在社会的后端。如果高等教育改革完全以社会需求逻辑为导向，最终有可能在"社会经济需求的茫茫海洋"中迷失方向。由于现代医学中的各种经济利益驱动，很多需求常常与大学精神相背离，比如，临床很多不确定性技术的广泛应用，未成熟的科技成果强行转化，以及大学附属医院的过度医疗干预行为等，各种社会浮躁因素严重影响着医学生的职业精神。因此，高等医学教育供给侧改革不能完全以社会需求为导向，而是应该在坚守学术属性基础上来贴近社会需求。

外在逻辑是教育改革的压力，而大学自身发展内在逻辑才是教育发展的真正动力。医学教育供给侧改革必须从内部寻找解决问题的方法，遵循医学教育发展规律，才能真正让改革走向正轨。当今人才培养质量低下、供需关系错位以及产能过剩等问题只是大学教育问题中的一部分，而缺乏现代大学内在的理念与精神才是最主要问题。人才培养、科学探索、社会服务和文化传承是大学的四项基本职能，其中人才培养是最根本、最核心的职能。高等教育供给侧改革要坚持质量原则，以人才培养为中心，回归大学教育之本，坚守大学的学术属性，严谨的科研精神，充满人性的医疗技术，以此构建高等医学教育的管理机制，才能确保高素质医学人才输出、高水平科研成果产出以及先进的医学文化传播。

3. 大学应该引领社会进步而非被动适应

大学不仅具备培养人才、科学研究和服务社会三大功能，而更重要的是其引领文化的社会功能。诚然，大学需要培养适应社会需求的人才，但并非社会让大学做什么大学就做什么，否则大学就是社会的"附庸"和"工具"。德国哲学家卡尔·雅斯贝尔斯（Karl Jaspers）曾告诫，在教育适应社会变革时期，首先要追问教育的本质，避免太轻率地适应现实需求而放弃终极责任。正如弗莱克斯纳（Abraham Flexner）所言，现代大学使命在于引领社会方向，而不是盲目地为现时社会服务。大学存在的意义在于要"经常为社会进步提供一些所必需的东西，而并非是社会想要的东西"。可见，大学不能像风向标一样随风倒，而更应该是一个引路"灯塔"，为社会发展和人类进步导航。

在医学发展领域，大学医学教育不应该被动地迎合医疗市场经济的需求，尤其是在技术自主与资本主体化的影响下，大学教育中的人性、道德和主流文化受到挑战。大学有责任对医学需要做出积极正向的回应，更要坚持医学初衷，重视医学仁学精神建设，从而引领医学可持续发展。比如，面对过度医疗的普遍化、常态化现象，面对医患冲突日益升级的困境等，大学教育必须强化医学生的胜任能力培养，在专业知识和技术传授中更加关注医学人文与职业精神的培养。联合国教科文组织提出建立"前瞻性大学"的新理念，要求大学及其教育不能只是单纯培养人才和发现知识为社会服务，而更应当直面社会问题、改革社会、为现代社会文明进步承担更大更多的历史责任。可见，大学与社会不是简单意义上的服务关系，而是在引领医学的同时服务于医学。大学的适应性是大学发展的外在动力，但同时大学务必要保持对社会的超越，注重医学的未来走向，坚守大学的独立品质，超越功利价值追求而引领医学发展。

（三）高等医学教育"供给侧"改革的思考

1. 改革治理结构，坚守大学宗旨

优化大学内部治理结构是供给侧改革的重要方面。大学治理结构变革来自内

外双重动因，而内部权力调整是结构变革的核心内容。当今大学内部结构问题主要体现在大学行政权力与学术权力的关系上。面对大学内部权力失衡现象，去行政化已成为大学内部结构改革的重点之一。长期以来，单纯以行政逻辑和运行模式来管理大学，常常忽视了大学发展规律、办学规律和学术规律，从而导致大学发展方向偏倚。大学是知识组织，也是文化群体，因此大学内部治理也离不开大学文化和理念。所谓大学去行政化并非是简单地去掉行政管理，而是要构建行政权力服务于学术权力、行政管理服务于学术管理的意识和理念，以人才培养、科学研究、社会服务以及文化传承等活动为中心，确保大学行政适应于大学的教育性和学术性活动特性，从而优化与完善大学治理结构。

大学内部结构改革路径包括复归学术本位教育理念，以学术自由、大学自治原则为基准完善大学制度建设。首先要摒弃"官本位"意识，要遵循教育宗旨和教育规律办大学，而非社会让大学干什么就干什么。如果大学过分与技术自主化和医疗市场化需求相呼应，就会丧失大学主体意识和对现实社会文化的批判能力。其次要健全学术自由的制度保障体系，使学术发展具备合理性与合法性，让教师在宽松学术环境下积极工作，既不盲从"追风"也不屈从压力。比如 SIC 论文热与高度行政化、功利化的学术管理结构密切相关，因此改革现行学术评价体系势在必行，从重视论文发表数量向重视学术研究本身的价值转化。最后要形成优良的"教授治学"传统。大学是由学者与学生组成的，探索并传承高深学问，追求人类终极价值和绝对真理。因此教授治学符合大学发展初衷，扩大教授学术自主权，提高教授治学地位，才能确保大学的学术与生命力。然而，教授治学的实践仍面临诸多困境，需要多层次多部门的共识与努力。

2. 明确大学定位，提高教学质量

大学格局和定位决定着大学发展方向。当今高等教育生态位理论已成为教育研究的主要课题，生态位理论阐述了自然中物种在时空上的位置以及物种之间的作用与功能关系。其生态适应规律之一就是，物种在相同生态位上重叠时，就会产生种间竞争，物种重叠越多，竞争就越剧烈，最终将使弱势或不适应该生态位物种被消灭。我国各类高等医学院校都应该有最适合自身生存与发展的生态位，因此，在高等教育改革进程中，大学定位至关重要。比如，研究型与应用型大学的管理体系与运行机制应有所不同，定位不同其功能也有差别，当今应用型大学

在医学院校中占有较高比例，首先在专业建设上应找好自身定位，避免热门专业过度集中，导致生态位严重重叠。而研究型大学更多要侧重医学研究，承担创新和引领医学发展的责任。国家教育部门应该对不同类型应用型高校制订分类指导意见，在教育资源分布上给予宏观结构优化，调整教育不公平现象，对医学教育资源薄弱的地区，给予人才、资金扶持和政策、项目支持等，防止"千校一面"的情况再次出现，以此推动高校教育生态的多样化发展。

重视内涵发展和提升教育质量是供给侧改革的主要内容，也是当今高等教育质量的一块短板。以前高校过多强调医学专业的特殊性，缺乏与教育学和心理学的合作，对学生学习机制的研究成果应用较少，致使医学生胜任能力低下。供给侧改革要将培养胜任能力作为教育主要目标，不断推进转化式教育和学习过程，使学生从被动接受专业知识转化为批判性思维，具备获取现代医学环境下的核心胜任能力，即不仅要掌握专业知识和专业技能，更要在常规医疗活动中熟练运用社会沟通技能、理性临床思维，以及情感表达、价值取向等内容，让被服务的个人或群体受益。学校作为供给侧的主要任务应该是为学生提供各种学习条件和环境，促进早期接触临床和被服务人群。胜任能力为基础的理念强调的是教育结果，比较透明的教育过程可以让大学生、方案制订者和利益相关方都感到信服。

3. 重塑大学精神，构建大学文化

重塑大学精神也是大学供给侧改革的重要环节。当今大学精神缺失集中体现在行政权力与学术权力失衡、科学精神与人文精神分离，尤其是临床医学中的职业精神衰落也与大学精神密切相关。大学精神是大学之为大学的根本，其核心是大学的价值系统。对大学精神的理解可以是仁者见仁，智者见智，对于医科大学而言，人文精神与伦理道德是当代大学精神的核心。因为医学是关乎人类健康与生命的科学，传递人道大学精神是医学教育的主线，因为只有具备仁心才会获得仁术。比如一个技术精湛而道德败坏人绝对不会成为一名好医生，甚至技术越高对人类的危害越大。因此，人文精神、仁爱道德或"良心"等是医科大学精神的核心，在此基础上才会有真正的科学精神、自由精神、批评精神和创新精神。科学与人文是人类精神两个基本元素，也是大学精神的基本内容。大学历史证明，人格培育和学问研究是大学教育的中心目标。科学精神求"真"，人文精神求

"善",科学与人文的联合才是大学精神的真正体现,以此形成技术良心和医学道德,让大学真正成为人类健康的精神家园。

大学文化是大学理念和大学精神在实践层面的充分展现,是大学精神的现实表现和具体形式。所谓文化就是"人化",其目的就是"化人",教化人、塑造人,即以人创造的文化去创造人。大学文化就是继承、传播、创造优秀文化,从而塑造健全的人、充满仁心博爱的人。面对高等医学教育中的人文质量低下等问题,医学教育改革首先要注重人文教育,以人文精神为基点培育全面发展的优秀人才,重拾医学教育的仁学灵魂,引领医学事业的发展。广义的大学文化涉及办学理念、方针、校风、教风、学风、校园文化等诸多方面。通过正向的文化氛围,传递大学核心价值观,让每个置身其中的学子受到博大精深的文化浸润和智慧的熏陶。特别要提出的是,大学附属医院文化也是大学文化的重要内容,因为附属医院是医学知识与人文精神转化的终极平台,强化医疗中的医德医风建设对医学人才培养具有重大意义。

综上所述,教育供给侧改革目标在于实现供给与需求之间的平衡,其着力点不是否定需求,而是要偏重供给侧改革。面对"需求侧"改革带来的种种弊端,迫切需要加快供给侧的结构性改革进程。然而由于改革涉及经济利益和权利分割等敏感问题,真正的实施中仍存在诸多困境。从高等医学教育供给侧角度,大学教育改革关键在于观念改变和方向调整,医学教育供给侧改革就是要在大学内部挖掘潜能,构建大学内涵,坚守大学精神,提升教育质量,坚持以人才培养为核心,传承人道精神,重视生命教育和人文精神培养,才能保证医学教育与医疗服务领域的协调、可持续发展。

[原载于《医学与哲学》,2017,38(11A)]

三、大学附属医院基本功能与根本使命

高等医学教育是医疗卫生事业可持续发展的人力源泉,而大学附属医院将起着至关重要的作用。据卫生部数据统计显示,我国约有529万医学生,临床、口腔、护理、中医等专业,60%以上时间在大学附属医院度过,临床教学任务几乎全部由医院承担;全国大中型医院多半是大学附属医院,80%以上科研成果源于大学附属医院。可见,大学附属医院在教学和科研上具有不可回避的责任。全国医教研学术研讨专家共识提出"医院之本在于医疗，学校之本在于教学，科研之本在于促进医疗"，其聚焦点在医疗与科研、教学与科研的关系，但仍缺少对医、教、研三者之间的内在关系探讨，尤其是医疗与教学的关系问题。大学附属医院是医院，也应该是学校，容易引起认识上的混沌和误区，如何处理附属医院的医教研关系，是大学附属医院亟待思考和解决的核心问题。

（一）大学附属医院根本目标不能离开教育使命

1. 学校与医院原本就是相互依存的整体

医学教育起源于临床，早期是师傅带徒弟的形式，知识量扩大和对医务人员需求量增加，出现了学校形式的医学教育。19世纪以后，西方医学传入中国，教会办医院并招收学徒，创办了医学校，西方新医学教育引入中国，医院与医学院校原本就是一个整体，或者说，附属医院就是为培养医学生设立的。然而，随着医学的快速发展，现在学校有脱离临床实践的迹象，医院也弱化了与学校联系。20世纪70年代后，随着医学资本化进程，附属医院在经营模式上变成"普通医院"，原本肩负培养医生责任的临床医疗，变成附属医院的唯一目的，而对医学教育的神圣使命逐渐淡漠。

医疗是为了患者治病，但更是为了培养医生，从而为更多的患者治病。当今医学教育的主流趋势是要回归临床，并向临床转化。附属医院在现代医学教育转型中具有不可替代的重要地位，医学教育面临着医学模式的转变，是对医学教育提出新的要求，医学教育要从科学为基础向系统为基础的模式转化，采取适当方法使医学生尽早接触临床，接触社会，可以开阔医学生对疾病与社会的观察能力，提高其医疗岗位的胜任能力。因此，大学附属医院必然是医院和学校的统一体，附属医院隶属医学院校，医院本身就是学校的一部分，其职责不能偏离大学教育的根本目标。

2. 医学资本化运行使医疗与教学关系陷入混沌

大学附属医院与过去的最大不同，在于它在总体上或主要部分已经变成了资本，由于资本追求利润的本性，很多医院和医生已经走上了以医谋财的道路，这无疑给医学教育带来许多消极影响，它将直接影响着医学生毕业后的临床医疗行为，甚至可把医学教育引入"非人性"的歧途。正如美国学者文森特·帕里罗等指出，"尽管自称有拯救生灵的崇高目的，但医疗保健实际是一种追求利润的商业活动"。资本化运行使原本以培养医学生为目的的附属医院进入社会医疗竞争行列，大学附属医院在引领医疗发展进程中，突出表现在重医疗轻教学倾向，原因无外乎医疗有利可图，而教育意义虽深远，但现实利益不明显。可以说，在附属医院的医疗、教学与科研之间，医疗与科研是追逐资本利润的同盟，而使教学逐渐变得孤独冷落，这是当今大学附属医院一个致命的短板。甚至更有将教学也作为医疗辅助力量的倾向，其结果是打着教学的旗号推助医疗的资本运行。由于社会的进步、医疗环境的变迁，附属医院成为卫生系统的中流砥柱而服务于社会，即使不能将教育作为中心任务，但也不能将教育置之度外。

3. 附属医院与地方医院区别在于教育主导

大学附属医院隶属大学院校，同时医院本身就是学校，其职责不能偏离大学教育的根本目标，脱离医学生教育本身只谈学科建设是一种方向性错误。医学具有仁学特征，健康和生命是医学教育的核心理念，将医疗作为医院的首要任务，这一点是毫无疑问。然而，大学附属医院又是医学教育的关键部门，脱离了医学教育这个核心，附属医院就名存实亡。可见附属医院的任务内涵比普通医院深厚而广阔，既要满足医疗服务的需要，又要肩负医学教育的重任，它需要打造医学专家，但更要培养医学人才。在当今医疗资本竞争中，大学重组和医院并构，很多地方医院也积极并入大学教学医院行列，就是因为"教学"这个桂冠可以大大提升医院的信誉度，从而也提高了医院的经济效益。因为教学医院是生产医生的"工厂"，这里的医生是培养医生的医生，在患者心中具有神圣的地位。面对当今医疗领域存在背离医学仁学的种种行径，我们应该反思一下当今医学教育的缺陷，尤其是作为医学生培养终极转化平台的大学附属医院，在医学生变成医生过程中是否履行了应尽的使命。可以说，大学附属医院与地方医院区别在于其教育主导下的医疗使命。

（二）大学附属医院医疗、教学与科研关系辨析

医、教、研是大学附属医院的三大基本功能，也是培养医学人才的基本保障。各功能层面具有相互结合、相互转化的连带关系，医疗是医院主线，教学是医学使命，科研为医疗服务，形成以医疗为中心、教学为基础、科研为动力的发

展模式。

1. 大学附属医院中心任务在于临床医疗

医疗是医院发展的立命之本，也是科研的源泉和教学的基地。以临床医疗为中心，创建高层次、多学科的医疗服务体系，建立医学技能培训中心，不仅仅可以提升医院的医疗水平，同时也拓宽医学生培养的实践基地。只有好的医院才能培养好的医生，医疗为中心重要职责之一就是建立人才培养基地。广义上讲，附属医院既是医院又是学校，但医学教育是一种仁学教育，是以救死扶伤为宗旨，与其他非医疗机构不同，在病人生命与医学使命的交汇中，附属医院必须以医疗为中心，不论科研还是具体的教学工作，都不能凌驾于医疗之上。如果以科研为首位，病人就成为科学研究的客体；而如果单纯为了教学，病人的身体就可能成为"教学工具"，由此可能使医学教育偏离仁学的宗旨。医疗无疑可以拯救很多病人，但教育可以培养很多医生，从而会救治更多的生命。因此，附属医院应该是一种"教育理念主导下的医疗为中心"医疗模式，即"双轨并行"而以医为重。

2. 附属医院是医学教育转化的终极平台

临床教学是附属医院的基本任务，是医学生培养不可回避的过程，附属医院承担临床医学的全部课程，而且临床实践是医学知识和医学人文教育转化的终极平台。随着医学模式的转变，人文教育成为新一代医学生培养的主流内容，岗位胜任能力不仅仅是技术性技能，更重要的是非技术性技能，包括临床思维、伦理道德、人文精神。学生不仅猎取到临床各专业知识，更重要的是通过实践提升临床思维与决策能力，并在医患互动过程中培养学生的职业道德素养，促进知识本位向德行本位方向转化。临床教学是医学知识与医学人文转化的关键时期，大学附属医院的医生承担医疗和教学的双重任务，具有医、教、研角色三位一体的特征。由于医疗工作繁重和科研工作压力，必然导致临床教师角色间的冲突，很容易出现医、教、研不能兼顾的尴尬局面，由于技术主体化的驱动力，导致临床医生的教学意识不强，正是这种常态化的倾向给医学生培养带来诸多负面影响。面对当今医疗卫生服务领域的诸多非人性化行径，究其根源与医学教育本身的滞后有直接关系。因此，大学附属医院应该承担医学生终极培养的神圣职责，这就是大学附属医院与地方专科医院的一种本质上区别。

3. 科研为动力推进临床医疗的高层发展

以科技创新为动力提升医院核心竞争力，已是各个医院管理者的共识，科研为龙头大大提高了临床医疗水平，同时也推进了转化医学的快速发展，大学附属的科研工作不仅是医疗的希望和动力，也是培养医学生的创新精神和科研意识的平台，医疗是医学科研的基础与源泉，科研的宗旨不能离开为临床医疗服务，研究是提升临床医疗水平的手段和方法，更是学科建设的关键环节，科研工作首先要明确何种科研才最适合医院的医疗，科研成果如何才能有效地与临床相结合，如何正确处理好科研与医疗的关系是当今大学附属医院亟待解决的问题之一。科研为龙头要慎防"被科研"的倾向，并遵守科研的伦理准则。同时，也要慎防创新的误区，单纯地求新求变而忽视实际价值是一种科研歧途。科研转型的实际就是向临床应用转化，不能服务于临床医疗的科研成果是毫无意义的研究。当今不加批判地将所有科研成果强行应用于临床，是对转化医学的理解误区，转化是以有益于病人治疗为原则，而绝不是为了验证成果去实施临床医疗，这种不考虑科研目的和价值的科研，是医学教育中的一个弊端。

（三）大学附属医院的发展在于功能与目的整合

1. 整合价值指向在于教育目的与手段的统一

教育目的与教育手段是两个不同层面的概念。一般地说，手段与目的尽管相互关联，但仍有着根本的不同。医学教育目的是为医疗服务系统培养医学生，这也是附属医院与生俱来的使命。医疗是医院的职责，但也是医学生培养一种手段，这与为了经济效益而医疗有着根本的区别。附属医院也叫临床学院，是大学的附属部门，其职责不能偏离大学教育的根本目标，临床教学是医学院中心任务在医院的延续。就是说，附属医院要通过规范的医疗行为，去实现培养医学人才的最终目标，如果将医疗作为目的，就不要冠以"附属"两个字。然而，当前很多大学附属医院以单纯追求经济指标为目的，在医学教育的桂冠下，盲目扩大医疗范围，以求赢得更大的经济利益，这种医学教育手段与目的混淆或换位是大学附属医院转型发展中的一种误区。附属医院应修正自身教育理念的偏移，使其成为培养优秀医学毕业生的摇篮。百年大计，教育为本，忘记医学教育的使命，就是放弃人才培养的使命，技术上的落后可以努力赶上，而教育的衰败将是误在当代而恨在千秋。

2. 整合医院功能务必修正医教研的关系误区

将顺医教研关系需要澄清几个认识误区。首先，医院之本在于医疗，但医疗并非仅仅是治病，还有承担心理调控和社会安定责任；其次，教学是附属医院的任务之一，但教学并不仅仅限于上课，而是要求医生应有教学意识，认为"教学就是单纯地承担课堂授课任务"，是对大学附属医院教学概念的一种理解误区，临床工作中每一个医疗行为都是在教学，教师言行举止都会被学生看在眼里，记在心里，模仿在行动上，甚至影响毕业后在医疗岗位中的医疗行为，教学中的不规范行为会自觉不自觉地误导医学生的临床思维，以致种下医疗隐患的恶果；最后，科研之本在于推助医疗，但科研并不仅限于直接从事科学研究工作，而是有能力将全球最新科技成果转化为本地的临床应用。医、教、研关系中的混沌关键在于，科研为了促进医疗发展，而教学之本也是促进医疗吗？虽然教学也具有推助医疗作用，但其地位并非仅处于是辅助，而是应该与医疗并行发展，同时，医疗也不能只是为了资本运行，还必须肩负医学教育的使命责任。防止科研挟持医疗和医疗脱离教学的行径，统筹协调各层面的张力关系，确立附属医院在医疗和教育中的引领地位。

3. 大学附属医院转型发展的关键在于顶层设计

当今医教研关系存在认识上的混沌，包括有意和无意的成分。单纯强调"医疗为中心"的意义，而忽视或隐藏附属医院的教育使命，或许是担心强调教育使命会弱化医疗效益。但笔者认为，将附属医院教育责任提到显著位置，不仅不会削弱医院地位，反而会使医疗更加耀眼，医院的信任度会因此而更高。因为附属医院的医生不但理论扎实、技术高超，而且医德高尚，这里的医生是培养医生的医生，很显然，其经济效益必然会大大增长，既不辱医学教育的使命，又有医疗资本的高效运作，具有事半功倍、一举两得之功。为适应新世纪医学卫生人才的培养需要，迫切需要医学教育的转型，而这种转型的启动需要大学教育机构和附属医院的顶层设计，需要医务人员的理念转变和医疗转型，务必加大对教学的投入和关注度，把教育教学能力列入教师和临床医生考核的主要标准之中，只有在教师和医生的心中牢固树立医学的仁学教育理念，才是医教研能力全面发展的真正动力。

总之，当今大学附属医院是医疗与科研的主要力量，它引领着医学发展水平与方向。在全球以系统为基础的医学教育改革进程中，附属医院位居核心部位，学校是改革的基础，而医院则是变革转化的终极平台，离开附属医院的医学教育是"泡沫式"改革。因为医学教育必须回归临床，医学教育各层面知识必须在临床才能实现转化，岗位胜任能力必须通过实践才能实现。只有将附属医院作为医学教育主战场，才能履践医学人文精神，培养具有医学道德素养的医学人才，推进医学教育的新一代复兴。

［原载于《医学与哲学》，2016，37（5A）］

四、医学专业分化的前世今生与未来走向

　　专科分化是医学发展进程的重要环节，没有专科的分化就没有当今医学的繁荣；专科化体制将生命与疾病的认识具体化、细节化和实证化，推进医学对疾病和生命的深层次认识，为培养优秀医学人才开辟出新的路径，为医学科学研究提供指向，在诸多方面打开探索生命奥秘之门。医学发展进程的整合与分化是相互转换的，医学整合不是否定专科医生和专科体制，专业分化在于促进人们对生命与疾病的本质认识，而医学的整合对揭示其整体认识的过程中又是不可缺少的，并且是专科知识无法替代的。专科分化是为了更深入地了解疾病与生命的奥秘，专科分化的最终归宿就是整体化的综合。

（一）专业分化的发展优势与现代性困境

1. 专业分工是医学发展进程中必要的罪恶

　　恩格斯曾经指出，"历史从哪里开始的，思想进程也就应当从哪里开始"。从人类医疗过程的历史起点中去寻找医学整合的逻辑起点，可以看出，当今的医学整合是符合医学发展实际的。古代医学的整体化逻辑起点在于神本位，近现代医学专业分化的起点乃是病本位，而当下医学的整体化发展的逻辑起点则是人本位。古代医学以宗教和神灵为中心，把不能解释的疾病看成是魔鬼，认为健康与疾病是神的意志。神职医生借助神的力量，通过祈祷、献祭等，为病人祛病驱害，这也是医患信任的最初模式。医生也在实践中不断积累经验性的医学知识，并世代传承，这在一定程度上推进了医学科学发展，医学内容也有了极大的丰

富。但这种整体化医学最大的缺陷就是对疾病认识上的肤浅，技术能力低下，不能有效控制疾病的发生与转归，因此，人类必须对复杂的机体进行整体而深入地探索。

庄子曾说过，"吾生也有涯，而知也无涯。以有涯随无涯，殆已！"意思是人的生命是有限的，而知识是无限的，以有限度的生命去追求无限度的知识，会弄得精疲力尽。因此，为了更多地追求和探索生命与健康的奥秘，人们便不得不进行专业分工。可见分工的初衷是要通过专业化研究，最终达到整体化的提升。专业的细化，技术的分工，可以实现各有所精，各有所专，这一点没有异议。但人体是一个各系统相互影响的整体，就疾病本身来说是不应该分科的，只是因治疗手段不同而分为内科疾病或外科疾病。然而，这种将人体碎片化的分科制度，常常会使专科医生形成先入为主的思维定式，容易陷入"固执偏见"的歧途，不能选择最佳的系统性方案来治疗疾病。所以，专业分工实在是一种无奈之举或必要的罪恶。

2. 专业分化是对生命奥秘的深层探索

近现代科学发展的主要特征是将还原论引入了医学，将人体和疾病还原成具有不同层次的实体，重视局部细节和微观上的研究和疾病诊治，按照人体层次结构，从器官、细胞、分子水平，进而深入到量子水平；从宏观层次深入到微观领域，并对各层次的病理解剖、病理生理等机制进行研究，加深医学对生命和疾病的认识，获得巨大成绩，并形成近代的生物医学模式。专业分化的巨大成绩就在于运用分析还原的方法，形成一种对医学问题的研究越细化就越科学的趋势，微观认识才是生命的本质。借助解剖学、组织学、生物化学，以及分子生物学等技术手段，希望通过对单细胞、蛋白和基因水平的研究，找到调控生命运动的最微小、最特异生物学变化因素，医学专业化发展真正建立在科学的基础之上。

20世纪以来，医学成就有目共睹，抗生素问世成为治疗史上划时代进步；以X线为代表诊断技术，逐渐成为临床医学的重要手段；计算机X线断层扫描（CT）和磁共振成像技术的应用，使更微小的病灶也能被发现。并相继有了心电图、超声检查、脑血管造影、心脏导管术、脑电图；同时，医学检验技术也得到快速发展，分子生物学的兴起时间虽然不长，但其影响力已渗入医学的各个领域，并衍生出如分子遗传学、分子药理学、分子细胞学、分子免疫学、分子病理学等诸多新兴学科。20世纪医学科技的伟大成就，改变了近现代的临床医学，我们今天所有的临床诊断与治疗手段都是在20世纪发明的。例如，麻醉学的出现与应用打开了外科手术的禁区，加速外科学的快速发展。随着技术的不断深入，器官移植、人造胚胎等高新技术也取得巨大成就，医学专业发展几乎达到了无所不能的境地。当今医学已不再是单纯地研究具体事物与现象，而在于研究事物和现象变化发展的整个过程，探索事物相互之间的连带关系。医学正逐渐从线性关系研究进入整体化网络式探索，从"整理材料"的科学向整体综合起来的科学体系发展。

3. 专业分化进程中的医学现代性困境

随着自然科学的迅猛发展，技术已经成为主导医学发展的独立力量。在专科制的模式下，各专业医生陷入对技术无限追求，其刺激点从治病转向对专业高新技术探索。技术绝对化者相信，技术自身带来的问题能通过更新技术而得以解决。在如此往复的技术追逐中，整体的人被越来越碎片化，而现代医学更是将这种碎片化研究作为最卓越的成果，其结果必然是整体医学的消融。当今，慢性疾病是威胁人类健康和生命的主要部分，其特点是致病因素没有特异性，也很少具有特异性治疗方法，而当今的单纯生物医学技术，仍难以收到预期的治疗效果。20世纪后叶以来，医学一直不懈努力，新技术不断涌现，如生物治疗、基因工程、介入技术等，但慢性病不仅没有被遏制，反而逐年增加。无数的人们都把根治疑难病症的最后希望寄托于基因治疗上，然而事实上，基因治疗的几百项研究迄今仍没有任何一项证明是真正对人类有益处而无害处的。因此，当代医学正面临一种方向性挑战，医学发展处在一个新的拐点，有效地应对慢性病，不仅需要技术的干预，医学手段也需要有一个大的转型。

科学的生物医学模式将还原理论、专业细化、标准与精确化，以及对实验室技术的信仰看成是医学进步的主要源泉。20世纪初期，西方科学的医学动力比任何时候都越发强大，但其发展却陷入了巨大的文化危机。他们认为，实验室代表正确、严谨、精确和统一，信奉还原论与机械论的客观发现，希望临床医学转变成为一门精密的科学。这些观念试图将医学从与各类特质人群打交道中解救出来，从医生个体观察中解放出来，从而"消除个人判断的误差"。现代化设备装备的现代化医院，医生凭借仪器设备就能准确、自动地诊断和分析病因和功能变化。这种医患关系的物化趋势，使医生离开病房进入化验室、CT 室等医技科室，在某种程度上，医患关系被"医技关系"所取代；医学人文精神在无尽地专业化进程中逐渐消融。奥斯勒曾经警告人们，专业化发展已将专业本身分割到一种非常危险的地步，他曾呼吁要找回在这一进程中所丢失的东西。神经外科医生库欣（Harvey Cushing）提出，"医学已转变到如此分裂和细化""迫切需要有人能站出来，引导它走出这片荒野，将其整合到一起"。

（二）专业分化终极目标是医学系统化整合

1. 整合临床学科修正专科视野局限性

当今医生都有自身的专业领域，但是缺乏相关学科的联系，其中很难接受相关科室的意见已经形成常态化。在临床实践中，同一个疾病对于不同的亚专科会有不同的治疗方法。例如，对于一位冠心病患者，外科说要搭桥，内科说要支架，中医科则说需要调理机体平衡就可以，各种矛盾的诊疗方案让患者心情焦虑而难以决策。实际上，专业体制下的每个专科都有各自的特长，轻视其他专科技术就等于轻视自身的能力，只有相互渗透才能形成合力。另外，面对当今专业细化引发的过度医疗、炫耀性医疗、人造疾病等负面医疗行为，也迫切需要临床学科整合来解决。在临床医疗过程中，最主要的治疗方案应该是决定是否需要治疗，然后才选择如何去治疗。可见，整合具有集多学科智慧于临床决策的优势，从而打破专科制的"瓶颈"而走向整体。

专业分化取得了前所未有的进步，但仍未满足人类和社会发展要求，医学从单纯生物因素研究，转为从生物、社会、心理、环境等多方位研究已成为历史发展的必然趋势。医学进展与实践过程中引发的诸多问题，使人们逐渐地认识到加速医学整合的必要性与重要性。目前各大医院诊疗科室和辅助机构，都是为适应生物医学的专业制需要而设立的。各个专科医生仅在狭小的专业领域中活动，只盯住具体的病，很难看到整体的病人，因而也必然忽略了影响疾病和健康的心理、社会及环境因素。例如，临床医生发现病人的心理因素影响其病情的发展，需要求助相应部门给予心理诊断和心理治疗，然而目前大部分医院却罕见有此类医疗协助，同样也没有任何部门能有效地承担社会医学治疗和康复的任务。可见，缺少心理社会因素支撑的新型医学模式，是空泛的和难以落实的"空中楼阁"。

2. 整合医疗手段弥补单纯技术片面性

医学整合要使专业发展摆脱片面追求高新技术的局面，以整体医学理念弥补单纯技术片面性。纵观医学发展实践，医学作为一种服务健康的手段，是一种特殊、不断更新的客观知识，因此，必然有着自身发展内在规律性。在20世纪新技术变革的动力和科学方法的指导下，医学科学已逐步地走向既高度分化、又高度综合的知识体系。但由于长期受生物医学模式的影响，人们一时难以摆脱技术绝对化的思维，很多人仍沉浸于疾病的局部治疗，尤其是在疑难杂症的治疗上，过分追求高、精、尖发展的生物医学新技术，迷信只有技术才能遏制疾病和维护健康。这种将技术作为医学发展的最终目的是一种偏激而危险的思维，会使医务人员形成过度依赖新技术的定式。现代医学重视对人生物学方面的探究，寻求躯体疾病的诊治方法等固然重要，也是医学不可回避的任务之一。但是，通过疾病谱和死亡谱改变的研究，人们却发现，与人类疾病和健康相关的因素不仅仅是生物学因素，还涵盖心理、社会和环境等很多因素，而这些影响因素并不能完全依靠高精尖的技术来解决。医学科学与医学人文有效整合乃是当今医学的完整结构。因此，当代医学迫切需要进行医学人文观念与方法的整合，多层次联手协作，共同探究人类健康相关的生物、心理与社会问题，从而最大限度地展现当代医学各个方面的功能。

马克思曾提出，技术是人与自然的中介，技术的发展势必引起生产方式与社会关系改变。医学技术亦是如此，技术是按照人类目的而将自然界人工化的过程，而且也是让自然界人工化的手段。临床医学是关于人的生命与健康的学问，具有自然和人文科学相互融合的特点。自然总是优于人工状态，但抛弃人工干预也是不行，临床上的各种治疗手段，就是一种按照人的目的而将机体人工化过程，其根本目的是促进恢复和维持机体自然稳定状态。以中国传统医学观念来解释，一切疾病都是因为机体内部运行错误而产生错误的现象，如果错误的原因不清除，错误的结果也就不会根除。然而，当代技术发展主要是针对疾病本身，希望用切、割、毒、杀等医学技术去消除疾病。迄今为止，所有的药物或手术治疗都是治标而非治本。现代技术之所以要不断进展，就是因为疾病的根源仍不很清楚，而新技术的层层深入，从诊断学到治疗学，多数仍都是以增加病人损害为代价，即使是最新的生物技术、基因疗法，其最终的效果也是难以预测的。因此，为维护人类生命和健康，医学的技术手段必须要有一个方向性转型。

3. 专业分化的终极目标是整体的综合

医学原本就是整全的，为了深化研究而进行专业分工。随着对人类健康和疾病的深层探索，当今医学需要在高层次医学专业水平上进行重新整合，回归医学的整体化。这也是医学发展螺旋式上升规律的体现，经过否定之否定的运动过程，在更高级阶段上重复着旧阶段某些特征，进而完成从低级到高级的转变、由简单到复杂的周期性、螺旋式上升的整合过程。医学从原始的整体化，经过专业高度分化过程再次进入整体综合，其目的不是否定前者，而是一种更高一层的扬弃与提升，这是医学发展的必然方向。整体化医学是以人的健康为中心，把人作为整体和综合系统来对待。其关注点并非是要取消专业体制，其目的是将对疾病的认识向整体、综合性方向转化，从而建立疾病诊断和治疗的整体化与综合化及医疗保健事业的综合化发展等。当今医学发展正在向宏观与微观的两个极端方向发展，整合与分化趋势并存，然而，医学专业分工越细、专业化越强，就越要依赖医学的整合。

由于技术发展速度过快，而精神层面未能跟上技术的步伐，因此也就出现了专科发展的"瓶颈"。随着对疾病发生、发展本质认识的不断提高，人们逐渐认识到内在和外在双因素在医疗中的综合作用，这就要求我们对健康和疾病的整体认识发生转变。专业细化曾在医学发展进程中起到重要作用，但专科发展在揭示对生命和疾病的整体认识中却显得十分局限，尤其是单纯生物医学手段对慢性病仍显无能为力。例如，原发性高血压与遗传因素相关，可能是 DNA、RNA 缺陷所致，但面对几亿人的缺陷，医学都能改变吗？继发性高血压与生活、行为方式相关，但生物学方法对此类疾病仍无有效治疗措施。世界卫生组织（WHO）提出对健康的定义，不仅是没有疾病或者是不虚弱，而应该是躯体健康、心理稳定、社会适应、品格良好的状态。在当今医学转型与整合的进程中，超越单纯生物学模式、履践生物—心理—社会医学模式，是人类适应自身与社会发展要求的必然趋势。因此，专业分化的终极目标是整体的综合，既可以在原有学科知识基础上，吸取其他学科的内容，进行理念与知识层面整合；又可以推行相关学科之间的整合、医学中不同部门之间的整合，以及医学与社会相关部门整合。

综上所述，医学的整合就是依据医学发展进程中的各种整体化趋势，对医学的各方面知识、学科与资源分配，按照最佳效益的要求，进行重新组合与协调。医学整合的价值指向是保持和促进人的健康，要用系统性思维和理念，解决整体人的疾病与生命问题。因此，不能盲目地将医学整合本身视为最终目的，否则就偏离了整合的本意。医学分化与整合是医学发展的必然趋势，当今的医学整合涉及专科制的走向，而首先需要解决的是理念与认识问题。整合的目的并不是让专科医生变成全能医生，而是让专科医生建立整体理念。专业的分工是一种形式，专业的运行则需要整体的合作，专科分化的最终归宿必须是整体的综合，没有整体的理念，专业化就失去了发展的根基和意义，当下的临床学科整合就是要站在整合的立场上进行专业化，而不能站在专业化的立场上来进行整合。

[原载于《医学与哲学》，2015，36（3B）]

五、临床医学整合的关键在于观念转变

随着医学转型发展的不断深化，人们开始认识到修正专科制弊端的唯一路径是推进临床医学的整合。医学曾经历过几百年的反复分化，而当今的整合已经成为医学的当务之急。当前临床中心化整合似乎已成为一种主导的趋势，然而，如何进行中心化整合仍然存在诸多问题需要探讨，尤其是某些医院对专科化的热衷和偏爱更令人担忧。医学整合是一种推陈出新的转型，通过整合而完善医疗体制，提高卫生服务效率，而整合的根本目的应该是医学理念的转变，从而形成对生命与疾病的整体认识，推进医学的全面转型。

（一）临床医学整合的迫切性和现实性

1. 慢性病的威胁迫使临床医学目的的转型

医学转型的动因是多方面的，其根本原因是防控慢性疾病的需要。随着社会发展，致病因素已发生了改变，导致疾病构成也必然发生变化。慢性疾病已成为威胁人类健康和生命的主要部分，包括心脑血管病、癌症、糖尿病和慢阻肺等。这些是多因素引发的复杂全身性疾病，与其他疾病的最大差异在于没有特异性的致病因素，也很少具有特异性治疗方法。然而，当今医疗却仍沿用以往的治疗方法，因而难以收到预期的效果。因此，现代医学不能按以前的方式继续走下去，医学目的转变就是要将治疗疾病延伸至维护健康。从20世纪后叶开始，我国医学一直不懈努力，但慢性病不但没有被遏制，反而逐年增加。例如，每年癌症死亡数从 20 世纪 70 年代的 70 万人增加到 20 世纪 90 年代的 117 万人，2003 年为 150 万人，2005 年死亡人数突破 188.36 万，而每年癌症发病人数新增达 200 万人；同样高血压、糖尿病患者也逐年增加，根据《中国慢性病报告 2011》发布数据显示，慢性病占我国人群死亡构成，由 1973 年的 53% 上升到 2009 年的 85%。可见，由于人类生活和行为方式、饮食习惯以及精神状态等方面发生问题，使人体的生命体征呈现出异常改变。因此，从慢性疾病的发生和发展过程上看，只有遏制疾病产生的源头，才能真正摆脱慢性病的困扰。

2. 医学模式转变需要临床医学观念的转变

医学观转变在于澄清"何为健康"的概念，即健康不单单是没有疾病，而且包括身心健康和社会安宁。认识引发疾病和危害健康的根源，不仅是生物学因素，还包括心理、社会和环境等诸方面因素；医学视野不能只限于生物学方面，而是要从生物、心理、社会和环境等全方位视角关注疾病与健康。近代科学发展的主要特征是将还原论引入了医学，从物理、化学等自然科学的基础上，将人体和疾病还原成具有不同层次的实体，加深对生命和疾病的认识，并获得巨大成绩。但当今医学主要面对的是一种多因素导致的慢性疾病，还原的方法远不能适应其变化，不能完全解释现代疾病的许多问题，更难以寻找克制它的办法。医学必须将还原方法与系统方法有机地结合，并以系统论方法更全面地审视引发疾病和影响健康的各种因素。例如，糖尿病是一个与生活方式紧密相关的疾病，开展糖尿病教育已成为糖尿病治疗的重要组成部分，相关研究显示糖尿病教育对于血糖管理具有重要作用。现代医学务必在观念上根本转变，从局部转向整体，从治疗转向预防，从生物医学扩展到心理、社会及环境生态等方面。

3. 复杂致病因素催生医学手段的更新

任何一种慢性疾病都是一种全身性的疾病，即使大多数仅表现在局部或某种特异性的生命体征，但它们并非是孤立的疾病，而是与全身功能状态密切相关。例如，肝癌似乎只是由于肝细胞发生癌变，但实际上，这种癌变是与全身状况有密切关系的，与机体的抵抗力减弱、抑癌细胞功能的衰退等因素有关；而现代医学的专科化使医生的视线聚焦于本专科，忽略了局部病变与全身情况的内在联系，非常不利于病人的治疗。纵观医学历史，医学一直是以药物、手术的方式来对抗疾病；虽然许多新的医学手不断涌现，如基因工程、生物治疗、介入技术、纳米技术等，然而这些医学手段仍仅是聚焦局部病变和单一器官，其结果仍不能真正解决全身性功能改善。

科学研究不断深入，从解剖、显微镜到细胞、分子及亚分子，穷追不舍以探求究竟，但这些手段对慢性病却无能为力。例如，原发性高血压与遗传因素相关，可能由 DNA、RNA 缺陷所致，但面对几亿人的缺陷，医学都能改变吗？继发性高血压与生活、行为方式相关，但生物学方法对此类疾病仍无有效治疗措施。虽然人们都将治愈慢性病的希望寄托在基因治疗上，但事实上，基因治疗的几百项研究目前还没有任何一项真正转化为临床有效的治疗方法。当代医学发展正面临着新的拐点，要有效应对慢性病，不能仅限于技术干预，医学手段必须进行大的转型，从关注局部病变向关心患者整体的方向转变，才能形成对慢性病的有效控制。

（二）临床医学中心化整合困境与障碍

1. 技术主体化倾向让医学难以走出自身的视野

在技术主体化的视野下，医生创造性得到了空前发挥，同时也驱使医生对技术无限地追求，医生的兴奋点从治病转向对本专业高新技术的探索，对新医学模式下的临床医学整合理念全然淡漠。技术主体化趋势将医院打造成由各种新技术构成的庞大医疗机器，医生仅是这台机器的螺丝钉。在如此现代高科技、大规模的建制过程中，技术绝对化和由此引发的负面后果，其因果责任也就变得十分模糊，这也就成为现代技术活动中技术主体化困境。由于对技术极端崇拜，也必然导致对人体的无限制性技术干预，医学由此陷入生命的有限性和技术无限性的矛盾之中，医生们难以跳出自身的专业视野，走向多学科整合的临床医学领地。例如，对于腹腔及盆腔肿瘤根治术，当今很多外科医生相互攀比的是谁的手术做得更大、更彻底，所谓的"根治术"和"广泛手术"就是对有可能转移的部分尽可能地切除，对周围淋巴结清除得越多越好。然而，将具有免疫功能的正常淋巴结和未受侵袭的组织或器官切除，是否真的对病人有利呢？这是当今医学必须思考和亟待解决的问题之一。

技术绝对化的追逐者相信，技术本身带来的诸多问题，能通过更新的技术而得到解决，然而技术带来的问题越多，就需要越多的新技术来解决，如此往复，作为医学对象的人就必然越来越碎片化，使整体的人越来越渺小，甚至消失。现代医学更是将这种对人体的碎片化研究作为最卓越的成果，而这样成果背后则常常是整体医学的消融。技术主体化也在把单纯生物医学推向了极端，进一步张扬了它的不足，医学正逐渐走向一种越来越畸形和片面的医学。同时，技术主体化的结果也必然带来医疗费用高速上涨，形成"看病贵"的医疗窘境，危及着医疗可及性与公平性的宗旨。

2. 医学资本的介入使整合难以摆脱逐利的诱惑

当今医疗保健服务已成为社会资本的重要构成，它加速了医学技术的更新，同时也开辟了一条新的生意途径，使现代医院营运目标发生了根本的转变，利润收入成为很多医院的最终追求。现代大医院和以往医院最大的不同是，其在总体上或其主要部分已经成为资本，由此产生一种令人费解的现象：以减少疾病为目的的医疗保健服务，现在却期望门诊和住院患者越多越好。这种资本拜物教不仅让日益淡漠的医学人性雪上加霜，也是临床医学整合的主要障碍。另外，几乎所有医院均效仿企业管理模式，实行科室二级核算制，奖金与业务量挂钩，按创收多少核发奖金。如此将医疗服务这样崇高事业简单地量化，实际上是将医疗变成了商品交换，从医学资本运行过程上看，临床医生和各大医院已经逐渐成为医药开发商的推销员，在他们之间已经形成一条完整的利益链，这些也是对多学科协作整体化医疗的一种挑战。

医学发展无疑是需要资本运作，但由于资本追逐利润本性，也无疑会带给医学许多消极的影响，资本追求利润最大化，也必然导致医疗的无限度扩张，使现代医学陷入困境与危机。例如，过度医疗已是一种常态化与普遍化现象，而且有愈演愈烈之势。2010年《柳叶刀》的一份报告显示，我国剖宫产率高达46.2%，高于世界卫生组织推荐上限3倍以上；经皮冠状动脉介入治疗（PCI）应用率达90%~95%，而国际一般要求在20%左右。目前很多医院倡导以新技术取代仍然有效的旧技术，能用微创新技术就不用常规技术；至于抗生素的滥用更为普遍和严重，这些都是医疗资本化的运行结果。由此也必然引发医疗费用的迅猛增长，尤其大医院盲目扩张，是一种典型有组织而无意识的不负责任，严重影响着医疗的公平性和可及性。解决"看病难、看病贵"问题，就必须要将医学整合新理念融入医改顶层设计中，推进医学资本的道德化运行。

3. 生物医学的深植导致"整而不合"泡沫式重组

生物医学的根深蒂固，人们一时难以跳出它的视野，况且生物模式仍将发挥其重要作用，因此，在一定范围内仍难以适应系统为中心的整体医学模式。目前医学界对专科制的弊端仍存在很多模糊认识，过分地迷恋专科制长处而忽视其致命短处，更没有认识到孤立的专科体制，很难形成对生命与疾病的整体认识，此种对人体的机械化和碎片化认识倾向，致使临床医学对生命与疾病的认识也越来越失真。当前多数大医院推出专科化的直接目的在于谋求医院名声和医生们的权威，这种价值标准定位是片面的，甚至是很危险的，医学的仁学特征在无尽的专科分化中将逐渐消失。

因此，整合要慎防"整而不合"的泡沫式重组。为了迎合医学整合新理念，只是机械地将相关科室重新组合在一起，这样的临床中心可能仅是把单一的小专科变成一个大格局中的小专科，表面新颖而中心内部还是各自为政的独立专科，仍然摆脱不了专科视野而走向整全。尤其是心理社会医学干预手段更是医学整合的重要部分，据我国1981年的一份死亡病例回顾性调查显示，主要死于生活方式的占44.7%，环境因素占18.2%，生物因素占27.8%，保健服务制度占9.3%。可见，对于慢性病来说，心理社会因素的干预比药物、手术等方法更为重要。尤其在当前医患关系复杂的环境中，仅仅埋头于专科建设，着眼于生物学治疗，对逐渐削弱的医学人文精神将是一种火上浇油，也势必阻碍新医学模式的发展进程。

（三）中心化整合的实质是医学理念转变

1. 临床整合价值指向是目的和手段的统一

医学整合首先涉及的就是对专科制的评判问题，整合并非否定专科医生和专科体制，在医学发展进程中，专业细化曾起到了十分重要的作用。然而，医学发展中的整合与分化是相互转换的，医学整合在揭示对生命和疾病的整体认识中是不可缺少的，也是专科体制无法替代的。专科发展目标是提升医学对生命和疾病的完整认识，专科分化的最终归宿就是整体的综合，因此，临床整合不是废弃专科模式而是扬弃发展，寻求多学科系统化结合的改革之路。中心化整合只是一种手段而非目的，是纠正专科制局限性缺陷的一种形式，然而，多么全面的中心化整合也是不够全面的，因为临床中心是不可能涵盖所有专业，而疾病的形成，尤其是慢性病，却是涉及生物、心理、社会、环境等诸多方面，因此，整合是履践新医学模式的实践形式，而医学理念的转变才是最根本的内容。

整合不是简单机械性组合，而是通过整合培养专科医生之间的协作意识，形成主动配合的职业习惯。当今医生都有自身的专业领域，但是缺乏相关学科的联系，常常很难接受相关科室的意见，在临床实践中，同一个疾病对于不同的亚专科会有不同的治疗方法。

2. 心理社会角色的介入是临床整合的核心

生物—心理—社会医学模式之所以没有很好地应用于临床实践，重要原因之一就是缺乏心理和社会因素的支撑点，没有对生物医学为中心的医院技术结构给予相应的变革，使新医学模式找不到落脚的基本点。因此，推进医学模式转变首先需要有临床科室的形式与实质上的整合，中心化整合是生物—心理—社会整体医学模式转化的理论物质基础。目前各大医院的科室都是以专业形式设立的，医生只在自己的专业领域中活动，相关学科之间协作较少，因此难以形成真正的整合。

临床医学整合就是要形成新医学模式的支撑点，对医院现有技术结构进行有机整合，相应增加履行心理和社会医学职能的科室或部门。在当前的医疗实践中，可以探索以病人为核心的临床中心化整合体制，或多学科协作的技术团队结构，比如，心脑血管病诊治中心或技术协作团队，将医生为中心向以病人为中心转化，将专科体制向整体化体制转变，从而有利于病人的全面了解和疾病的整体化治疗，并为系统为基础的新型医学模式提供有效支撑。新医学模式所要求的社会心理干预，其主要手段并不是应用技术、设备或药物等硬件，而是利用健康教育与组织管埋等软件。据世界卫生组织公布的资料，目前30%的癌症、75%的慢性支气管炎和肺气肿、25%的心脏病是由吸烟引起的。而当今推行全民戒烟，实乃控制高血压病、心脑血管病、糖尿病以及癌症的上策，而将全民健康教育和心理干预手段纳入疾病诊治范围，将是现代医学发展的主流趋势。

3. 临床医学整合是医学观念的创新和变革

医学的整合并非是将以往知识简单地相加，而是医学知识的再认知与重组，是对原来某些传统观念的颠覆与扬弃，是医学专科化与整体化两翼并飞的新时期。首先，它是医学的系统论对还原论的补充和消解，整合的目的是将对人与生命、身体与心理、疾病与健康等知识看成一个整体系统，而不是彼此分离的专科和知识片断。人体是一个各系统相互影响的整体，就疾病本身来说是不应该分科的，只是因治疗手段不同而分为内科疾病或外科疾病，但这种专业分科制，常常会使专科医生形成先入为主的思维定式，而不能用最正确的方案来治疗疾病。例如，一位年轻女性因腹痛，在某医院消化科医生诊断为胃肠功能不良，给开了些药物，患者回家后半夜突然疼痛加剧，再次来该院急诊室，妇科医生检查后，立即诊断为异位妊娠，经急诊手术、纠正失血性休克而挽救了生命。可见，整合就是要用整体观来规范一时的思维，对于那些长期习惯于专科思维、单纯以还原论方法来解释医学的人们来说，整合就是一种新的变革。

技术上的分工和专业上的细化可以实现各有所精、各有所专，这一点没有错误，但很多人一专业细化，就钻到牛角尖里面去了，这是件很可惜的事情，有很多专业"精英"，常常因一技之长而难以走向卓越。例如，外科技术的发展要借助麻醉学的支撑才能实现更高层次；器官移植等高新技术更是需要多学科的有效协作才能获得成功。从医院管理学角度来看，整合就是要将各个专业有机地组织起来，形成相互依存的整体，专业化发展的最终目标是实现整合，没有整合的理念，专业化就失去了发展的根基和意义。当下的临床医学整合就是要"站在整合的立场上进行专业化，而不能站在专业化的立场上来进行整合"。整合的目的并不是让专科医生变成全能医生，而是让专科医生建立整体理念，专业的分工是一种形式，专业的运行则需要整体的合作，从分化转向整合才能使医学从根本上走出当代的困境。

总之，以临床医学整合来表达当今正在进行的医学转型，最恰当地反映了当前医学转型的特点，它不仅是观念的转变，也是走向医学公平的重要步骤。临床化整合是医学螺旋式上升发展规律体现，对前者彻底否定，必将从一个极端推向另一个极端，重蹈以往的覆辙，将医学引入另一个歧途。因此，医学整合务必要保持各层面之间张力关系，以和谐宗旨促进和谐的医疗环境，以整全理念构建整全的医学体制。同时，整合性质本身也是一种利益格局的整合，是多层次利益关系的重组或重新洗牌。医学整合要打破长期以来形成的专业化格局，将以医疗为中心转向医疗与促进健康并重，并逐渐向以促进健康为主导的轨道转化，其结果必然出现门诊量下降、医院病床出现闲置，由此必将影响医院的经济利益。医学整合能否成功，很大程度上将取决这些利益调节能否真正到位。医学整合并非是一条平坦的大路，必然充满着荆棘与困难，只有坚持人民健康利益至上原则，我们一定能够到达光明的彼岸。

[原载于《医学与哲学》(B)，2014，35 (11)]

第二章

以岗位胜任能力为导向的医学教育

胜任能力就是在常规医疗中，熟练掌握、准确运用沟通技能、共情表达、科学知识、专业技术、临床思维与决策，以及价值取向和个人经验积累等，让所服务的群体或个人获得利益。

——Epstein 和 Hundert

一、以胜任能力为导向的转化式医学教育

过去百年医学教育改革推进了现代医学的快速发展。然而百年末的医学却面临诸多现代性危机与困境，医学教育新一代变革迫在眉睫。传统教育模式已经不能胜任当今的医学教育，学生存在明显的质量缺陷，突出表现在缺乏现代医学的岗位胜任能力。当今以系统为中心的教育变革就是要通过各种教学和体制方面的调整，以达到转化式教育目的，使教育与医疗系统将结合，形成互相依赖的教育体系。转化式教育是新一代系统性转型的必要途径，它以卫生系统需求为基础，注重胜任能力的转化，将医学基本知识有效转化成为临床服务技能，为医疗卫生系统培养优秀医学人才，以适应现代医学的快速发展。

（一）新一代医学教育变革与转化式教育

1. 医学教育百年历程与现代性困境

过去百年中，医学教育经历了三次变革。第一次变革于 20 世纪之初，1910 年 Flexner 报告开启一系列医学教育变革，以科学为基础的课程设置推进了现代医学及其技术的快速发展；第二次变革于 20 世纪中期，即以问题为中心的教学创新；第三次变革就是当下正在进行的以系统为中心的改革浪潮。国际医学教育委员会考量了教育与卫生系统的内在关联，认为人是紧密连接两个系统的核心环节，于 2010 年规划出跨越国界、淡化学科界限的发展战略。第三次变革以患者和人群为中心，强调课程安排要以培养胜任能力为核心，倡导专业教育要以团队联合为基础，重视信息技术在教育中的应用和领导管理技能培养。因此，以胜任能力为导向，培养批判性思维和职业道德素养成为 21 世纪医学教育的三大任务。

现代医学技术的高速发展也引发了诸多新问题，整个医疗卫生系统正面临前所未有的新挑战。其中人口学与流行病学改变、新技术无限制应用、专业过度分化和人群需求改变等是主要因素。威胁人类健康的主要方面包括新型传染病侵袭、自然环境变化和负面医疗行为风险，致使全球卫生系统形势变得越发复杂，因此也就是对医学教育的人才培养提出了新的挑战。很遗憾，当今医学教育系统仍处于严重滞后状态，未能有效地应对上述挑战。由于当前课程设置中的专科分

割、方法守旧等弊端，使培养出来的毕业生存在明显缺陷。现存诸多的教育问题是系统性的，需要进行系统性转型。基于教育系统与卫生系统之间的关联，以人才培养为中心是这两个系统的共同目标，教育系统的任务就是培养出适应时代发展的医学人才，从而满足现代医疗卫生领域的人才需求。

2. 转化式教育意义及教育产出目标

转化式学习概念来源于 Freirehe 和 Mezirow 等几位教育理论家的研究。学习过程涵盖三个层次，即记忆式（informative）、形成式（formative）和转化式（transformative）学习。转化式学习是教育的终极目标。记忆式学习用来获取专业知识与技能；形成式学习用来培养社会价值观，目的在于培养医学职业素质。转化式学习的重点是领导特征与创新能力，目标是培养哪些有能力的医学变革推动者。转化教育的最终意义在于推进转化式学习的产出。理想的转化式教育能够推进三个学习层次的递增，最终让学生获得三项转变：从死记硬背向批判性思维转化，培养综合决策能力；从单纯获取文凭向团队合作能力转化；从被动地接受教育向主动获取资源和解决本国医学问题方向转化。

以系统为中心的教育就是要通过医学教育机制的全面改革，实现教育转化的结果，并构建教育与医疗相联合的教育体系。在这一新体系中，变革的关键环节是促进相互依存，强化系统相关部门彼此作用与协调。转化教育的整个过程也需要相互依赖，它包括重要的三个转化：从教育和卫生系统各自为政向融为一体转化；从独立教育机构转化形成合作联盟或联合体；从单纯关注内部机构运作转化为资源共享，包括教学内容、方法和创新成果等全球教育资源。转化式教育是医学教育改革的关键环节，但仍有赖于教育体制的全面改革。转化式学习是教学改革的理想结果，而相互依存则有赖于机构改革。以胜任能力为导向的教学设计，可以使职业规范焕然一新，即胜任能力成为医疗人才岗位分类标准，建立一套具有社会公信力的新型价值观。

（二）转化式教育价值指向卫生系统需求

1. 转化教育目标指向岗位胜任能力

以课程设置为手段，培养学生必备的胜任能力是教育改革的主要趋势，并以此作为教育发展目标。转化教育强调掌握知识以外的核心岗位胜任能力，包括以患者为中心理念下的医疗和护理、履行循证实践活动、加强跨学科团队合作、提高诊疗质量，以及有效运用信息学及整合公共卫生资源等能力。大学本科教育要重视培养学生终身学习的能力。传统的教育目标是以科学知识为导向，其标准是完成计划课程就可以毕业，而医生标准就是通过由学术机构指定的专业考核就可以加入医疗职业团队。长期以来，课程设置一直是根据专业需求加以制订的，很少得到校验，只是适应知识的新进展，偶尔加以简单调整。更多的是学校老师习惯教什么，课程设置就安排什么内容。这样的教育过程中，课程设置并非由预设的目标所决定，而是教学目标由课程设置所决定。

胜任能力培养是一种目标导向式教育方法。首先决定要解决何种医学问题，并以此确定医学毕业生应该具备何种胜任能力，然后根据既定目标设置所需课程，并让学生能够实现既定目标，最后进行整体改革效果的评估。Epstein 和 Hundert 曾指出，"胜任能力就是在常规医疗中，熟练掌握、准确运用沟通技能、共情表达、科学知识、专业技术、临床思维与决策，以及价值取向和个人经验积累等，让所服务的群体或个人获得利益"。以胜任能力为基础的教学改革中，高度体现出的是个体化学习，而非仅用单一的传统课程设置。理想结果是，只要最能终获得所需要的胜任能力，学生们可以自由选择课程与学习方式，而且不受时间不限。以胜任能力主导的教育理念重在教育最终结果，整个教育过程透明，这样可以让学生、教育决策者和利益相关方均能信服。

2. 转化教育重点指向批判思维能力

面对现代技术主体化困境，转化教育重点应该指向培养批判思维能力。该能力是"决定应该相信什么或应该怎么做而进行合理或反省的思维"。单纯科学为基础教育模式下，学生批判思维能力一般均较为薄弱，极容易陷入单一思维的陷阱，简单相信"凡是科学证明的就一定是正确的"等宣教。因此，强化学生批判性思维能力是当今医学培养标准中至关重要的能力之一。当今医学教育严重缺陷在于忽视医学教育自身反思与批评。人们过度沉迷于技术发展速度与效率奇迹，更痴迷于科学的自然纯洁和自我净化能力。技术绝对化倾向致使医学泛化和目标歧化。面对医学现代性困境，不仅要细致反思与清理，更要在医学生心中树立现代性批判意识。医学教育要使学生懂得现代技术应用伦理与责任，懂得应该做什么和能够做什么。重视技术讲授和如何将技术有效应用于医学实践是医学教育两大任务。

批判性思维能力是有效知识获取的基础，对当今新技术知识不是简单地接受，而要批判地吸收，理性审视技术发展与医学走向。倡导以问题为中心的教学模式，首先要训练学生提出问题的能力，并在知识接收、分析与总结中寻求答案，在梳理归纳过程中建立知识的系统与完备性。科学是在相对时空中和一定条件约束下可知的认识。科学并非永恒的真理，而是不断实践探索，并阶段性地接近真理。尤其是当代医学技术很多都是面对未来的，具有很强的不确定性和不可预知性，如何运用医学知识和技术需要内在的思维沉淀。正如美国的麻醉学杂志主编 Paul White 曾指出，"人们会逐渐发现，现在学到的新技术、专家讲授的知识更新，至少在未来有一半是错的"。因此，建立批判性思维是 21 世纪医学教育的主要任务之一。同时，也要认识到批判并非仅是一种否定思维，而是兼顾创造和建设性思维能力，在批判地接受医学知识过程中培养有效的胜任能力。

3. 转化教育务必注重职业道德素养

转化教育就是要促成形成式学习的过程。要在医学教育的整个期间，培养学生将学到的知识有效运用于临床实践的能力，注重临床课程与实践阶段的教学设计，从而形成和提升职业素养和岗位胜任能力。高尚的职业素养不仅仅是遵守基本医学法律和履行传统医学理论，更重要的是要有责任担当意识。责任伦理强调人们必须自觉考量自身的行为，并对行为可能产生的后果负责，而不是单纯形式上的不违反规则。这种责任不是强制性的法律约束，而是一种超越道德义务的自觉担当；不是被动的事后追责，而是事先防范，主动进行对自身行为的预测与干预。因此，构建责任意识是职业道德培养的核心，医疗服务者要履行好自身责任，首先要有善的动机，并愿意自觉尽责，更要努力使这种善的动机达成最佳结果。作为一种新的道德思维，责任伦理承担的是一种预防性或前瞻性责任，是一种道德责任而非法律责任，虽然这种道德思维在实践上仍有很多困境，但从医学本质和仁学特征出发，积极践行责任伦理准则，对现代医学发展和人类未来福祉均有重大历史意义。

除具体人文课程设置外，团队合作精神是培养职业道德素养的一个重要侧面。以团队为基础是职业素质教育的主导性理念，培养学生在团队合作中的能力。在跨学科协作的教育中，来自不同专业的学生可以共同学习，通过共同上课和专业互动了解不同专业的职业角色。目前，临床医学教育中这种团队式教学模式正在起步阶段。由于不同专业都有独立的院系和不同的课程设置，职业群体的排外性、过度分化的学术方向，以及严谨的资格认证标准等，这些都是医学教育工作者所面临的困境，使多学科联合教育受到限制。实际上，现代医疗服务领域离不开团队合作，而医学教育变革也需要将团队合作精神贯穿于整体教育之中。当下关键问题在于要认识到其重要性，促进团队合作精神发展，并使其居于医学教育的优先位置。以团队式学习和跨专业教育不是仅局限于课堂，有关报道显示，定期开展跨学科专题讨论、不同专业学生在一起上课、在一起做志愿者、在一起食宿等，都是学习和培养团队精神的有效方法。

（三）转化式教育改革的基本路径探索

1. 教育回归临床与总体重心"后置"

培养胜任能力的途径在于教育回归临床。回顾千年医学教育史可清晰显示，医学教育起源于临床医学，而当今教育却有脱离临床的迹象。因此回归临床是医学教育的必由之路，并向岗位胜任能力转化，因为医学教育始终是为临床医疗服务的。医学教育承担着传授知识和如何有效应用知识的双重任务。基础医学教育只是医学教育的一部分，而真正将知识转化为临床胜任能力，必须重视临床课程设置和临床实践环节的教育。转化教育就是要以临床需求为中心，临床需要什么样的医生，学校就要设置什么样的课程，以求培养什么样的学生。教育回归临床不仅是系统整合的方向，同时可以弥补传统教育的不足，提高解决医学现代性困境问题的能力，诸如应对全球医疗安全问题的能力、协调日趋复杂的医患关系问题的能力；临床医学中的语言沟通能力、法律与伦理意识等，均需要在临床实践中实现最终转化。

胜任能力为导向的教育变革中，医学教育整体设计重心需要"后移"，即以贴近临床实际为出发点。传统本科五年制的医学教育过程，常常是重视前三年的基础医学教育，而轻视后两年的临床医学教育，尤其是进入临床实习阶段更是放任自流，毕业生的质量明显与临床需求不相匹配，使医学教育难以实现最终的胜任能力转化过程。医学教育一般包括基础医学、临床医学和医学实践三个连续过程。临床医学是学生必须掌握的专业课程，而临床实践又是检验所学知识的必由之路，这是学生向医生转化的过渡时期，因此医学教育整合就是要向胜任能力培养转化。改变"重前三轻后二"的传统教育过程，注重医学教育转化阶段的教育管理，尤其注重临床实践转化阶段的教学管理，将临床实践作为医学教育转化的终极平台，实现获得胜任能力培养的教育效果。

2. 早期接触临床与专业课程"前移"

教育转型重点不仅在于临床课程内部整合，而且需要将临床课程设置"前移"，即将基础课程与临床课程交叉整合，将临床课程适当"前移"融入基础课程阶段，让医学生早期进入临床课程，早期进入医疗模式，早期感受医学责任。这可以促进学生拓展临床思维，激励学生主动寻求医学知识的欲望。系统性教育变革不仅要使学科界限淡化，促进多学科和跨学科交叉联系，实现知识的多层次整合；也要淡化基础与临床课程界限，打破传统的基础与临床课程分割的课程设置，促进学生知识与思维整合，实现基础与临床课程全方位多靶点的结合。虽然临床课程前移可能涉及某些未讲授的基础医学知识，但并不影响临床医学教育质量，而且可以促进学生对未知基础知识学习的兴趣，有利于对未来岗位胜任能力的培养。因此，务必要让学生早期介入临床，早期懂得学习知识和技能的最终目的，同时要充分发挥大学附属医院临床教育的核心作用。

近代科学发展提高了对生命与疾病的理解，其成就显著。但当今医学教育所面临的主要问题是系统性的，仅用还原方法很难对当今教育中的诸多问题给予解释，更难以规划医学教育远期发展方案。医学教育务必将还原论与系统论相结合，形成一种新的医学教育方法论。主动寻求与教育学、心理学的相互合作，尤其是充分运用对医学生学习机制的研究成果。良好的转化教育应利用一切学习途径，充分挖掘各种教育潜能，大力开发信息技术在医学教育中的有效应用，充分利用信息技术革命所带来的新型转化式学习，转变传统的信息传递式教学，向更具挑战性、以知识搜索、筛选、分析和应用为主的能力培养过渡。教授学生在解决具体问题的过程中，如何创造性思维和处理海量信息的能力。如果医学教育仅关注人体组织和器官，将会淡化各个器官赖以生存的整体人。在医学生头脑中只有脏器概念，而失去由不同脏器组成的完整生命，那将是一个严重的系统缺陷。

3. 全程人文教育与转化重点"后移"

医学教育的每个环节都要渗透人文精神。人文教育不仅要从新生入学开始，而且要贯穿医学教育全程。医学自古以来就是最具人文精神的一个学科。因此，基础医学教学务必要重视对学生进行敬畏生命和追求人性培养。在基础教学实验中让学生感到掌握知识的艰辛，树立救死扶伤的高度责任感。关注校园文化对学生职业素养的正向作用，如实验室、教室和图书馆设计；学生守则、校训、校规等制度文化；校风、学风、价值观、人际交往、升旗仪式等精神文化建设。而且人文教育重点后置，即向临床医学及临床实践阶段转移，强调人文教学回归实践，注重医学生在临床的服务能力培养，包括职业态度、价值观和行为方式的培养。许多先进国家已经开始利用各种模拟训练程序培养学生这些能力。比如，在美国60个医学教育标准训练指标中，仅有约1/3是基础和临床概念，而近2/3都是伦理道德、人际交往、保健预防、成本与效益之类的相关医学概念；而我国现行人文课程所占比例仅为7.54%。

人文知识转化的最集中场所是在临床实习阶段，这也是强化专业知识和转变社会角色的关键阶段，培养重点内容是实践中的人性化理念。课堂所学的人文知识与技能只是人文教育的起点，临床实践才是人文转化的最后场所。仅有人文教师很难实现医学人文的临床转化，必须发挥临床医生的积极配合，这是当前人文医学转化的关键环节。务必充分利用临床教师优势，在查房和其他教学中，选择高关注度的人文教学内容，并结合具体临床病例进行人文解析，让学生在临床医疗中体验到医学人文的巨大作用，在实践中迈出人文医学转化的第一步。人文教育转化务必要充分发挥大学附属医院的核心作用，建立相互依存的教育体系。加强临床技能训练中心课程整合，在基本技能模拟训练中增加相关人文要素、医学伦理要素和医学法律要素，形成以胜任能力为导向的综合训练模块。包括语言沟通、仪表行为等元素，建立多元化技能训练考核站。

4. 大学附属医院与医学教育改革

在全球以系统为基础的医学教育改革进程中，附属医院具有不可替代的重要地位。医学教育以临床需求为目标，以岗位胜任能力为导向，只有将临床医学教育作为人才培养的重点环节，才能履践医学人文精神，培养具有职业道德素养的医学人才。据卫生部数据统计显示，我国培养约60万医学生，60%以上时间在大学附属医院度过，临床医学教学任务几乎全部由医院承担；全国大中型医院多半是大学附属医院，可见，大学附属医院在教学上具有不可回避的责任，而且临床医学实践是医学专业知识和医学人文精神转化的终极平台。附属医院的临床医生承担医疗和教学的双重任务，承担医学生终极培养的神圣职责，这也是大学附属医院与地方专科医院一种本质上的区别。

回归临床的教育改革进程中，要充分发挥大学附属医院的教学作用。就临床医学教学而言，教学并不仅仅限于上课，而是要求临床医生应有教学意识，认为"教学就是单纯地承担课堂授课任务"，是对大学附属医院教学概念的一种理解误区。临床工作中每一个医疗行为都是在教学，教师言行举止都会被学生看在眼里，记在心里，模仿在行动上，甚至影响毕业后在医疗岗位中的医疗行为，教学中的不规范行为会自觉不自觉地误导医学生的临床思维，以致种下医疗隐患的恶果。同时，可以发挥附属医院临床技能综合培训中心的教学作用，通过模拟临床诊疗各个方面，培训学生的综合岗位胜任能力，促进转化式教育的终极产出。

综上所述，医学发展中的现代性困境是对医学教育的严峻挑战。我们期待一个新型医学教育时代的到来，一个以转化式学习为目标的新时代，一个以相互协调和依存为基础的变革时代。当今新一代医学教育是系统性、全方位的变革，以胜任能力为导向培养适应现代医学发展的新型人才，以转化式教育模式推进转化式学习的产出，培养学生主动求知的能力，在当今全球信息和知识流动条件下，具备获取适应未来医学发展的胜任能力。医学教育改革任重而道远，需要观念上的全新转变、教育方式全面调整和所有利益相关部门的关系协调。同时，在教育回归临床并向临床转化的变革中，务必要发挥大学附属医院的教学核心作用，在教育与医疗系统相互依存的基础上，推进医学教育改革取得更大成绩。

[原载于《医学与哲学》，2016，37（7A）]

二、非技术性技能在临床决策中的作用

临床诊疗决策是现代临床医学的重要内容。随着技术的快速发展，尤其是对生物医学的研究成果，提升了对疾病的认识与治疗，人们似乎感觉技术可以实现无所不能的医疗效果。然而，事实并非如此，随着新医学模式的不断深化，单纯技术主导的临床决策逐渐显露出其不足，表现在科学证据的绝对性、决策思维的单维性、缺乏人际沟通能力、弱化心理社会因素的介入，导致科学的临床决策出现非技术性的失误，这是对临床决策能力的一种新的挑战。临床医生每天都处于临床决策之中，需要具备多因素决策理念、良好的社会认知和语言沟通等岗位胜任能力。建立合理的临床决策不仅仅有赖于技术数据支持，更需要非技术性技能的参与，从而使临床决策更全面、更有效。

（一）非技术性技能在临床决策中的重要意义

1. 临床医生非技术性技能及其基本内容

非技术性技能概念起源于非医学领域，近年引入卫生保健行业。医生非技术性技能是指那些与医疗专业知识、药物应用或设备等不直接相关的行为。包括人际交往能力和社会认知能力，诸如医患沟通、情势判断和决策能力等。这些技能并非是医学专业技术，而是具备胜任能力的临床医生应掌握的能力。随着对减少不良事件和协调医患关系的关注度不断增加，非技术性技能也成为临床决策的重要部分。临床专业具有很强的不确定性，尤其是麻醉学专业，手术与麻醉过程中的安全是动态的，系统时刻都受到各种外部和内部的、预期和不可预知的风险袭击，突发医疗事件随时都可能发生。因此，要求优秀的临床医生应具备完善的决策思维能力，能根据患者条件和疾病特点，以及心理社会因素，量身制订有效的个体化管理方案，准确预判潜在危险因素，及时纠正诊疗方案中的缺陷，对临床医疗中最糟糕的局面设定最积极的防控措施。除科学的临床决策分析外，良好的非技术性技能有助于保障这个过程的顺利完成，从而降低临床医疗相关风险。

2. 科学证据视域下的决策优势与不足

科学决策是依据专业理论、临床经验和国内外最新科研证据，针对专业实际情况，经过调查研究和科学思维，充分评价不同方案的风险与利益，选择最佳方案进行实践的过程。科学临床决策遵循科学的原则及决策过程，包括四个步骤：询问病史和产生诊断假设、收集资料以检验假设、评价假设、采取医疗处理行动，并通过信息反馈进行必要的调整。不论何种类型决策都具有同样的决策程序，人们通过决策分析的定量技术使临床决策更加准确。临床决策分析方法主要是决策树模型分析和灵敏度分析法。临床医生在诊疗工作中，需要运用临床诊疗技术整合大量医学信息，做出科学的临床决策。随着科技和信息技术的迅速发展，临床决策取得突飞猛进的发展，并将临床决策、技术决策、专科决策逐步过渡到科学决策。

科学决策是决策科学化的前提。认为具有科学成分的决策就是科学决策是一种误解。仅注重科学程序而缺乏科学思维不是真正的科学决策，仅关注局部的科学决策，可能是整体的非科学决策。目前的所有决策均是以科学数据和技术支持为基础，虽然对疾病治疗具有重要指导意义，但在新医学模式下的临床实践中，由于患者情况的复杂性和不确定性，心理及社会因素的广泛参与，单纯技术支撑下的决策分析也有其局限性和不足，科学临床决策仍存在很多偏差和失误，突出表现在如何协调医患关系、如何践行患者参与诊疗决策、如何满足患者的心理和社会需求等方面。比如临床诊疗很科学，但是费用太高使患者难以承受；科学证明应该进行手术治疗，但患者不接受手术怎么办？诸多问题均是对医生决策能力的一种挑战。临床决策不仅要遵循技术的准则，也要兼顾患者心理和社会需求；不仅要解决疾病问题，还要维护心理和社会安定。因此，非技术性技能对于保障复杂社会技术系统安全性至关重要。面对一个多因素参与的现代临床决策过程，也必然需要技术和非技术性技能的综合考量。

3. 临床决策中非技术性技能的重要地位

目前，我国医疗卫生服务系统在技术方面已经达到先进水平，而对于医疗系统的安全管理仍处于相对落后状态。由于现代医学技术系统的复杂性，非技术性技能因素引发的各类事故也显而易见，调查显示，因技术缺陷引发的医疗事件所占的比例逐渐降低，而决策思维和文化内涵等因素所占的比例日趋升高。80%以上的麻醉投诉和不良事件是由人为失误所引起的，例如沟通不足、思维偏激、管理不善以及情势判断觉察能力不足等因素。可见，减少此类不良事件的发生率，就需要临床医生具备一项额外的特殊技能，称为"非技术性技能"，这是现代临床决策不可缺少的部分。

在当今复杂社会因素介入下的医疗环境中，尤其是面对技术主体化的困境，生物医学证明最佳的诊疗决策，在实际应用中不一定是最适宜的选择。临床决策不仅体现在技术的有效性，更重要的是技术的适宜性，标准化的技术规范不能完全满足个体化的患者需求。例如，一般常规手术麻醉采用无创血压监测手段，而对危重病人大型手术麻醉中，采用有创性监测手段则更精准和及时，包括直接动脉压、中心静脉压，甚至肺动脉漂浮导管监测等。然而无视患者和手术情况的差别，统一采用有创监测手段就是一种过度医疗行为，不仅增加不必要的费用，也大大增加二次伤害性，甚至诱发严重并发症。人是医疗行为中的主体，除人之外似乎都不可能担当，临床决策在很大程度上取决于"人的因素"（human factors）。对于临床医学来讲，突发事件随时都可能发生，需要临床医生能对隐患和失误做出准确判断，迅速采取应对措施。在很多情况下，非技术性技能缺陷是临床医疗决策失误的重要根源，只考虑不违背技术规范的决策是明显不够的。因此，重视临床医生非技术性技能培养对临床决策具有重要意义。

（二）当前临床决策分析过程存在的相关问题

1. 单纯生物医学思维面临心理社会因素挑战

单纯从生物医学角度出发，未能考虑社会、心理、行为等方面因素，因而对病情判断，往往忽略了人的全面性。特别是由于当代社会问题和人际关系复杂等因素，使人的心理障碍和心理疾病日渐突出，存在医患关系紧张、医患信任缺失等风险，需要医生的审慎考量。例如，拟行手术的患者在麻醉之前，常常表现出血压升高、心率增快以及血糖水平升高，甚至有些患者会对麻醉医生说"我不怕死，就怕疼"。这不仅反映患者面对手术伤害的紧张状态，也映射出对麻醉效果不信任的心理，这种负向的心理效应对手术中的麻醉管理效果具有很大的干扰作用。另外，当今临床决策对医学经济学的处理，常常缺乏正确的指导原则，因而往往给患者造成不应有的经济承受力，诸如过度使用高价药品和辅助药物，过度应用高新设备和高新技术，甚至为了医院多创收而无视患者实际需求的考量。虽然科学的证据决策是正确的，但不一定是患者最适宜的选择，高费用先进技术是有效的，但对具体患者并不一定是能够承受的选择。如此种种表现，均反映出当前临床决策仍面临诸多非技术性因素的挑战。

2. 技术主体的临床决策缺乏多因素决策考量

当今技术主体已成为医学中的独立力量。关注诊疗技术对人体生理方面的作用，忽视诊疗技术对伦理、法律方面的影响，忽视当代医学技术对传统伦理和社会问题的挑战。由于当代技术对人体的干预越来越大，其引发的伦理与法律问题也越来越多。尤其是单纯注重新技术效益和经济利益，而忽视患者的心理和生命质量问题。特别对那些病情危重而经济贫困的普通患者，在挽救生命与最大限度争取较好的心理需求之间常难以取舍，这也是当今治疗决策研究的重要课题。例如，当今麻醉新技术、新药物不断涌现，如可视喉镜技术、麻醉超声技术、麻醉深度监测技术，以及各种心肌保护药物、抗炎症反应和提高机体抵抗力药物。然而每项技术或每种药物均有各自的适应证，临床麻醉医生务必要对新技术和药物运用进行伦理和经济考量。尤其在危重患者救治中，为了炫耀技术有效性而忽视技术的适宜性，甚至大量应用效果不确定的高价药物或高费用技术等，均是一种单纯技术主体化的临床决策。另外，当今很多临床决策仅仅从医生本人专科知识和专科经验出发，缺乏相关学科的合作决策。由于临床决策内涵和方法已发生了深刻变化，诸多因素影响或决定着决策质量，包括证据与经验、创新与人文、技术与费用等关系，需要从临床、经济、社会、伦理和法律等多维视野加以研究和探索。

3. 医生主导的决策模式缺乏患者选择自主性

医学科学的快速发展为疾病诊治提供了多种选择。就麻醉而言，其方法包括吸入麻醉、静脉麻醉、椎管内麻醉、神经阻滞麻醉以及局部麻醉等。同样的手术可以选择不同的麻醉方法；同一麻醉方法也可用于不同的手术。由于患者情况不同、手术范围不确定，以及手术和麻醉医生本身的技术水平差异，存在一个如何选择麻醉方案的问题。当今很多临床决策常常过多地取决于医生主体的思维定式，不论直接或间接的决策，患者多数是处于被动地位，缺乏对"替代治疗"方法进行必要和充分的比较，容易让患者心存疑虑。例如，术后镇痛是麻醉学人性化医疗的一个方面，但镇痛治疗属于医疗保险之外的项目，需要有患者的签字同意并承担镇痛费用。如果忽略告知义务而增加治疗项目，即使是出于善意，也可能会引起纠纷。特别是当前医院某些医生的临床决策，完成是由主治医生个人说了算，这对某些危重患者的重大手术和重大处置，常常是一种危险的独断专行的决策。在当今以病人为中心的医疗模式中，对如何发挥患者参与决策作用，如何让患者感到决策的适宜性，是临床决策的重要环节。临床决策务必要强调共性和个体化选择，相同医学问题落在不同的患者身上，临床决策过程可以是完全不同的。特别是患者临床表现不典型时，务必要考虑患者的意愿和需求，以构建医患共同参与型决策模式。

（三）非技术性技能在临床实践教学中的应用

1. 循证医学原则下的多因素决策方案

证据为基础的多因素决策是循证医学的基本原则。理性决策在于崇尚科学但不迷信科学，科学数据分析证明是有效的，临床效果未必一致；高新技术是最佳的治疗手段，但对个体病人未必是最适宜的；临床决策务必要打破"科学绝对论"的束缚，建立多因素的决策理念。由于客观事物的复杂性、不确定性和人类思维的模糊性，近年来，对不确定多属性决策方法的研究已成为国内外学者研究的热点。循证医学最新定义为"慎重、准确和明智地应用目前可获取的最佳研究证据，同时结合临床医生个人的专业技能和长期临床经验，考虑患者的价值观和意愿，完美地将三者结合在一起，制订出具体的治疗方案。"在临床诊疗方法选择上，要遵循医疗实践规律和需要，坚持"病人至上"的原则，尊重患者个人意愿和实际可能性，例如，麻醉医生根据手术要求而科学选择麻醉方法。但临床也常遇见拟定硬膜外麻醉的患者，因过度紧张而坚决要求给予全身麻醉；相反有些拟定全身麻醉的手术，而患者坚决要求清醒状态下硬膜外麻醉，麻醉医生应根据患者要求，在科学可行性基础上给予考虑。可见，循证原则是合理选择治疗方案的前提，通过科学、经验和患者意愿等多因素结合，从而达到临床诊疗的最佳效果。

在科学证据的基础上，重视临床实践的重要性，更要强调临床经验的个体性。例如，丙泊酚与瑞芬太尼复合麻醉是广泛认可的"黄金搭档"，但对于一个不熟悉该药物特性的麻醉医生来说，并非是最佳选择。麻醉医生要善于分析证据和根据证据解决临床实际问题，采用麻醉医生最熟练的麻醉方法才是最佳麻醉选择。在临床实践中，各专业医生从正反两方面临床经历中逐渐积累决策经验，形成合理处理各种情况的方法和能力。但经验决策要避免单纯的"个人经验主义"，即仅凭个人经验而缺乏科学证据的行为。例如，肌肉松弛剂是全身麻醉常用的辅助药物，必须要在机械控制通气的条件下应用。但有些地方医院甚至较大医院的某些麻醉医生，常常会凭个人经验而将减量的肌松药用于非机械通气的手术患者以减少腹肌紧张，这种缺乏科学依据的个体经验是有悖于临床麻醉准则的危险行为。虽然缺乏对某些新技术方法的了解会限制新技术的有效应用；但对某些无效或有害的诊疗方法，由于个别医生长期形成的习惯而继续被采用，也是一种十分危险的医疗行为。我们强调多因素参与的决策思维，并非是弱化科学证据，而恰恰相反，医生个人经验或患者个体意愿首先要以科学依据为前提。

2. 社会认知能力在临床决策中的作用

情势觉察判断能力是临床医生非技术性技能的重要成分。在现代医疗环境中的临床决策分析，务必要进行复杂社会因素的考量。如何建立有效的临床决策是当今诊疗中的关键环节，需要医生具备良好的情势觉察与判断能力，使科学的临床决策能有效地应用于临床实际情况，有效规避非技术性技能引发的医疗风险和医疗投诉。首先，依法行医是临床医疗的基本底线，但医生只考虑和从事不触犯法律的医疗是远远不够的，单纯过分强调决策的合法性就有可能无意识地背离医学人文性，导致医患矛盾日益加重。例如，对于癌症晚期患者发生呼吸衰竭或心跳骤停时，从法律上讲，抢救与否都没有真正的临床意义，但如果临床医生求助麻醉科医生进行紧急气管内插管时，麻醉医生必须要马上到场并配合抢救插管，否则可能会引起不必要的医疗纠纷。因此，麻醉医生及临床医生要具备对临床不稳定因素的觉察和识别能力，对不同层次、不同文化背景患者的认知能力，从而制订符合临床实际的诊疗决策。

认为"由于患者方面原因而贻误治疗，造成不良后果并不构成医疗事故"是一个严重的决策误区。当今新医学模式进程中仍存在许多混沌地带，尤其是法律与伦理层面的各种冲突更为明显。诸如，保护性医疗原则和知情同意权之间冲突，法律要求医生既有告知又有不告知的义务，但如何"如实"告知、达到何种程度，如何进行"不告知"，如何避免不利后果等，均要求医生具备理性的决策能力。例如，南京某医院的一名高龄女性患者，因患肺癌需要手术治疗，而当麻醉医生在术前访视患者时，为了安慰患者说"现在技术好了，得了肺癌手术也可以治好的"，患者一听"肺癌"，因紧张引发心脏意外死亡，结果麻醉医生被告上法庭。因此，医学专家应从法律的角度审视自身行为，不仅要具有专业知识还需要有法律意识，虽然我们承认临床医生不是法律专家，但决策中首先要具有法律与伦理考量意识。尤其对某些可能引起医疗纠纷的个体情形，需要具有敏锐的风险觉察和预判能力。

3. 语言沟通能力在临床决策中的作用

良好的语言沟通是所有临床诊疗决策的基础，不仅可了解患者身心状态，而且可以建立相互信任和理解，从而提升医疗的满意度。在当今医患关系紧张的环境下，将语言作为一种诊疗工具也是势在必行，因为"会说话"的医生本身就是一种治疗。现代医疗决策所涉及的不仅仅是技术应用，还涉及治疗效果多义性、患者高期望心理、医疗费用合理、服务态度满意度等。而所有这些因素都需要医生具备良好的语言沟通能力，比如恰当履行医疗告知义务，合理分析高费用技术，理性解读治疗效果的差异等。当今人本原则下的医患合作式决策模式是临床医疗的主流趋势，而语言作为一种非技术性技能，也必然是当今临床决策中不容忽视的力量。掌握沟通技巧和语言艺术可以缩小医患之间距离，建立医患共同参与式诊疗模式。医生了解患者的实际需求有助于医生的诊疗技术选择；患者理解医学的复杂性有助于患者合理定位自己的期望值，从而实现临床诊疗决策科学性和适宜性。

以麻醉医生为例，语言沟通不仅仅限于医患之间相互联系，而且还涉及医疗内部医生之间的沟通。比如麻醉医生要面对不同手术科室、不同手术医生、不同手术过程和不同术者习惯，以及不同医生的不同性格等。麻醉医生不仅要根据患者情况和手术要求选择麻醉方式，而且还要对不同医生的不同性格和不同技术水平进行考量，对某些麻醉相关的手术过程，要及时与外科医生进行沟通。例如，腹腔镜气腹压力控制、手术体位对麻醉影响、术中是否需要唤醒、单肺通气对患者的影响、控制性降压的时长等。可见，外科医生的诊疗决策直接影响麻醉医生的临床决策，而良好的术前沟通是确保手术患者安全的重要环节。优秀的麻醉医生要有能力根据外科的手术决策和术者操作习惯，制订相应的麻醉管理方案，准确预判非技术性风险，及时纠正手术方案的缺陷，对手术过程中最危急的局面采取积极预防和治疗措施，避免不良后果发生。反过来也是一样，优秀的外科医生应善于利用麻醉医生的技术能力，为自己手术创造良好环境，并根据麻醉医生的建议，合理调整手术方案，避免不必要的伤害和增加麻醉风险。

爱因斯坦曾指出，"我们切莫忘记，仅凭科学知识和技术技能并不能给人类生活带来幸福和尊严。人类完全有理由把高尚的道德标准和价值观教育置于客观真理的发现者之上"。临床决策务必要进行伦理学考量，强化伦理决策意识，因为医学技术应用本身就是一种伦理决策，医生就是重要的决策者，临床决策过程都包含着决策者的伦理取舍。因此，医生的职业道德素养是正确临床诊疗决策的精髓，只有真正做到以患者为中心，才能获得真正意义上的合理临床诊疗决策。虽然科学证据是临床决策的主要部分，但非技术性因素的作用更是不容忽略。多数医疗纠纷的发生并非是因病情太危重，也不是由于患者太特殊，究其原因更多的是非技术性技能缺陷导致的临床决策失误。

[原载于《医学与哲学》，2016，37（2A）]

三、临床医疗中的法律、伦理冲突与整合

　　法律、伦理和人性化是医学人文的三个主要层面，首先必须坚持依法行医的基本原则，并在行医中遵守医学和社会共识的伦理道德规范，而代表医学仁学特性的最高层面是医疗的人性化，它不仅提升了人们对医学的信赖，也是医生神圣形象的塑造。然而，在当今履践人性化医疗的进程中仍存在诸多困境或混沌地带，尤其是医学的法律与伦理层面之间的某些冲突更为明显，如何实现医学人文各层面的有机契合是当前医疗改革的一个重要环节，需要患者、医生及全社会的共同努力，直面问题和解决问题，推进人性化医疗的系统性整合。

（一）履践人性化的医疗所面临的多元困境

1. 依法行医与医学伦理间的冲突

　　临床医疗必须进行依法行医和在行医中守法的教育，这是医学人文的基本底线，依法行医是对患者权益的保护，但医生决不能仅限于守法行医，如果医生仅考虑不违法，只从事不触犯法律的医疗，很明显是远远不够的。实际上，古今中外的所有医生都在从事远远超出法律规范以外的医疗活动。从依法行医的法律角度来讲，凡是可抢救可不抢救的患者一律不能抢救，凡是可有可无的检查一律都要查，这也许是运用法律手段来保护医生自己，但这样的医生一定不会受到患者认可，对于那些处于危重症状态但仍有希望通过抢救而生存的患者来说，岂不是一场人造灾难吗？单纯地强调依法行医就可能无意识地偏离医学的仁学宗旨，导致医疗中的冲突以及医患矛盾的日益加重。

　　医疗机构管理条例规定，手术和其他特殊治疗必须要取得患者的同意，并取得患者或家属的签字，这种知情同意是法律赋予患者的权利，从法律层面上来说，因为患者方面的原因而贻误治疗，导致的不良后果并不构成医疗事故，但这在危重患者的救治中就有可能违背医学的伦理道德。例如，"妻子难产丈夫拒不签字手术致死两条人命"案件曾在全社会引起巨大反响，其背后暴露出法律与伦理之间的矛盾问题。虽然"医疗救助管理条例"体现了救死扶伤的人道精神，但在患者家属无法接受的情况下，采取强制性的紧急措施是非常危险的，就是说如

果没有抢救过来，这个行为可能面临被投诉，甚至说即使抢救成功，如果患者提起诉讼，医院仍然会成为被告，因为患者同意的权利是一个法定权利，而紧急救助的"准确度"却难以掌控。

2. 医学法律自身存在的矛盾因素

首先是患者的医疗救助权和知情同意权之间的冲突问题。医疗机构对危重患者应当进行立即抢救，同时，在实施医疗行为前又必须取得患者方面的同意，在这个环节上存在着一种冲突，在患者及家属在场的情况下，知情同意权大于医疗救助权，即在患者拒绝的情况下医院如何行使强制治疗权呢？但对危重患者又不能不施救，那么医院和医务人员在放弃还是抢救的问题上会很矛盾。例如，曾报道一名大学生因心脏刺伤、心脏压塞而面临死亡，家属不在，医院在全方位准备的前提下，实施急救开胸手术抢救成功，后来家属赶到医院时十分感谢，然而，此类情况如果抢救未成功，医院是否可以免责呢？可见，面对紧急救治的医疗情况，如果没有患方的知情同意，医院积极救治和放弃救治同样都具有法律风险。就好像在丁字路口"确保安全的情况下，红灯允许直行"的交通法则一样，其前提是确保安全，否则难逃违章。这也是医疗救助中的一种"火柴理论"问题，医生如何才能事先就能证明每根火柴都好用呢？面对患者的投诉，医院拿什么来抗辩呢？拿什么来证明不救治一定会死，而强制救助一定能成功呢？既然是不可证明的，又有谁敢冒这无名的违章风险呢？

其次是保护性医疗原则和知情同意权之间发生冲突。临床上对癌症患者有一个保护性措施，就是不能让患者知道自己得了什么病，可以说是善意的谎言。在法律规定上，保护性医疗制度优先适用于知情同意。例如，一位30多岁女性患者确诊为左乳腺癌，她丈夫同意手术，并在术前告知书上签字。术后患者清醒时发现自己左乳房已被切除，痛哭流涕，并将医院及医生告上了法庭。《医疗事故处理条例》规定，"医疗机构医务人员在诊疗活动中，应当将患者的病情如实告知患者及家属，但是要避免造成不良后果"。这个规定也存在自相矛盾，法律要求医生既有告知又有不告知的义务，既要尊重患者本身的知情权，又要实施保护性医疗制度，但如何"如实"告知、达到何种程度和范围等，均并未作出具体的规定，而且对如何避免不利后果也没有细化说明，常常让医务人员无所适从。然而，在没有采取相应措施的情况下，就根据家属的意见剥夺了患者的知情同意权显然有些不妥，因为患者本身是知情同意权的第一主体，一旦患者知道真相的时候，可能就会对医院或医生提出难题。

3. 医患矛盾是人性化医疗的主要障碍

法律和伦理是医疗的两个翅膀，折断了任何一个都将失去平衡，必然会偏离方向或陷入困境。当今医患的矛盾倾向不断加剧的原因是复杂的，首先是医疗资本化、技术主体化倾向，使医院逐步进入商业化行列，资本的利润驱动使医学人文逐渐缩小，医患矛盾也就成为必然的结果。因此，为维护广大患者的利益，医疗改革也在不断深化，针对不良医疗行为的法律规范也不断出台，医疗过程从伦理道德规范提升到医疗法律规范，希望通过严格的法律约束来改变医疗不良行为，改善医患关系。然而，随着对医疗领域的"重磅出击"，医患紧张趋势仍越发加剧，医院也成为社会和媒体的聚焦之地，在人们心中原本崇高的医疗逐渐变得暗淡了，患者就医的同时就带有不信任的感觉，医院的信誉和医疗的神圣已经荡然无存，医患矛盾的不断加剧致使伤医事件不断升级，因此，在当今的医疗环境中，如何调整医患关系是一项值得深思的问题。

医疗的人性化关怀应该是双向性的。患者对医疗的不信任，一方面是医疗不良行为所致，另一方面在很大程度上是源于社会舆论与媒体导向。由于来自对患者单向的关照，而医生逐渐成了弱势群体，相关法律的锋芒直指临床医疗，如侵权责任法、医疗事故罪等，医务人员任何疏忽都随时面临牢狱之灾，神圣的医疗成了高风险职业。医生不仅要掌握专业知识，更重要的是要有专业的法律知识，不仅懂得如何治疗，还要学会如何经商，如何让患者的钱花得更有价值，如此在医务人员内心形成了不可规避的巨大压力。医患关系是对立统一的整体，缓解医患矛盾的根本目标是推进医疗的人性化进程，因此，医患双方的利益决不能割裂开来，而是要努力实现二合为一的融合。推进人性化医疗的核心要考量医患双方利益，不仅要保护患者利益，也要考量对医生的人性化关怀。医疗有赖于医生和患者共同努力，双方对立或偏执必然使医疗改革从一个极端走向另一个极端。

（二）医疗的人性化转型在于直面问题和解决问题

1. 建立医患信任是减少冲突的核心

人性化医疗具有一个极为广阔的空间，涉及法律与伦理层面的有机契合，医学的人性化是对医学的更高要求。当今医疗的资本化是一种医学的现代性危机，医疗的市场化必然导致医患之间的利益冲突，从而损害患者对医疗机构和医务人员的信任，其因素是多层次的复杂系统，务必需要全社会、全方位的系统性整合，实行国家的医疗体制重大改革。人文医学的根本目标是构建医生内心的人文精神，从被动地遵守职业道德向主动的人性化医疗转变，从被动地依法行医向自觉地遵从医疗法律转化。虽然转变"以药养医"是解决医患冲突的一个措施，但其根本转变仍有赖于全民整体素质提升，不论多么完善的管理制度，执行制度的仍然是人，如果没有人的根本转变，所有的制度都是不完善的。因此，包括医患在内的全社会人文道德素质教育是一种不可忽视的核心力量。

医患双方彼此不信任，把责任完全推到患者身上也不公平，个别医生的一些恶劣事件，包括过度医疗、医疗欺诈等是其原因之一。而媒体舆论的导向也是不可忽略的驱动力量，医疗的负面消息报道得过多或夸大，而救死扶伤的先进事迹宣传得太少，医务人员在抗震救灾、抗击非典和禽流感等大灾害面前的献身精神曾给人们留下不朽的记忆，但在正常的医疗环境中，极少数人的医疗劣迹并不能否认医疗卫生事业主体的崇高地位。因为医疗本身的仁学特性，社会和舆论导向应该以维护医疗神圣形象为准则，大力宣传医疗的公益性和福利性，并严厉整治损害医疗信誉的各种不良行为，打击借助医疗之便而行违法之事的罪恶活动，还给社会一个健康和谐的医疗环境。迄今为止，医疗的各项法规或条例均没有对医患关系做出明确规定，容易给人们造成各种误解。然而，将语言作为一种治疗工具也不失为一种缓解医患关系的过渡性医疗措施，因为"会说话"的医生本身就是一种治疗。

2. 努力推进法律与伦理之间的无缝契合

人性化的医疗有赖于法律专家与医学专家的联合，因为每一个人并非是全能专家，不可避免地具有专业视野的偏执，法律专家要站在医学的角度审视法律条文，医学专家也应从法律的角度审视自身的行为。具有专业知识的医生需要有法律意识，但并不是法律专家，懂得去依法行医，但不一定对法律专业条文的每一个细节都非常清晰，因此，需要制订更详尽的医学法律条文，使医疗工作有章可循。可以说现存医疗法律法规及其条例还是很全面的，包括医疗告知和知情同意、紧急医疗救助、保护性医疗等，只是在细节上还不够详尽，对较专业的法律条文容易产生误解。我们承认任何法律、任何原则都不能够普遍适用，即在适用的过程当中都有局限性，关键问题就在于发生冲突的时候怎么去办？这也是医院和医务人员感到最困惑的地方。因此，有必要对容易引起误会的模糊词语，如特殊情况、适当措施等做进一步解释，增强条款的可操作性和可诉性。

医学伦理是人文系统中具有连接和桥梁作用的中间层面，医学活动中必须遵守伦理道德规范，严格履行相关技术应用的道德戒律，并尊重患者自主权等。由于我国《民法》关于无因管理的规定比较简单，常常给医疗和司法实践带来诸多不便。某些媒体对见义勇为的讨论多数是从道德伦理层面进行的，而很少进行法律层面的思考，以致"英雄流血又流泪"现象时有发生。医疗领域也同样存在此类问题，不仅要从契约关系上明确，也要从无因管理制度上赋予医院一个正当地位，并对特殊的无因管理制度建立有利于医疗方面的规定。德国著名法学教授艾斯尔曾说，只要患者同意了，医疗的行为就不构成侵权，医院似乎就进入了一个安全网，但将这种同意权作为免责理由来执行的时候，就可能导致显而易见的医疗过失。另外，将同意权视为如此重要，过分夸张同意权的作用，在患者把生命安全托付给医院这种信赖关系当中，却在医院这个地方绵延着官僚主义的气氛。这两句话对我国当前的医疗环境非常贴切，因此，加强法律与伦理层面的有机契合，是医学的人性化发展的主要环节。

3. 人性化的医疗需要全方位的顶层设计

医疗的人性化层面是医学人文的最高层面，是一个多层次、多拐点、全方位的整合，不仅需要医务人员和广大患者的共识和努力，而且需要国家的医疗和立法部门的顶层设计和进一步细化。直面人性化医疗的问题并寻找解决办法是当今医疗改革亟待解决的问题，如何完善我国现行医疗立法，妥善调整医院、患者、家属之间的医疗权的分配，如何协调医疗救助权和知情同意权、保护性医疗原则和知情同意权之间的冲突，如何缓解医患关系紧张问题等，需要医患双方和政府立法等多方位的协调统一。虽然在目前的法律环境和舆论环境下还很难实现立竿见影的效果，但追求人性化医疗的理念则是十分必要的，人性化的医疗环境不仅仅是对患者的人性化医疗，也包括对医生的人性化关怀，医患关系互相的不信任，更多的是患者对医院的不信任阻碍了医学的发展，这其中因素也包括政府及其相关职能部门的责任。

法律细则上的不完善，导致医疗行为的违法性认定困难，因缺乏判断的依据，使医务人员常常处于无法操作的尴尬境地。因此，针对现行的规定采取一些补充和完善措施，有必要对它加以细化，尊重患者及家属的决定权符合患者的巨大利益，又要适度强调对医院合法权利的保护，两者并不是对立，而是有机地结合。因此需要有对现行医疗制度的顶层设计，按照以人为本的科学发展观的基本要求，对于涉及医患关系的法律、行政法规和部门规章，还有《医疗机构管理条例》进行全面清理和补充。医生也要不断更新自己的法律意识，消极不作为同样会有法律风险，积极有为才能避免和摆脱法律风险。树立以人为本的主流伦理观和核心价值观，探寻一个公平和效率兼顾，患者和医院利益并存的新型医患关系。

总之，医学的现代性危机，包括技术主体化、医疗资本化以及由此引发的医患关系问题，需要用医学、社会、伦理与法制手段来解决，以确保实现医疗质量和人文关怀的双重目标。改革医疗体制以建立和谐医疗环境是一项宏大的系统性工程，需要举全社会共同协作之力，医务人员需要提高自身医德修养，并逐步形成尊重患者权利的职业习惯；就医群体也要加强法律意识的普及，促进身心的双重康复。随着我国医学和社会的发展，医疗改革的进程将会不断深化，新医学模式下的医疗卫生系统的人性化转型必将成为普遍趋势，医学的法律、伦理及人性化层面的无缝衔接必将推进新的合作型医患关系建设。

[原载于《医学与哲学》（A），2014，35（09）]

四、语言作为一种重要诊疗工具的复兴

语言是一门艺术，会说话是一门学问，在现代生物—心理—社会医学模式下的医疗卫生服务行业中，语言沟通依然具有不可替代的重要作用。然而，由于致病因素的改变和复杂社会因素的影响，医疗环境也逐渐变得越发复杂化，技术主体化倾向使医生的语言功能逐渐退化，语言能力的欠缺不仅影响医患关系，也直接影响疾病的治疗效果。一个不能有效与患者沟通、交流的医生，其医疗结果将是难以预测的。希波克拉底说"医生有三宝，语言、药物和手术刀"，遗憾的是现代医学中的语言功能已逐渐淡化了。在当今诸多医学及复杂社会因素的影响下，将语言作为一种治疗工具必将成为现代医学整合的新趋势。

（一）语言作为治疗工具的必然性和紧迫性

1. 技术主体化倾向使医生语言功能退化

古老医学因技术差而更注重对患者的态度和语言交流，通过同情、关爱和语言安慰给患者以情感关照。随着科技迅猛发展，现代医学发生了巨变，医学技术主体化倾向越来越明显，医学试图以技术维度来解决医学的所有问题。现代化医疗仪器和设备装备了现代医院，医生凭借仪器设备就能准确、自动地诊断和分析病因和功能变化。这种医患关系的物化趋势，使医生逐渐地离开了病房，走进化验室、CT室等医技科室，与那些不会说话的机器打交道，医患关系在某种程度上被医生与设备的"医技关系"所取代；脱离了与会说话的患者相接触，使医生的语言功能逐渐地退化了。临床医学逐渐走向"临技医学"，迷恋技术的绝对化作用，忽视了语言的治疗性作用。

现代技术给医疗带来的巨大荣誉与权威，使医生们的兴奋点由病人转向了对高新技术的探索，使语言逐渐淡化，人文越来越远，人们相信"实验室科学代表着正确、严谨、精确和统一"。由于时间就是效益，留给患者的时间则被压缩到极限，使临床医学从以往交谈的艺术走进了沉默的技术。患者的身体变成了医生与技术交流的客体，医生看病可以省略详细询问病史和体格检查，省略与患者的情感沟通和需求的考量，看病变成单纯的机械化和程序化过程，使整个医疗过程中的语言交流大大缩减，医患之间变得少言寡语，甚至无语。很多医生认为在疾病的诊断上，科学依据比患者感受重要，治疗疾病靠技术而不需要更多语言，并习惯于不使用语言作为治疗工具。因此，也必然导致医患关系的矛盾化加剧。人们没有认识到话语的治疗作用及其科学性，更没有准备将语言作为一种治疗性工具。

2. 医生"不会说话"是一种医源性致病因素

医生们的"不会说话"不仅会诱发医患矛盾，同时也是一种医源性致病因素。医生不会说话不仅影响患者心理，也影响患者生理功能。一系列研究表明，情绪压抑会引起相应的生理变化，长期情绪压抑，如愤怒、敌意和焦虑等是导致冠心病及高血压发病和形成的主要危险因素，也与癌症、哮喘、高血压、慢性疼痛综合征和长期精神疾患密切相关。临床工作中，很多医生看病常常忙于效益，语言表达容易使患者陷入迷惑而心情忐忑。例如，"这个病因还不清楚，先打这个药试试吧"等含糊语言，"这个病不算大，但说不定啥时会变恶性的"等恐吓性语言。医生对语言的忽视，让患者摸不着头脑，不知道自己得了什么病、为什么得病。医生"不会说话"的另一个侧面是"不好好说话"，诸如很多患者建言希望医生讲话时"不要像领导教训下属一样"，更不要说"跟你说了你也不懂"这类的话来刺激患者。在现实医疗中，因医生不会说话给患者带来意外伤害的现象已司空见惯。

语言具有治病和"致病"的双重作用。一句鼓励的话可能使患者消除疑虑，增加信心、希望和力量，从而坚定战胜疾病的信心，对增强患者的免疫力、代偿力和促进康复能力均有着重要作用。相反，一句泄气的语言可让患者焦虑、抑郁、一蹶不振甚至不治而亡。然而，当今一些医生对于语言的运用不屑一顾，没有考虑伤害性语言的破坏性和致病性，甚至对患者的需求也不加理会。其主要问题在于医生的心理因素，诸多医生并不认为语言或回应患者的情感需求是疾病诊疗的重点内容。医生不会说话是人文智慧的缺陷，而学会"说话"已不仅仅是一种道德的规范，也是医学整合进程中的重要环节。因此，在当今生物—心理—社会模式的医疗环境中，面对诸多由心理和情绪主导的慢性疾病挑战，要想成为一名好医生，就一定要从学会说话开始。

3. 语言作为治疗工具是医学整合的必然趋势

从现代医学模式角度看，语言的主要功能在于心理治疗和社会和谐，而人是社会构成的核心部分，不考量人的特性和社会的复杂性因素，将是现代医学整合中的一道障碍。杜治政曾论述，由于致病因素的变化导致疾病构成必然发生变化，使高血压、冠心病、糖尿病甚至是癌症等慢性病成为人类健康的主要威胁。因为慢性病是一种多因素引发的复杂疾病，涉及生物、心理、社会、生态等诸多方面，使现代医学也变得越发复杂，单纯的生物医学模式似乎进入了一个"瓶颈"。当今推进临床医学与预防医学整合是医学转型的重要方面，控制慢性疾病必须要从加强患者的健康教育入手，临床医生不仅要知道患者得了什么病，而且要让患者知道他为什么得病，如何才能不得病。例如，北京大学人民医院早在1993年就开始探索哮喘患者宣传教育工作，形成"哮喘教育门诊、哮喘教育中心、哮喘患者协会"三位一体的服务模式。可见，将语言作为治疗工具也是一个不可逆转的新趋势。医学从治疗向预防转型也必然离不开语言的鼎力，面对整个社会群体，医生不仅是医疗健康的提供者，还必须要成为社会医疗的决策者，让患者懂得"什么是健康"也是医生的职责。医学的责任不仅限于没有疾病，创造心理和社会的安宁与和谐也是医学义不容辞的重任之一，而缺少语言这个工具性手段，所有的转型将是难以实现的。

复杂社会因素也是现代疾病构成的重要致病因素，也是对语言运用能力的一种挑战。医疗领域的市场化和商业化趋势，使医院和医生处在诸多复杂社会关系中，医生在诊疗过程中的语言也显得软弱无力。然而，法制化的医疗环境下，又迫切需要医生具备语言的智慧，需要医生对其医疗行为规范作出合理的司法解读，而实现这一过程的唯一工具就是语言。当今医院和医生所面临的诸多困惑之一就是判断"医生会不会说话"，其标准取决于医疗的最终结果，就是说，患者满意一切合理，如果出现患者"不满意"的结果，不论治疗之前医生怎么说的，都可能因"解释不清楚"而成为社会不和谐的因素。这也是临床医疗中的一种"火柴理论"问题，如果事先就能证明每根火柴都好用，这个火柴也就没有用了。面对医疗中的法律困惑，最积极有效的方法就是直面问题，主动寻求解决困境的方法，甚至是寻找一个没有办法的办法，将说不清楚的事情尽量说清楚，不言而喻，这个办法的关键环节仍然是语言的功力。

（二）语言作为治疗工具的可行性和有效性

1. 语言是缓解患者疾病痛苦的特效药

卡塞尔医生曾提出"痛不一定引起痛苦，而痛苦也并非要有痛"的理念，患者就医的主要因素是疾病危害到患者的心理，如果只关注身体病痛，而忽视心理遭受的威胁，患者的痛苦就是没有真正得到解决。因此，当今医生应该思考的一个问题是，治疗疾病、身体或者是患者，医生要懂得为何疾病影响患者的心理，负性的心理为何也会导致机体的痛苦。很多医生错误地认为，患者的痛苦就是因为疾病或疼痛，因此，不遗余力寻找新的治疗手段，应用各种可用的药物，希望能彻底治愈疾病或解除疼痛，其结果并非如人所愿。例如，伤口不痛了，但心里不舒服；疾病治好了，但花钱太多而心里难受；虽然是良性肿物，可患者被吓得萎靡不振等。诸多表现说明医疗仍缺少一种药物，就是"语言"。医生不仅仅要知道咋治病，而更重要的是要让患者知道自己怎么得病的、得的什么病，这样才是最有效的治疗方法。医学研究人是怎么得的病，而医疗是研究得病的人应该如何治疗，因此，不论患者的疾病有多严重，临床医生总会能够帮助到患者的，因为医生"会说话"本身就是一种治疗。

语言是情感沟通的门户，善用语言可以有效缓解患者的心理压力，从而减少不良情绪对机体的损害。患者的心理安定源于对医生的信任，而信任感则取决于医生对患者的关注度，要善于倾听患者的陈述，重视信息的反馈。医生对患者说话时，应采用目光接触、简单发问的方式，让患者感受到医生的专注和信任感。采用"开放式谈话"是维持沟通的有效方法，例如，患者说"我头痛"，医生说"吃一片镇痛片"，这样的谈话就无法继续了，然而，医生说"怎么痛法，什么时候开始的"或"痛得很严重吗"，这种通过患者的回答继续提问的方式，使医患的谈话得以持续进行。开放式谈话是临床常用的一种语言艺术，也是缓解患者痛苦的良方。语言沟通是一种交流的艺术，也是临床医疗中不可忽略的治疗手段。

2. 语言是修复患者精神损伤的黏合剂

从患者对医学的期望值来看，促进医学人性化发展就要使专业技术向更好满足患者要求的方向改进，尽可能减少患者的损伤与痛苦，争取最理想疗效和最少花费，将满足患者心理社会需求纳入诊疗范围，尊重患者的自主权和选择权，认真履践从生物医学到生物—心理—社会医学模式转变。在患者的眼里，医学是神圣的，医学技术的高度发达，应该是无所不能的。虽然医学为治疗疾病而生，但医学并不能解决所有疾病问题，面对某些难治性疾病，临床医生有责任对医学上的无能为力给予合理解释，让患者了解疾病，消除心理障碍，选择适合的期望值，是疾病康复的重要环节，而语言在实现这一目标中是责无旁贷的。因此，要在新医学模式下建立新的疾病观和治疗观，充分发挥语言工具的治疗功效，同时，语言也是缓解当今医患关系紧张的黏合剂。例如，针对医疗中的法律与伦理之间的冲突，需要医生运用语言工具给予适当地解释，加强医疗法律意识，注重告知中的语言艺术，实现告知与不告知义务结合，紧急救治与患者知情权并重，解决疾病的问题的同时也要兼顾医疗的社会问题。

由于致病因素的改变，医疗模式也需要相应调整，面对当今医疗环境中的各种社会复杂化因素，语言必将成为一种有效的治疗工具。医疗过程不仅是信息互动过程，也是心理互动过程。伤害性语言常以负性信息给人以伤害刺激，并通过皮层与内脏的相关机制扰乱机体的生理平衡。临床上要避免使用如训斥、指责、威胁、讥讽患者等直接伤害性语言，同时，医生有意无意的消极暗示性言语也会给患者造成严重的不良情绪。而积极暗示性语言可以使患者的心理活动受到良性刺激，缩小医患之间的距离，并以信任的态度面对医务人员，从而增强临床治疗效果。医生也要学会对不同层次的患者给予不同的鼓励性语言，兼顾语言的科学性和通俗性。当患者对医生建立了信任感，医生的语言工具常常收到事半功倍的效果。

3. 语言必将成为现代医学的主导工具

早在荷马时期就有将语言用于临床的论述，如祝愿语、鼓励病人、提供人道救助、祈祷上帝驱赶恶魔。随着现代神经、免疫和内分泌学的进展，诸多研究涉及情感状态对机体内环境的影响。例如，脑内啡呔的产生与分泌可以受各种外在因素影响。人们通过对免疫和神经内分泌系统之间相互联系的研究，深入理解人体整体的功能状态与抵抗疾病能力之间的联系。因此，医生使用语言作为治疗工具也是科学的、很容易理解的。现代研究已显示，语言具备治疗性价值，在诊疗过程中的语言运用应该引起医生们的足够重视，掌握语言的治疗价值，从而规避其副性作用和毒性作用。据分析，30% 心绞痛患者是因为发作时过度紧张而导致心肌梗死。然而，当医生遇见心绞痛患者时，首先的治疗是告诉患者"别紧张，你的病没有问题，你很快就会好起来"，患者会因此而镇静下来，从而减少心肌梗死致死的风险。此时，语言作为一种信任关系被应用于治疗，运用语言也是临床医学中的一种哲学，其功效是不言而喻和不可替代的。

在现代医疗活动中，语言的功能已远远超过以往的水平，语言不仅是医学人文所要掌握的重要环节，也是实践生物—心理—社会医学模式的基本要求。从治疗效果的多义性上看，当今医疗不能仅盯住局部病变的治疗，而要拓展到心理社会方面的治疗，这也是新医学模式的关键所在。新医学模式中的心理社会干预，主要的手段并非技术设备、药物等硬件，而是以健康教育为主导的软件管理，其中语言的效果是不可忽略的。这就需要医生改变传统的诊疗习惯，关注那些包括语言在内的、增进健康、减少发病率的软件工程应用。例如，一个心脏外科医生发现患者的心理因素影响其病情的发展，但当今的医院基本没有能解决此类问题的部门，因此现代医生迫切需要掌握语言这一治疗工具，消除患者心理疾患而促进全面康复。目前心理干预还没有形成规模，其重要原因在于没有真正认识心理因素对健康和疾病影响的关系，更没有认识到语言这种治疗工具的意义。因此，在当今医学整合进程中，务必关注语言的主导作用，切实将心理干预纳入疾病诊治范围中。

综上所述，将语言作为一种治疗工具是当今医学整合的重要环节之一。实际上，医学中的语言功能对所有医务人员来说并不陌生，实践语言在医疗上的复兴工程也是一种"老药新用"的扬弃过程。尤其是在医学全面转型发展的今天，语言必将会成为临床医学及预防医学中的主导工具。语言治疗效果的关键在于医生是否具有以患者为中心的服务意识。狭义的语言指口头表达的语言，而广义语言还包括医务人员形体语言和书面语言。掌握语言功能的运用也是现代医生最基本的哲学，今天我们强调语言的作用，并非是指望出现语言治疗的魔力，而是强调科学技术与人文精神保持适当的张力，立足于科学基础，同时不能忽视治疗情感的医疗作用，在当今复杂的医疗环境下，运用语言工具也不失为一种最直接、最有效的医学方法。

[原载于《医学与哲学》(B)，2014，35（12）]

五、临床医学中的利益冲突与化解之道

临床医学中的利益冲突是当今备受关注的问题之一。这种利益冲突是医患双方相互否定对方合理利益存在而发生的一种对抗状态。临床医学中利益冲突主要表现在医患之间的利益纷争，包括临床试验中的利益冲突、医疗体制引发的利益冲突、临床诊疗过程中的利益冲突。当今这些冲突不断加剧的原因，已不仅仅是医疗费用的增长，而且涉及直接的医学损害和潜在的健康危机。利益冲突不仅损害医疗的公平和可及性，而且对整个医学和人类社会发展也将会产生不可预测的损害。因此，务必充分认识利益冲突的潜在危机，寻求理性化解之道。

（一）临床医学中的利益冲突

1. 科学引发的伤害谁之责

临床试验过程是对科学成果的最终验证，然而因为经济利益的驱动，很多临床试验报告具有预设的结果导向，使临床新药缺乏科学性和可信性，以次充好，放大疗效。我们不禁要问，这种以科学名誉引发的伤害是谁的责任？据商业部统计资料，我国制药企业每年的医疗佣金至少达 7.72 亿元人民币，主要用于医生的回扣。医药购销中的商业贿赂，还导致医药开发中假冒伪劣泛滥。据国内制药集团知情人士透露，在药品申报中虚假成分不属罕见。某些集团以科研课题合作为名，对医院专家进行赞助，以此获得精美的临床试验报告；甚至更有连试验都没做，就直接伪造数据和报告行为。原本一种新药从药理试验、动物试验到后期的临床试验，需要几年才能完成，但有些人却能在几个月内获得生产批文。我们不难知道，作为商业贿赂而用于药物开发与销售中的所有资金，以及药物应用中的不良后患，最终都将由广大患者所承担。

医学试验中的利益冲突还表现在诱骗受试者，不履行知情同意准则，甚至谎报试验数据和研究结果，不履行约定的承诺。曾经媒体曝光的上海东方医院和德国柏林心脏中心联合实施的所谓新技术事件，就是一种背离基本人道主义的行为，在一系列过程中违反了医学试验规定，甚至 9 例患者死亡 7 例的情况下，仍声称人工心脏技术是成功的，死亡是由患者因素所致。另如 2005 年广州一些医院开展手术戒毒的试验，使多名患者身亡，这种令人胆寒的"科学"研究其人道何在？当今最令人瞩目的基因工程技术，虽然全球有几百项研究成果，但真正被公认完全对患者有利的临床转化技术仍寥寥无几，然而在临床医疗中却仍备受推崇，而且还以高新技术应用收取患者高额费用。如某些生物技术、基因治疗技术、癌症预测技术等。由于医学信息的不平等，致使患者始终处于被动地"主动选择"过度治疗状态，从本质上讲，这也是医患之间一种潜在的利益冲突。

2. 集体导致的后果谁承担

当前临床医疗中的利益冲突，大多属于体制性冲突，即由国家卫生保健政策造成的。从 20 世纪 80 年代以来，医疗保健逐步走向以市场为导向的服务体制。例如，"以药养医"政策，必然激励医生尽量多开药、开贵药、开进口药等，医药生产商为促销药品开始向医生和医院推行回扣。正是这些政策和医疗机构局部运行机制，促使临床医生们开大处方、多开大型设备检查，过度应用高新技术、过度治疗或重复治疗，从中获取个人利益或集体局部利益，医疗机构从以药养医到以药谋利，大大加剧了患者经济负担，从而导致医患利益冲突不断加剧。尤其在当今医疗领域竞争机制中，各大医院为了医学资本的快速增长，争先购买大型设备、高收入仪器，过度开展新技术、罕见技术、别人没开展的技术等，以此提高诊疗费用，增加医院经济效益，这种医疗运行机制的资本化、市场化转变，无疑加剧了临床医学中的医患利益冲突。

当今过度医疗常态化现象是一种有组织的不负责任行为。在医疗资本化运行中，逐利机制促使医院自身有组织地扩大医疗范围，经济收入是医院攀比的核心指标。随着医疗体制改革进程，当今利益冲突形式也在不断隐匿化。例如，以精准医疗为科学依据，增加 CT、MRI 等大型检查项目；以提高服务质量为借口，增加各种付费服务项目，如分解收费项目、细化治疗项目；以关爱生命健康为口号，扩大技术范围，如滥用基因预测技术、扩大乳癌筛查人群，甚至降低疾病诊断标准；以加强医疗安全为理由，增加各种化验检查项目，增加各种监测手段。例如，常规手术麻醉中常规使用非常规技术，虽然这些技术是科学的，但常规化应用就不一定是合理的，即使让麻醉费用增加几倍或十几倍，但因很多有创技术是伴有损伤的，随着医疗费用的快速增长，其医疗风险也在成倍增加。同时在医学资本化进程中，医生个人责任模糊，似乎所有医疗行为都是集体所为，医生只是履行集体共同目标责任。这种有组织的非道德化竞争机制，是对患者利益的不负责任，危机医疗公平与可及性，使利益冲突雪上加霜。

3. 医疗价格的虚高谁之过

当前医患利益冲突是全球性现实问题，在以医疗市场化为导向的国家更为尖锐和突出，集中表现于医生与药商之间关系上。据统计显示，2001 年美国约 9 万名医药代表，每一名医药代表负责 5 名医生的商业联系。美国药品行业收入约 33% 是用于临床促销，医生从药商获得的经济补贴可达每人 2 万～8 万美元。药业对医院和医生的投入会产生何种后果呢？这种经济上的行贿严重影响医生诊疗决策的客观性，增加了患者负担，损害医患信任，更可怕的是导致各种假药出笼，严重危及患者生命安全。与其他国家相比，目前中国医患利益冲突不仅广泛，而且更深刻尖锐。除药品价格虚高表现外，其他卫生材料或医疗用品也同样存在明显价格虚高问题，尤其是伴随高新技术而衍生出来的各种医疗材料更是令人叹息。

在各类投诉调查中，一半以上属于医生的医疗行为侵犯患者的利益。然而在新西兰和一些欧洲国家调查却显示，患者对医疗不满意的主要表现是对政策的不满意，而医生信任度并未明显受损。这也从另一个侧面反映出，利益冲突现象发生在临床，但根源在政府管控机制。药品销售中之所以有足够回扣空间，就是因为有虚高的价格，而价格限定是政府行为。例如，药品采购招标中的价格是由政府机构统一定价的，而进入各大医院的药品价格普遍高于市场零售价格几倍以上。难道这是为了"以药养医"，还是另有缘由？这种虚高空间来自何处？在医生群体中也有人认为，虚高价格是药业集团非正当所得，不要白不要，因为患者并不能从不要"回扣"中得到利益。这也是利益冲突产生一个负面刺激因素，需要从根源上加以治理。

（二）利益链条中的医学损害

1. 医商利益联盟损伤患者健康

医学界与医药界合作，一方面促进技术转化，另一方面也产生利益冲突等问题。特别是临床试验环节，直接关系受试者的安全和健康，当试验成果广泛应用于临床治疗时，将直接影响广大公众的健康，因此，临床试验中利益冲突带来的问题也备受关注。由于很多研究结果的不确定性，尤其研究者的偏见对受试者健康具有潜在的风险。诸如 20 世纪 80 年代，哈佛的 Tseng 博士"干眼"眼药膏事件；20 世纪 90 年代末，Wilson 团队在以腺病毒载体为对象的基因疗法研究中发生的 Gelsinger 死亡事件，使公众对临床研究客观性提出质疑，人们将关注焦点更加集中于受试者的健康和安全上面。同样当今中国的转化医学领域中，也有许多基因研究的临床试验需要审慎实施。

当今资本利益诱导下过度干预的医学，其利益冲突不仅仅是医疗费用的快速增加，更在于过度医疗本身带来的附加伤害在持续攀升。由于现代医学的很多领域都是采用现代工程探测技术的成果，很多现代诊断设备在提高精准基础上，也大大增加了伤害性。例如，众所周知 X 线检查具有伤害性，可以诱发癌症、白血病以及其他遗传性疾病，而 CT 产生的辐射量远高于传统 X 线的百倍以上。我国卫生部要求 CT 检查阳性率应达 80%，但实际上正相反，目前 CT 检查阴性已达80% 以上。临床医源性疾病在持续增加，尤其是抗生素滥用更普遍和严重。以药源性疾病为例，近几年来我国住院患者每年约 20 万人死于药品不良反应。20 世纪末我国有聋哑儿童 182 万人，其中因滥用抗生素所致的超过 100 万人之多。临床治疗也是如此，以剖宫产为例，孕妇死亡率上升，国外报道，剖宫产与自然分娩相比，产妇死亡率高 10 倍，新生儿死亡率高 1 倍，剖宫产后并发症比自然产高 2～9 倍。

2. 医患利益冲突残害人类未来

很多人可能认为，过度医疗干预只不过让患者多花一点钱而已，也许还会带来意想不到的好处呢。其实这是一种十分错误的认识。美国一项调查研究显示，过多享有先进医疗干预并不一定会带来相对应的健康效果。研究阐明，包括医疗设备和就医次数在内的医疗效果，当达到一定密集程度后就会逐渐降低，并开始产生损害，他们称为"医疗边际效应递减"。加拿大 Leslie Roos 调查结论也显示，高新技术和高额费用完全未收到较高的医疗效果。当代技术忽视对自然力的提升，其结果除使医学进入高消费和远离大众外，还会因过度干预而引发对人体的严重不良效应，甚至是反作用。例如，资料显示，剖宫产率低于 20% 时，围生儿死亡率下降；而高于 25% 时，围生儿死亡率并不随剖宫产增加而降低，有时甚至会增加。因此，现代医学需要改变自己的极端思维，过分依靠外部干预的医学，其后果是难以想象的。

杜治政教授认为，浮躁是现代医学抹不去的伤痕。临床医疗中各种急功近利的心理，行医谋利的动机常常会误导医学思维。当今医患利益冲突不仅是直接对个人过度侵袭，还可通过对整个环境的作用，对人类健康造成潜在的破坏。过度依赖药物保护，会使人类生命基本功能趋于退化；过度医疗不断增加人们的心理压力，增加人类过度依赖而产生新的痛苦，人类对不适或疼痛的忍受力降低，丧失照顾自己的权利。例如，滥用抗生素引发的超级病菌和人类自然抗病能力下降；过度辅助检查给人体带来生理功能的潜在退变；目前用于乳腺癌健康普查的钼靶乳腺摄影技术，也存在诱发乳腺癌的风险。尤其是当今瞩目的基因工程治疗技术，其未来结果更是令人担忧。当今利益冲突的种种现象如果不能遏制，其结果必然是误在当代而恨在千秋，当今的错误决策可能成为未来的永久遗憾。

3. 制造疾病运动导致人类恐慌

尤格·布雷希写到，"在新世纪初，医生组织和药厂持续鼓吹一种让健康人永远消失的医学"。例如，以前人们只知道癌症是不治之症，但得癌症的患者毕竟是极少数，但现在的癌症患者却随处可见，人人都害怕得癌症，甚至陷入癌症恐慌的地步，这是对人类心理的残酷损害。在临床医疗中常常可见到，本来不需要手术的微小包块，可患者却坚决要求手术。据资料显示，美国加州近50%女性在去世前已经切除了子宫，而子宫肌瘤癌变仅是2.4/10 000。另外，通过乳腺癌筛查疑似乳腺癌的病例约1/10，而实际比例却仅0.2%，每年德国约10万余次乳房切除被证明是无意义的。此类因为恐惧心理而过度治疗的情况日趋加剧，而且这种恐惧会长时间压抑人类的心理，成为引发各种慢性病的潜在危险。据某些肿瘤专家称，可怕的不是癌症本身，而是对癌症的恐惧。实际上癌症死亡病例中约1/3是被吓死的。当今所谓"恐惧癌症复发"（fear of cancer recurrence，FCR）就是过度诊断所致的一种心理障碍，与现代医学的过度干预密切相关。

在医疗及商业利益的诱惑下，创造疾病运动正有愈演愈烈之势。商业生产什么，医院就推销什么，是新技术和新药物在决定临床医疗要做什么。诸如早期诊断技术发现癌症、癌前诊断技术发现未达到癌症程度的癌症，然而技术的欲望是无限的，当今预测癌症运动正快速兴起，它可以预测一个现在健康的人什么时候会得癌症等。按照创造疾病运动的"科学"解释，当今社会已经没有真正健康的人群可言，只有患者、亚健康人和即将得病的健康人群。现代技术带给人类的"后遗症"就是这种对患者心灵的摧残。而在医生中"宁可过度治疗，也不放过一个癌症"的心理也是当今利益冲突的一个不可忽视的侧面。由于医生盲目地诱导患者接受某些新药物和新技术，久而久之，致使广大患者从被动接受逐渐走向主动需求。例如，盲目使用高价药物，追求不确定高新检查技术，甚至拒绝医生的好意劝说，坚持自己盲从的决策，更有甚者不惜损害身体而进行不必要的治疗。过度医疗留给人们心灵上的后遗症需要很长时间去抚平，尤其要坚决抵制和防止那些只为赚钱而无视患者生命和健康的过度行为。

4. 资本利益诱惑摧残职业精神

资本化和市场化的卫生政策，诱发部分医务人员的贪婪之心。利益诱惑导致的过度和滥用医学技术和资源，不仅加剧医患之间利益冲突，而且也在腐蚀和摧残卫生队伍的职业精神。少数医务人员和个别医院的这种极度贪婪，又传染、腐蚀了医疗卫生队伍，其他医务人员或医院看到别的医务人员别的医院如此敛财，也开始借市场化的卫生政策巧做文章，不断扩大市场化的卫生服务领域，甚至违反起码的市场规则，大肆掠夺患者。这也是近几年来医疗费用不断高升、人民叫苦不迭的原因之一。长期以来医学的神圣地位在医患利益冲突中开始动摇，以往以救死扶伤为宗旨的临床医学，如今却希望患者越多越好，并从中获取更多非正当利益。医学专业的职业精神在异化，医学资本的诱惑让医生沦为摧残医学自身的帮凶。

医学目的和手段换位加剧医患利益冲突。当今医学资本化与技术自主化进程中，不论医院的资本扩张，还是医生逐利的现状，以及由此引发的利益冲突，都在不同程度上扭曲了医院形象，对医学事业长远发展带来消极影响。以往的医学为了治疗疾病而寻求技术手段的支持，而现代医学却为了技术发展而过度治疗患者，或者为了个人利益而寻求技术，致使医学的目的与手段发生了颠覆性的换位。例如，小病大治、重复检查、降低诊断标准、扩大手术指证、诱导使用高费用技术，以复杂技术替代适宜技术，在不需要技术的地方应用技术等，其目的是验证技术的有效性，甚至是获取经济利益。这种背离医学宗旨的行为，正将现代医学推向恶的边缘。

（三）探寻医学利益冲突的化解之道

1. 强化以法制约束为辅的管控机制

徐大椿在《论人参》中说，"天下之害人者，杀其身未必破其家，破其家未必杀其身，先破其家而后杀其身者，人参也"。当今一些医生虚开昂贵药物和检查，过度滥用新技术，与当年某些滥用人参的医生毫无二致。"医者误治，杀人可恕；而逞己之意，害人破家，其恶甚于盗贼，可不慎哉！"当今利益冲突已不仅仅是因为费用增加，更涉及对生命健康的损害，其严重程度已经到了不管不行的地步了。虽然强制性法律管控不是医学发展的最终目标，但也是目前最有效的手段之一。美国医学研究所（Institute of Medicine，IOM）曾建议，临床指南制订中应该考量利益冲突政策，公开参与人之间关系和所附费用，限制有利益冲突研究者参与人体研究；改革医生与产业机构财务联系，禁止给医生送礼、请客吃饭、提供药样（除非用于无钱就医患者）以及其他有价物品；医生不得在产业机构控制下进行教学演示或发表科学论文；不能将医生和患者以临床研究形式列入市场计划，以及建立关于制度性利益冲突的独立委员会等。

摒弃以生命代价换取的资本利益，控制涉及巨大伦理风险的"灰色技术"的滥用，避免给患者带来潜在而严重的伤害，包括克隆治疗技术、基因治疗技术、人工心脏植入技术、自体干细胞和免疫细胞治疗技术等。弊大利小并难以克服的技术严禁滥用；利弊各半技术需要慎用，具严重风险技术一般不用，有成本风险技术要根据患者不同情况而慎用；存在某些伦理风险的技术要制订风险防范措施；背离基本道德准则、对人类尊严有伤害的技术坚决禁止。坚持优先发展适宜技术原则，鼓励与临床紧密结合的技术；对出自商业利益动机的技术，国家坚决不予提倡和支持。

2. 阻断利益冲突产生的诱发环节

限制医学资本市场化的运行机制。当今药价虚高的根源在于相关机构定价故意留有空间，很多医药厂家都有本身的药品成本价格，而虚高的价格是用以弥补经营中的所谓宣传费、开发费等，很显然，从根源上阻断药品虚高环节，限制这些额外费用进入药品定价，就会大大降低药品价格，从而降低药品经销中的贿赂和回扣等环节。当今进行的医药分开政策就是降低药品利益冲突的重要举措之一，有助于切断医院、医务人员与药品营销商之间的经济利益关系，调整医药购销环节既定利益分配格局，达到减轻广大患者不合理的费用负担。当今医疗特点是看病就医多集中于大医院，不仅出现"看病贵"与"看病难"问题，还导致医疗成本大幅度增高。分级诊疗制度是当今医疗改革的共识之路，其目标就是合理配置医疗资源，方便群众看病就医，提供高质量的便捷服务，从而减少临床医疗中的利益冲突。

调整医疗行业质量标准评估体系。例如，改变以经济指标为主要激励机制的评估标准，而以患者满意度、治愈率、死亡率、投诉率等人文医学指标为主导，打造患者信得过的诚信医院。当今医学的主要对手是慢性病，因此应以发展适宜技术为主体，建立惠及广大民众的医疗体系。科学技术研究是中性的，但技术的临床应用却处处充满伦理和道德，以患者利益为中心的技术为善，为个人利益而伤害患者就是恶。因此，对临床医疗领域的绩效评估中，务必要权衡经济与服务指标之间的利弊关系，重视临床医疗中的职业精神和胜任能力。当今利益冲突的原因之一就是技术的超前性与道德的滞后性之间矛盾。因此，必须重建临床医学中的专家信任，摆脱政治和资本权力对医学目标的操控，促进临床医学的人性化发展。

3. 构建以职业精神为本的人道医学

未来的医院里应该只有医生之分没有"专家"之别。我们需要具有仁学特质的医务人员，而不是单纯掌握专业技术的医疗机器。优秀医生不是以技术论高低，而是以德本才末为标准。要以积极态度激励职业精神，而不仅仅针对已经发生的伦理道德问题加以制止。荀子说，"一曰防，二曰救，三曰戒。先其未然谓之防，发而止之谓之救，行而责之谓之戒。防为上，救次之，戒为下"。临床医学不仅要寻求利益冲突的化解之道，更要重视以积极心态弘扬职业精神，防患于未然。诸如希波克拉底誓言，"无论我上谁家的门，我都一定是为病家利益而来，决不存有伤天害理之念头""我要坚决保护自己生命和技艺的纯洁和神圣"。积极正向的职业精神不仅需要医生自身修炼，更需要创造一个适宜的培养环境，让医学始终保持纯洁与神圣的地位。

美德是医学伦理构建的重要基础。因为医患双方处于不同社会关系之中，存在一些利益差别或矛盾也不足为奇。而始终能维持诚信关系，其根本原因在于医生的专业精神。每位医生对自身利益的追求要恪守利益限度原则。每个人只有在自己的权利范围内行动，只能在自己权利范围内进行利益要求。医生不应该寻求超越患者利益的个人利益，而当今医患利益差别演变为利益冲突，正是因为医生未能遵守利益限度原则，突破合理利益的底线。医学专业精神要求，履行利他主义的承诺，坚持患者利益为首原则，建立科学的诚信精神，医疗决策无偏倚行为，同时还要考量专业精神与医患关系等问题，并有义务承担医学知识宣教任务，缩小医患之间由于知识不对等而产生的冲突，这也是医生职业精神的一个重要侧面。

综上所述，当今医患之间从差异、矛盾而走向冲突，意味着医学发展中的现代性困境已经到了最危险的地步。然而可怕的是，面对利益冲突现状，医学界显得十分平静，甚至麻木不仁。虽然现代医学价值观建立在工具理性和资本效率等基础上，但并不意味着具有必然的"掠夺性"和"物化性"。我们务必要认识到，在看似平静的医学内部仍存在很多"暗流"，其结果必然危机医学发展和人类未来。因此，临床医学务必要打破这种平静与沉默，直面利益冲突问题，反思医学行为，坚守职业道德，超越资本逻辑，同时要以积极心理学理念审视临床医疗中的利益冲突，开发人性中积极的心理品质，缩小医患之间对医学及其知识认识中的差异，增加相互理解与信任，让医学技术真正成为维护人类生命和健康的强大力量。

[原载于《医学与哲学》，2016，37（4A）]

以批判思维能力为动力的医学教育

批判性思维是"为决定相信什么或做什么而进行的合理的、反省的思维"。

——恩尼斯（Robert Ennis）

批判性思维是有目的的、自我校准的判断。这种判断导致解释，分析，评估，推论以及对判断赖以存在的证据、概念、方法、标准或语境的说明。

——美国哲学学会

一、思维与决策能力是医学教育的重要组成

临床医学发展迅速,从古老的经验科学发展成为现代的思维和决策科学。每一个疾病的病因、发展、临床表现与转归,都是无数经验的总结,同时也是科学思维的结晶。疾病诊断和治疗过程是经验思维和理论思维不断结合的过程,也是思维和决策不断演进的过程。临床医生每天都处于临床决策之中,为疾病提供诊断和治疗的决策,这是每位医生不可回避的现实。而将临床思维与临床决策作为一门单独的课程进行研究,将传统经验决策、技术决策、专科决策过渡到科学决策,则是一个崭新的课题。目前临床决策主要是根据书本知识、病情状态、临床经验以及循证医学证据进行决策。这些无疑可以制订一个治疗方案以满足临床实际要求。但是,从当代医学科学提供的知识和对医学的理想期待来看,这种临床决策显然是不够的,具有缺陷或者存在严重不足。在实施过程中,有时也会导致问题不适宜的简化和思路闭塞。因此,构建不确定条件下的临床决策是每个临床医学生不可逾越的一门必修课程。

(一) 正确临床思维是科学临床决策之前提

临床思维是指训练有素的医生应用科学的、合乎逻辑的思辨方法和程序进行的临床推理,根据已知科学知识与原理,结合患者临床信息建立诊断和鉴别诊断,作出临床决策的过程。临床医学教育之父奥斯勒曾说过:医学是一门有关"不确定性"的科学和概率的艺术。这种"不确定性"实际上是由临床问题本身的特征所决定的。人的头脑就像一台精密的仪器,但是越精密就越会产生错误,博弈有一个惊奇的现象,在游戏中和一个聪明有经验的人对局比和一个随便出牌的人对局更有把握取胜。任何人的决策都好像是在一维空间感受现实,而更多方向的现象,毫无察觉,感觉到的偶然概率都大大低于自然行为的概率。因此,应该使用生物学的观点解释形态形成的现象,将思维合成,寻找感觉上的根源,面对复杂机体内部的瞬息变化,必须具备正确的临床辨证与思维能力,需要医学生具备敏锐的头脑和精准的决策能力。有时候阻止我们成功的并不是我们不懂的事情,而相反是我们深信不疑但其实不然的事情。

人的思维随着年龄的增长，不断受社会经济环境和民族文化的濡染，其思维方式也会逐渐成形稳定。思维方式一旦形成，人们就会在这种惯用方式中去思维，并去指导其行为。因而，要适应时代的发展，必须更新观念，改变日常不利的行为模式，不断增加更深层次的思维方式的重铸。从认识论的角度看，思维是人脑的功能，也是人脑对客观世界的反映过程。思维不仅仅是自然界高度发展的产物，而且更是人类社会发展、认识水平不断提高的结晶。中西方在思维方式上的差异主要反映在三个方面，即模糊性与精确性、有机性与机械性、悟性直觉与理性逻辑。无论是东方还是西方的传统思维都是特定社会历史文化发展的产物，均具有二重性。因此，理想的思维应该是中西方思维方式相互补充，这样才能促进人类 21 世纪更高形态的科学兴起。

　　临床思维与临床经验不同，临床经验需要不断积累，循序渐进地培养，而思维方式则必须要在医学生进入临床时就要开始正确培养，一旦初始阶段养成不正确的思维方式，不仅会导致医疗过程中的惨痛教训，而且再想改变其难度将会很大。因此，拥有科学的临床思维方式是每个医学生和临床工作者的首要目标。清代徐大春《医学源流论》提出"用药如用兵论"，明代白毫子《兵垒》所言"良将用兵，若良医疗病，病万变，药亦万变，病变而药不变，厥疾弗能瘳也"，所谓智者有道，就是要有思维、懂辩证、有悟性、有智慧，才能在万变的机体中找到不变的方向。

　　医学知识的最终目的是实现临床应用，正确的临床思维就是抓住事物的本质，掌控事物发展趋势。人类智慧要有能力将复杂问题变成简单。例如，医疗设备越先进，其使用方法越简单，因此要求使用者理解设备的技术内涵，方能运用自如。相反，简单的事情不认真去做，一个错误的思维或动作可能会使本来简单的事情变得复杂，临床工作中忌讳刻意地为了显示深奥而把简单事情变复杂。例如，单一对症的抗生素就能有效控制感染，就不必无原则地联合用药，甚至导致菌群失调。一个合格的医生应该具有正确的辩证思维能力，需要知识全面、技术熟练、思维敏捷和理性辩证，通过思维整合凝聚智慧精华。

　　医学临床决策的特殊性在于：①时间压力大，要求临床医生在尽可能短的时间内做出初步诊断和处理意见，稳定患者；②高风险高赌注，因时间非常有限，决策错误将产生严重后果；③信息不充足，尤其急诊患者；④不确定性，临床医学具有高度不确定性，患者病情常为动态变化；⑤医学问题的复杂性，同样的问题在不同的患者身上，其临床决策过程可完全不同；⑥面临急需临床决策的任务较多，甚至同时发生多个任务；⑦强调临床决策共性和个体化，重视患者的个体化、人性化治疗，要求麻醉医生有很高超的决策技巧，扎实专业基本功。如何利用有限的资料在尽可能短的时间内做出最有效的决策，除具有扎实医学理论和技能外，还需要具备正确的临床思维，不论如何进行决策，首先要不断培养和感悟正确的思维和辩证方法，在不断实践中开发智慧潜能。

（二）医学生临床思维与临床决策存在问题

医学生进入临床实习阶段，面对疾病诊断常会有举棋不定，难以下结论的情况。因为问诊、查体、辅助检查结果有些支持临床诊断，有些与临床诊断不相符合。这些表明疾病临床表现复杂，不易轻松做出临床诊断；也表明对临床资料的综合归纳、推理、分析方面存在不足和差异，疾病诊断不是简单地对号入座，而是要对获得的临床资料及其与疾病的关系进行逻辑推理，将疾病的一般规律用来判断特定个体所患疾病的性质时，需要科学的临床思维。临床思维就是逻辑思维在临床诊疗中的应用，是医生通过临床资料认识疾病的本质，进行疾病诊断的工具。掌握正确的思维方式是智力性技能的主要特征，也是临床医学教育过程中迫在眉睫的必修课。医学生临床思维缺陷的主要表现：

1. 缺乏纵向与横向知识联系

医学生往往是只从本专业知识和专科经验出发，未能考虑到医学其他各学科，特别是与本专业密切相关的学科知识和经验。对疾病认识和判断，不仅需要从纵向角度看，而且还需要从横向角度看。实践经验告诉我们，对某一疾病判断，从多学科的角度出发往往比从单一学科出发更安全、更科学。例如，全身麻醉下腹腔镜胆囊切除术，麻醉医生要求在手术戳口部位辅助局部浸润麻醉，很多外科医生会认为既然全身麻醉了，辅助局部麻醉是多此一举，没有必要。实际上超前镇痛是全球疼痛领域研究中突出的新技术进展，阻断原始的疼痛冲动传导，可以大大降低中枢敏感性，降低术后疼痛及预防慢性疼痛形成。然而，由于严格的学科边界限制了跨学科、多学科的交叉联系，导致相关知识缺陷。

2. 缺乏时间与空间辩证思维

宏观决策导向下的微观具体研究缺失，表现为透过现象看本质的能力较弱，抓主要矛盾的思维不足。知识结构是立体的，人们思维常常是单维的。《博弈圣经》导论中阐述，"人类理性所认识的东西，无非是实存的事物和可以感触的对象"。由于人类的认知能力相当有限，判断能力还十分薄弱，选择能力也很缺乏，医学生常常容易陷入直线的思维方法，缺乏对由时间差别引发的相关改变的认识。例如，临床低血压患者的处理，直线思维常常就认为给予补液、强心、升压处理就可以，因为血压的形成由血容量、血管阻力和心肌收缩等因素决定。因此当处理无效时就束手无策了。缺乏立体思维能力，没有考虑到机体内环境的酸碱改变，心肌本身缺血缺氧以及血管外部结构变化等均可影响系统血压质量。还有的学生会说"刚才血压还挺好的，怎么会突然循环衰竭了呢"，岂知此时非彼时，时变一切都在变的思维理念。

3. 缺乏器官系统整体概念

受传统的学科为中心课程模式影响，学生不能把一个器官的结构与功能、病理与生理、局部与整体统一联系起来。重视近期或局部某些生命指征的改善，而忽视对整体生命质量的关注，因此常常出现顾此失彼，局部改善但不能持续。例如，失血性休克低血压的患者，由于各器官组织灌注量不足，导致缺血缺氧和微循环障碍，很多医学生只关注血压下降而大量使用升压药，而忽视了容量扩充，虽然应急时的升压处理可能暂时提升系统血压数值，但由于血管进一步收缩将会导致微循环灌注更加不足，最终引起循环衰竭。这种现象不仅仅是专业知识运用的不足，而且也是思维方式的一种缺陷。

4. 缺乏基础与临床医学渗透

刚刚进入临床实践的医学生，缺乏基础医学和临床医学的有机结合与相互渗透。不能有效地将器官与组织、生理、解剖、药理等知识内容相互联系，使学生对疾病的认识和理解不够深入，不能将抽象的知识形象化。例如，生理学讲机体缺血缺氧时心率、呼吸增快，但临床实际未必如此；药理学讲缩血管药可以使血压升高，但临床应用要因病而异；理论认为肯定有效的方法在临床应用未必均能得到满意的结果，在理论与实际之间的灰色地带存在各种混沌，问题种种让人纠结。缺乏思路扩展和思路前移的能力，因而需要用整合的理念对系统思维加以调整。

5. 缺乏人文医学与生物医学的结合

在生物医学模式的影响下，医学生常习惯于就病治病，因为科技进步使医学被认为是无所不能，因而常常忽视人文，技术成为主人，而人变成技术的奴隶。不少医生深感心理因素对疾病的影响，但在实践中如何了解心理对某些患者的影响，如何调理其心理状态却存在诸多难以克服的困难。例如，疼痛是由实际或潜在的组织损伤引起的一种不愉快的感觉和情感经历。疼痛作为患者主观感受，旁人是不能根据自身感受或临床经验对患者的疼痛程度做出武断论断。相同的刺激对不同的个体可以产生不同的疼痛感觉，而且患者的恐惧、不信任等心理因素将使患者的疼痛反应增大。这类问题的出现常常是因为缺乏智力与非智力因素结合，缺乏技术与非技术技能融汇，以及生物医学与人文医学素质相连接的缺陷等。因此，在医生的知识体系中重塑人性化的概念，传授如何将科学知识应用于患者个体的方法，是医学教育改革刻不容缓的两项任务。

6. 缺乏科学的决策程序与思维程序

所有医学领域中，临床医学是临床决策应用最频繁的学科之一。临床医生需要运用临床医疗诊疗技术整合大量医学信息做出科学的临床决策。目前，临床医学生在此方面训练甚少，很少有人关注"缺乏经验的医学生是如何成长为经验丰富的医学专家"这类话题。近年来，国外在此方面已经有了很多研究成果。临床医疗工作具有很大的不可预知性和不可确定性，例如，即使外科手术前准备十分完善，也会在围术期，由于患者本身的病情变化或手术操作不当等因素而使临床医生濒临险情，甚至给患者造成生命危险。这需要临床医生在尽可能短的时间内做出正确的决策。

（三）加强医学生临床思维与决策能力培养

决策程序是一个提出问题、分析问题、解决问题、遵循科学的完整的动态过程。临床思维是指对医学问题进行科学调查研究、综合分析、判断推理等过程中的一系列思维活动，科学的临床决策首先源于正确的临床思维。医学生进入临床实习后，要重视使理性的抽象思维尽快与临床诊疗工作相结合。现代医学的临床思维和决策方法可按程序实施，但本文并非对此进行详细分析，而是针对医学生临床实习过程中常见的几种具体的临床思维方式加以探讨。

1. 建立临床基本的思维原则

临床医学具有自然和人文科学相互渗透融合的特点。正确的人文理念都应该适应机体内部各系统之间平衡稳定的自然规律，自然状态优于人工状态，但是没有人工也不行。临床各种治疗就是按照人的目的而使机体人工化的过程，其目的是恢复和维持机体的自然平衡状态。因此，在临床管理中变化调整要有基本原则，即所谓"权不离经、权不损人、权不多用"。第一，医疗管理中不离原则。任何医疗都有其基本的技术规范，不论如何改变方法，都不能超越这个规矩，要有原则地调控，不能随意无原则地乱调整。第二，局部处理不损整体，注意合理改变局部环境防止损害其他器官系统功能。例如，严重休克低血压时可能需要提升血压，但一定避免升压导致的微循环进一步障碍，更要防止心肌缺血，导致心脏意外。休克时也可能需要扩充血容量，但必须掌握输液量以防止过量而引发肺水肿及循环衰竭。第三，应急处理不能多用。急可以治其标，但不是长久目的，即特殊情况可以对症处理，但必须知其不利而少用。例如，低血容量性休克时使用升压药不是我们想要的，临时应用是为了防止生命器官缺血衰竭，虽然有些应急处理是不得已而为之，但是医生必须懂得所有这些属于人工调控而不能多用，一旦赢得时机必须迅速综合调整，纠正机体紊乱，以恢复机体自然稳定状态。

2. 善用换位思考的思维方式

把自身当做一个器官或组织，随机体内环境变化而有相应的调整，执行自身功能。例如，心脏的职责是维持血压保证组织器官血液供应，当机体缺血时就要加快心率维持血压，代偿血容量不足。如果未能尽到职责而加快心率，可能就是心脏自身有病需要治疗，如果尽职尽责而没有效果，可能就是别的部位有病应寻找原因。其他器官或系统也是遵循这种思维。换位思考就是要身临其境，将自身融入整个机体之中，领略一种心境，犹如站在血管壁上，站在细胞膜上看内外变化，这也反映了循证医学的主要理念。任何临床变化都是量的积累，犹如天气预报，都会有征兆或先兆，抓现象可预知结果。例如，心率是循环系统的前哨，是血压变化的预警先锋，血压改变心率先行，心率万变其中规律不变。掌握事物发展先兆，及时给出正确决策，方能纠其病因达到稳定。因此需要有敏锐的洞察力，正确的思维与决策力，要求临床医生思路前移，才能实现超前管理，防患于未然。

3. 正确理解病理与生理的辩证关系

医学生常常认为，"生理反应就是正常的功能反应，病理反应就是不正常的机体反应"。例如，运动时心率增快是生理反应，而失血时心率增快就是病理反应，因此认为前者正常而后者不好。其实用心思维不难领悟，生理亦是病理，病理亦是生理，是自然，是正理，是机体对刺激应该有的反应；生理反应是正常状态下的功能反应，而病理反应则是疾病状态下的生理反应，或者说超出生理正常反应范围则称为病理反应，但病理反应不能简单地理解为异常。机体调控就是要通过临床表现去感悟机体内部的本质变化。例如，当失血性休克时心率增快，心衰患者心率增快，这种增快是心脏应该有的生理反应，如果直接减慢心率将是危险的，相反如果失血时心率不增快才是异常状态。不论是生理状态还是病理状态，增快或减慢是生理反应亦是病理表现，是对内环境刺激产生的相应调整，是机体的适应过程和危险警示，提示我们应该治疗原发病变，而不是针对病理变化本身加以对抗。虽然不能说所有的病理反应都是正常的，但至少多数病理反应都是生理性的，其出发点是有利于机体内环境稳定。这一思维对确立正确临床决策十分有意义。

4. 转变二分法为三分法思维方式

学科专业化的最终结果很难找到整体化的解决方案，正应庄子所言，"天下的人多各执一察以自耀"。由于人类的认知能力相当有限，判断能力还十分薄弱，选择能力也很缺乏，现代医学生所受的教育最容易掉入二分法的陷阱，摆脱二分法运用三分法是临床医疗管理的重要理念。遵循自然平衡法则，凡事均因人、时、事、地、物不同而改变，随个体化而选择，根据患者、手术者以及麻醉医生本身特性而决定，只要适合就是正确，这就是中国人常说的"中"。实践证明，真理并不在二者之一，却存在于二者之中，把两个东西看成三个是中国人独特的智慧，以二合一来代替二选一，在临床决策过程中，三种思维方法不是对立，而是各有千秋，相互结合，取长补短。三分法包含一分法和二分法，具有广大的包容性，符合自然的思维。因此，中西方思维整合与相互补充，以理念拥抱科学将是未来临床思维与决策的发展方向。

5. 重视人文医学素质培养

适应现代医学发展模式转变，必须将德育和职业素质培养列为医学教育人才培养的重要内容。先进的教育理念提示科学与人文在教育中是相辅相成的。医学模式的转变是人文医学教育兴起的前提，强化医学生的人文素质教育，也是医学人文复归的客观要求。社会发展导致现代人类的疾病谱发生很大的变化，由社会因素、心理因素、环境因素及行为因素诱发的各类疾病的发病率明显增加，人类对健康的定义发生很大改变。医学科学在于解决患者为什么得病，而人文在于解决医生应当怎样治病。在临床实践中，医学并不等同于医疗，现代医学进展迅速，但仍有许多解决不了的医学难题。而医疗是面对患者，在某种程度上临床医疗应该可以解决医学所不能。

著名教育家弗莱克斯纳所言，"医学教育不仅是学习知识，还应当穷其道理；学生只有知其所以然，才是真正的学习"。正确的思维是科学决策的前提，定性是决策的核心，而常常困扰人们的是那些不能被测量的东西，用定性去测量，也就像医生用一个标准去测量患者表现出的特征一样，只有用无情的测量才可以进入一个逻辑诊断程序。因此，在众多信息中，哪些有用，哪些无用，这都需要通过逻辑思维、敏锐智慧和决策能力进行综合性判断。临床医学是一门"不确定性"的科学，也是一门"与时俱进"的学科，人们很容易理解赢，但很难理解输，在临床医疗中也是懂者难赢，不懂必输。

[原载于《医学与哲学》(B)，2013，34（07）]

二、新一代医学生应掌握的几种思维方式

医学教育的根本目的是培养合格的医学毕业生。为适应全球医疗卫生事业的迅猛发展，面对医学教育落后于医学发展的现状，转化医学教育模式迫在眉睫。批判性思维能力、医疗岗位胜任能力和职业道德素养是医学生必须具备的三项主要能力，医学教育必须从零散的、过时的和静态的课程模式脱颖而出，使医学教育与医学科学发展相互协调、相互依存。在"系统为基础"的教育模式改革进程中，培养医学生的哲学思维能力无疑是其重要环节之一。思维方式务必在医学生步入到临床实习时就要开始正确培养，一旦初始阶段养成不正确的思维方式，不但会导致医疗过程中出现失误，而且再想改变将会有很大难度，临床医学中的哲

学思维缺陷将是医学生发展过程中的一道障碍。

（一）哲学思维是临床教学的重要组成部分

临床教学中如何培养医学生的哲学思维能力是当前医学教育领域的一项重要任务。希波克拉底将唯物主义哲学运用于医学中，在临床实验与哲学推理的基础上，使医学提高到难以超过的高度。100 年后的今天，医学中的哲学思想更加显现其重要作用，用哲学的思想审视医学科学，解读人的生理、病理和心理，则无疑是科学的。

1. 医学哲学有利于学生掌握医学的整体观

经过医学专业基础和专业课程的学习，并通过临床实践才能逐步成为合格的临床医生。如何将专业知识转变为己有，并将其很好地结合起来是一项哲学问题。进入临床实践的医学生已完成基础知识学习，但仍缺乏哲学理念的支撑，掌握了具体的专业知识，而缺乏抽象的哲学思维；迫切将已学到的知识用于临床验证，但遇到问题却常束手无策。并不是因为理论知识学习不够，而是因为知识运用能力有限，其关键问题是医学哲学思维能力欠缺。患者是一个完整的、有思想的整体，而不是简单的器官和组织拼凑组合的机器人，只注重治疗生理疾病而忽略患者的心理感受，将会导致经验主义错误。辩证的疾病观认为，疾病是病因与机体反应的统一过程，是局部与整体的统一，病理和生理反应统一的过程。医学具有高度的专业性质，基于经验与实验研究，具有相对的前瞻性和预见性，然而，存在的局限和狭窄性也是显而易见的。在学术范围内，虽然可以根据观察数据及结果等，对具体的医学现象给出有限的评价和结论，但是缺乏高层次的反思功能，缺乏对医学自身的批判能力，因此，要跳出医学圈子，站在哲学的高度，以整全的思维去审视和分析医学问题，用全方位的视野去解析和透视医学现象，才能适应现代生物—心理—社会医学模式的转型发展。

2. 医学哲学帮助学生建立批判性思维能力

批判性思维是"为决定相信什么或者做什么而进行的合理的、反省的思维"。在"科学为基础"的教育模式下，医学生的批判性思维能力普遍较为薄弱，很容易掉入单向思维的陷阱，相信"凡是科学证明的就是正确的"等宣教。因此，加强医学生批判性思维能力培养是当今国际医学教育标准中十分重视的能力之一。

医学哲学本身具有一种批判性的形而上的目光，具备对医学的反思力和批判力，是对医学提出哲学层面的质疑和诊断，对历史和经验的审视、批判和总结，体现对当下理论和实践的督查、检讨和改进；孕育对未来发展的瞻望、设计和谋划，以此求得更好地推进医学的发展与进步。可以说，哲学是医学的医学，是纠正医学偏差的另一种医学。当今，轻视学科自身的反思与批评是使现代医学陷入困境的根本原因。人们不仅沉浸于科学技术所创造的速度和效率奇迹，更迷信科学的自然纯洁、自我净化以及技术的自我纠错能力。认为所有的缺陷与遗憾均是科技效能不全的结果，并都能随科学发展与技术进步而得以解决。人们将一切生存、生命与社会问题都视为医学问题，并都可以使用医学的技术干预来实现最优化，致使医学的边界泛化、目的歧化、医学易化。医学的现代性困境不仅需要认真反思与清理，更需要在医生及医学生的心中构建现代性批判的意识。

批判性思维是创新能力的基础和起点，其核心集中在"批判"二字上，不要盲从当今的知识，而要运用理性思维和批判性的眼光去审视医学与未来世界。首先要培养学生提出问题的能力，通过对知识的接收、分析和总结获得答案，在归纳梳理过程中实现知识的系统性与完备性。医学本身是"与时俱进"的学科体系，批判性思维也是一门有关实践的科学，经过实践检验而决定"相信什么或去做什么"。批判性思维并非仅是一种否定性思维，它具有创造性和建设性的能力，在现代医学教育和临床实践中，批判性思维也正在成为越来越多医务工作者和医学生所接受和应用的思维方式。

3. 医学哲学促进医学生培养多维的思维方式

思维能力是医学教育中最重要的能力之一，医学生通过对医学内容进行思维和加工，才能升华为科学意义的医学认识。实际上，任何管理思想都含有两个层次：一个是它的形上基础，为看不见、摸不着的意识形态，称为"管理哲学"；另一个是它的形下理论，为具体而明确的管理方法，即"管理科学"。但这具体而明确的管理科学要受那看不见、摸不着的管理哲学的支配和控制。现代医学教育中也同样包括医学科学和医学哲学，管理哲学通过选择、运用和批判管理科学，才得以显现其功能。"科学与哲学哪个最重要"这样的问题是对医学哲学认识的一个误区，医学与哲学是相辅相成的，要把虚的哲学和实的科学兼顾并重，并加以合理应用，以医学哲学来善用医学科学，即为"虚以控实"。哲学与医两者之间哪个重要呢？当然是实的医学科学重要。虚可以控制实，而如果没有实，虚就无从控制了。每位临床医生均有各自的思维习惯，而临床思维与哲学思维却截然不同。哲学思维以临床思维为基础，临床思维依靠哲学思维而升华和扩展，哲学思维以其超经验性、反思性和批判性为特点，具备缜密的思维能力，可渗入到事物的本质中，揭示出事物的本质规律。医学教育过程要培养学生跳出临床思维范畴，进入哲学思维领域，才能打破临床医学教育的孤岛局面，培养在全球信息与知识流动条件下的岗位胜任能力。

（二）医学生哲学思维能力缺陷和培养途径

1. 医学生哲学课程中哲学思维培养状况

医学专业细化和医学知识的快速更新，医学教育的课程设置上表现重专业技术、轻人文理念的趋势，大多数的哲学课程基本以政治思想理论课为主，涉及医学哲学的门类很少。大部分医学生以感性直观、有效应性的医学理论为主攻，而把看不见、摸不着、更为抽象的哲学思维看成无关紧要的副课，甚至有的学生会提出"医学与哲学有什么关系吗"这类问题。因此，医学生的哲学思维要从导向上培养，本着"精简实用"的原则，让医学生真正理解最基本的哲学概念和原理。教师的作用就是引导学生将理论与实践结合起来。临床医生具有"双师型"教学特性，选择相关的、关注度高的教学实例，培养学生将哲学理论和医学实际相结合，让医学生在学习中感受到哲学思维的魅力，纠正医学生常见的哲学思维误区，例如，当前医学教育中存在的"学科壁垒"效应，使很多医学生陷入否定的误区，认为创新就是废除旧事物，单纯否定而缺乏"扬弃"；容易陷入单纯的"二分法"而缺少"三分法"。在思维理念上，懂得事物的因果联系，缺乏"一果多因"或"一因多果"的辩证思维等诸多误区。

2. 医学生临床课程中哲学思维培养状况

由于医学专业相关知识广泛，很多教师在教学中仍埋头于传统的教学模式，将有限的课堂时间由教师独占，把设定的知识灌输给学生。学生难免忙于记录，而难以理解繁多而枯燥的知识要点，因此没有拓展哲学思维的时间和空间。事实上，各医学课程之间是紧密联系的，缺乏哲学思维的渗透，将导致前学后忘，有效知识量不足，形成恶性循环。学生缺乏有效的辩证思维方法，基础理论与临床实际相脱节，常常出现懂得一分为二，缺乏二合为一；懂得矛盾的两个方面，缺乏相互转换理念或只有对立缺乏统一的片面思维等。临床教师在授课过程中要起到"穿针引线"作用，运用跨学科交叉的综合知识组织教学，将哲学辩证思维嵌入学生的思维框架，引导学生从普遍联系中架起桥梁，对专业知识进行思维加工，使其成为真正有效的医学知识。

3. 医学生临床实践中哲学思维培养状况

临床实习是医学生将基础知识转化为临床应用的重要阶段。学习知识是为了运用知识，从知到用原本就是一个艰难的过程，而对医学生来说又是一个不可规避的过程。医学教育转型的重点在于临床课程整合，由于当前临床课程存在专业过细的弊端，医学生往往习惯于只从本专业知识出发，未能考虑到与本专业密切相关的学科知识和经验。而多数临床医生还是习惯单方面指导，学生处于被动接受的地位，因而就病论病，使学生很难把临床现象和医学理论有机结合起来。而不同专业的教师又单纯地把人体肢解为器官疾病，割裂了各器官之间的内在联系，使学生难以在繁多的医学现象间构建横向联系。此外还存在实践性思维不足，缺乏整体与局部的辩证，缺乏时间与空间的概念，缺乏变与不变的思考等。临床实习是医学生即将跨入医疗实战的过渡阶段，临床教师在指导医学生实习时，要运用哲学思维启迪学生，从操作上提升哲学思维，把疾病与健康当成整体来度量，切身感受到哲学思维的多样和系统性，使其成为终生受用的哲学思维。

（三）临床实践教学中应掌握的哲学思维

1. 用辩证性思维方法进行临床分析

（1）用对立统一规律看待事物：当今医学教育发展是以不懈怠的一分为二为特征，对人体认识的机械化和碎片化，把人体整体四分五裂，没有注意到这种专科教育的弊端，需要通过医学哲学思维整合来弥补。把两样东西当成三个是中国人独特的智慧，辩证思维就是要进入"三分法"，运用二合一来代替二选一，现代医学所受的教育最容易使学生掉入二分法的陷阱，将一个事物分成两部分，经过分析从中选择一个正确的，看起来似乎很科学合理，但实际却有很多弊端。因为人类的认知能力很有限，判断能力也薄弱。辩证思维认为真理存在于二者之中，而不是二者之一。例如，失血性休克时的心率增快对不对，简单说对与不对都是不正确的，因为心率增快具有两重性，不增快不好，太快也不好，增快是心脏的正常反应，但增快过度可导致心脏衰竭。因此，合理的增快应该在合理的范围内。另外，血压低需要升压治疗，升压可以提升血压，但提升血压也可加重微循环血管收缩而加重组织缺氧，因此，治疗以扩容为主，升压反应可以迅速，而幅度不能过大，既兼顾血压又关注微循环才是合理治疗。摆脱二分法运用三分法应该是现代医学教育的重要理念，医学教育转型不仅需要课程整合，更需要在医学生的心中进行哲学思维整合，同时懂得，三种思维方法是对立而统一，各有千秋，相互结合，取长补短。三分法包含着一分法和二分法，具有很大的包容性，符合哲学辩证思维。三分法是对立统一，把一分成二是对立，再把二在合成一才是统一；把两步解决的问题变成三步解决才是合理解决。

（2）掌握变与不变的哲学思维：我国著名教育家叶圣陶有句关于教育的名言，"凡为教，目的在于达到不需要教"，这是现代教育教学的最终追求。同样，"凡为治疗，目的在于达到不需要治疗"，这也应该是临床医学教育的根本理念。机体的自然状态优于人工状态，但没有人工处理也不行，所有的临床治疗手段均属于人工范畴，临床技术就是按照人的目的而使自然机体人工化的过程，其根本目标是恢复和维持机体的自然平衡状态。医疗工作中要领悟"变是为了不变，治是为了不治"的哲学道理。治疗目的是让患者恢复机体内部的自然稳定状态，从而不再依赖外部治疗，因此，适时掌控"治与不治"的准确时段体现了一名医学生的职业素质标准。例如，失血性休克低血压治疗，主要处理是容量扩充，但也会常常使用升压药物应急处理，升压药是不得已而为之举，临床调控必须明确使用升压药不是目的，其最终目标是使机体恢复自然功能，从而不再需要升压药物治疗。因此，在升压药物应用阶段，务必争取时间及时补充血容量，纠正机体内环境紊乱，并随自身功能逐渐恢复而逐渐停止使用升压药，实现治疗是为了不需要治疗。好的临床医生应该知道如何不进行治疗，从治疗转向预防也将是未来医学发展方向。

如何变化是临床医学生应掌握的一个思维理念，要以变化的思维去思考，以不变的心态去变化，才能实现机体的平衡稳定。例如，治疗处理高血压时，只考虑降压是片面的，更要考虑可能发生的低血压，因为血压越高说明血管收缩越剧烈，高血压掩盖了血管内容量不足的隐患，扩张血管极易引发低血压，因此，要以防止低血压的心态去降压，从而掌握降压速度、程度，防止冠脉缺血而引发心脏事件。疾病处于运动变化或进化中，机体是一个整体，有所变有所不变，而不是一部分变一部分不变，变和不变是同时存在的。因此，临床工作具有很大的"不确定性"，其关键在于如何构建机体内部的"生态平衡"。随个体化而选择，根据患者、术者以及麻醉医生本身特性而决定，只要适合就是正确。

2. 用批判性思维方法看待事物发展

（1）理性审视科技新进展：临床技术的新进展也是否定之否定规律的展现。新技术否定旧技术，但并不是抛弃而是扬弃，进展不是替代，而是在旧的基础上的进步和发展，在新的层面上实现以旧技术为基础的新进展。创新是科学精神的一个方面，同时创新要以遵循客观规律为前提。例如，技术的新进展使医疗越来越依附于设备，医生通过全面检查和化验就能容易地做出对疾病的诊断和治疗，然而，当紧急或特殊情况下，如自然灾害、设备异常等，失去现代设备仪器支撑的情况下，如果缺乏基础理论、基本知识和基本技术，则势必丧失医疗能力而束手无策。因此，医学教育要使学生相信科学，但并不迷信科学。

哲学本质是批判和创新，是克服片面性，秉承全面和发展地看待问题，推进事物不断前进，这正是当代医学教育发展所必需。科学是存在一定时空中有一定约束条件的可知认识，科学不是永恒的真理，而是不断探索实践，阶段性地趋于逼近真理。如何运用医学知识需要内在的思维沉淀，要用"批判性思维"理性审视医学新进展。理论只是辅助和支持我们的医疗实践，与实际情况相一致就用，不一致就不要用，而不是一味地接受。哲学中科学遵循实证性、可证伪性、解释性和批判性原则，有时选择"错误"也是一种科学。科学是一个超越了正确和错误本身的社会问题。例如，人类推行糖尿病"限制碳水化合物"饮食标准，而10年后又重新执行"高碳水化合物"标准，这期间很多患者因错误的糖尿病饮食治疗进一步丧失了健康。美国麻醉学杂志主编 Paul White 曾讲过："你会发现，现在教给你的、专家讲授的，在未来至少有一半是错的。"因此，医学教育要慎防技术创新的误区，否定之否定的偏执，掌握事物发展的规律和方向，让科技进步更好地为医学医疗服务。

（2）遵循与时俱进的动态理念：唯物辩证法提示，运动和变化是宇宙的普遍规律。人体功能就是自然规律，机体稳定不变，是因为内部的瞬息万变，变化是绝对的，不变是相对的，不变应万变就是要随"时"而变，病万变，药亦万变。在医疗过程中，"时"很重要，凡事因人、时、事、地、物的不同而改变。与"时"俱进的理念就是遵循"不确定性"法则。根据海森堡提出的不确定原理，一个运动粒子在某一时刻的位置与动量，是不能同时准确给出的；而且粒子的位置测量得越精确，那么它的动量测量就会变得越不精确，即其中一个量越确定，另一个量的不确定程度就越大，提示观察测量一个物体的时候，所得到的数据永远都不会是真实全面的。人类的这种无知客观存在，同时又是完全难以跨越的。

临床任何事情都遵循"不确定性"法则，就是由于"时"变因素而决定的，别人的经验是对的，你用时不一定对，专家讲的是对的，你用时不一定对，对错只是"时"的问题。例如，使用缩血管药物一定能升压吗？年轻健康患者行阑尾炎手术一定没问题吗？SpO_2监测为 100% 一定不缺氧吗？监护仪测得血压 120/70mmHg，机体内部一定正常吗？诸多问题皆是如此。因为原因和结果的多变性，现象与本质的复杂性，必然与偶然的特殊性，时间与空间的变化性，决定了问题发展的不确定性。因此，要用联系和发展的观点看问题，善于观察、理性思维、充分运用哲学原理，结合临床实践经验，才能做出精准的临床决策。

3. 用实践性思维方法检验医学行为

（1）善用换位思考与思路前移：换位思考就是要站在本质的位置上去看现象，才能实现通过现象看本质。把本身当做机体的一个器官或组织，伴随机体内部变化而做出相应的调整，执行本职功能。我是肺脏，职责是为机体提供氧气和排除二氧化碳，当体内组织缺氧时，呼吸频率就要加快以增加氧供，而如果呼吸不能加快，可能就是呼吸中枢或呼吸器官有问题，反之，呼吸加快而仍未改善组织缺氧状态，则应该是另有病因，需要进一步找找。换位思考将自身融入整个机体之中，感受体内的环境变化。例如，麻醉期间常使用胶体溶液进行扩容治疗，维持手术期间的循环稳定，而手术后由于胶体代谢排出，很快出现低血容量表现。如果我们站在血管壁上就可以提前看到，虽然血管内的容量充足，但血管外的组织间隙和细胞内部已呈现严重缺水状态。

思路前移就是用联系和发展的观点看问题，实现临床医疗上的可控和可预见性。任何临床变化都是量的积累，就犹如天气预报，都会有征兆或先兆，抓住现象可以预知结果。因此，要求临床医学生的医疗思路要前移，实现超前管理、防患于未然。疼痛就是一种疾病的先兆表现，体内出现病灶时首先会出现不适或疼痛感觉，而通过疼痛出现的时间和部位可以及时判断疾病原因和查找病灶部位，及时消除疾病隐患。原因和结果之间存在着一种时滞关系，及时发现和处理先兆可以改变结果的速度和方向，因此，需要有敏锐的洞察力，动态的思维力，掌握疾病发展规律，了解疾病的先兆表现。

（2）辨别正常与异常的范畴："正常和异常属于医学哲学范畴，正常和异常并不是对个体结构和功能生物学意义上的分类，而是针对正常和异常这个最常见的医学现象进行整体抽象认识形式"。许多医学生常误认为"生理反应是正常的反应，而病理反应是不正常的反应"。辩证分析可以领悟其内涵，正常反应是生理反应，生理反应不一定都是正常的；病理反应是异常反应，异常反应也不一定都是异常的。例如，失血时心率增快是休克的病理反应，但不一定是不良反应，心率增快是机体异常的警示，同时也是机体代偿的反应，如果不纠正休克的根本原因，而单纯的降低心率则是错误的决策。相反，如果严重失血时心率不能相应增快，甚至心率减慢，则是机体更危险的信号，说明心脏本身缺血而丧失功能。再如，动脉硬化性高血压的患者，平时血压180/70mmHg，如果试图将收缩压降到"正常"范围，则可能因舒张压过低而出现心脏"异常"反应。因此，正常与异常是辩证的统一体，监测需要动态观察，个体化管理需要辩证分析。

正常与异常不仅随患者的不同情况而变动，而且也随设备的不同状态而差别。先进的仪器设备方便了临床诊疗，但是电脑不是人脑，监护仪不是人，不论多么精密的设备都要靠有头脑的人来操控，设备状态异常导致的医疗事件屡见不鲜。例如，某医院麻醉监护仪经常血压测不准，因此，有些医生当发现血压低的情况下并不紧张，而是说监护仪不准，一会就好了，而没有仔细检查患者临床表现，而当患者发生心脏意外后才发现，虽然监护仪测血压会经常不准，但这一次监护仪测量的血压低是准确的。因此，掌握设备性能是医学生的基本技术，而熟悉异常设备的特性将更为重要。

4. 用系统性思维方法践行医学模式

（1）以医学人文理念协调医患关系：人文医学的嵌入是现代医学教育不可回避的环节。临床医学具有自然与人文科学相互渗透融合的特点，人文医学就是要从各个维度对医学与人解读，承受关爱人类、关爱生命、救人于危难之时的崇高义务。希波克拉底曾经说过，"世界上有两种东西可以治病，一种是药物，另一种是语言"。例如，疼痛是由实际或潜在组织损伤引起的一种不愉快感觉和情感经历。相同的刺激对不同的个体可以产生不同的疼痛感觉，疼痛是一种患者本身主观感受，因而，患者的恐惧、紧张和不信任等心理因素将使患者的疼痛反应增大，相反，患者安静、对医生的信任感等正向心理反应可以使疼痛减轻。医疗技术可以解决疾病问题，但疾病问题不一定都需要技术来解决。医学是运用技术解决人的问题，因此，医学必须包含技术要素和人文要素，要从整体人和社会人的角度出发，建立有效的知识运用体系，用人文医学理念解决临床医疗问题。

医患双方是矛盾的对立统一体，正确处理医患关系是临床医疗的重要部分。坚持"以人为本"就是以所有人为本，有钱人和没钱人，有权人和无权人，高层人和低层人，认识的人和不认识的人等，概括起来即包括你、我、他的所有人。"以人为本"中的核心是自我，医疗问题需要医患双方及社会多方共同协调而实现，当一个问题肯定在患者方面找不到解决的答案，其答案一定在你自己，要在医疗本身寻找解决办法。实现现代医学模式的根本转变，就是要解决医疗与人文社会之间的协调统一，在医患关系中，患者认为医生是天使治病救人，当无所不能；而医生知道医学不是万能的，医学发展迅速，但仍有医学所不能。因此，人文医学成为调解双方混沌地带的纽带，安全而有效的医疗服务有赖于技术与仁爱的结合，医学与哲学的融汇。

（2）运用简单与复杂定律处理临床问题：简单与复杂定律衍生于英国奥卡姆的威廉所提出"剃刀理论"："如无必要，勿增实体"，也就是说要把没有必要的事情或者因素去掉。简单与复杂定律提出"把事情变复杂很简单，把事情变简单很复杂"，强调在处理事情时抓主要矛盾，要把握事情的主要实质和主流，解决最根本的问题，尤其要顺应自然，不要把事情人为地复杂化，这样才能把事情处理好。博弈理论阐述："当我们理解并认识到事件的奇特，我们才明白它多么的简单，这个认识的过程远远超出了我们知识的范围"。正是因为复杂性的存在，人们才想到简单化，想到统一性，寻求系统性解决方案。

临床工作中，以看似简单方法达到相同效果实在是不简单，因为简单的背后蕴藏有大量的知识储备、复杂的技术重组和辩证理念的渗透。人类智慧要有能力将复杂问题变成简单。例如，设备越先进使用越简单，就是因为大量高科技蕴藏其中，要求使用者理解技术的内涵，方能运用自如。相反，简单变复杂其实很简单，简单的事情要认真去做、简单去做、尽快去做，否则一个错误的思维或动作可能会使本来简单的事情变得复杂，临床麻醉中忌讳刻意地为了显示深奥而把简单事情变复杂。例如，某男性患儿，3岁，拟行腹股沟斜疝修补和包皮环切术。选择一种麻醉方法本来很简单，可是麻醉者却选择在氯胺酮全身麻醉复合布比卡因蛛网膜下腔麻醉。麻醉时使用氯胺酮，蛛网膜下腔麻醉给予布比卡因，并在手术开始时又静脉泵注丙泊酚，导致患儿呼吸停止，紧急行气管插管，机械通气。患儿因心跳骤停，反复出现顽固的肺水肿，最终导致死亡。有人说，"把简单变复杂是找事，复杂变简单才是本事"，这还真是有道理。一个具备胜任能力的医学生应该有将复杂事情变得简单的能力，需要知识全面、技术熟练、思维敏捷和理性辩证。

　　总之，哲学是理论和系统化的世界观和方法论，是人们对世界总的看法和改造世界的根本原则和根本方法。认为"掌握了哲学思维方式就能使人们看清世界"是对哲学的一种误解。哲学思维方法不在于给予我们多少具体的知识，也不在于给人解决多少具体的问题，其根本作用在于给人提供一种正确的理性思维模式，培养和锻炼人们的思辨能力，从而掌握认识世界和改造世界的正确方法。子曰，"人能弘道，非道弘人"，也就是说，哲学要靠人来把它发扬光大，而不是等待哲学把人光大，哲学属于智慧层面，需要不断领悟和实践，除此没有任何捷径可走。

［原载于《医学与哲学》(B)，2013，34 (11)］

三、医学教育实践中的医学与哲学

　　21世纪临床医学教育是以岗位胜任能力为导向的系统工程，要求医学生必须以整全的观点看待事物的发展，医学哲学上的缺陷无疑是教育转型发展的一道障碍。当今医学生常常会有"医学与哲学有什么关系吗"这类的疑惑，因此，如何让学生感受到哲学的意义和运用哲学思维方式解决医学临床问题，是当前医学教育过程中亟待思考的问题。本文从培养具备岗位胜任能力的医学生的角度出发，阐述了医学与哲学的相互关系、医学教育中的哲学地位以及临床医学教育中的哲学范畴，希望对医学生的全面发展具有一定启迪。

（一）医学与哲学的相互关系及其作用

哲学与医学的关系是医学界和哲学界普遍感兴趣的一个课题。新一代医学教育也必须在哲学思想的支撑下，才能打破教育的孤岛局面，培养在全球信息与知识流动条件下的岗位胜任能力，以适应新世纪医疗卫生事业人才需要的国际化趋势。首先，一切科学源于哲学，阿尔克马翁首先提出医学应该与哲学相结合，希波克拉底将唯物主义哲学运用于医学中，亚里士多德创立的唯物主义医学体系，盖伦倡导的科学方法论也注重形式逻辑、强调演绎法等特点。中国有"医易同源"之理念，"易具医之理，医得易之用"，易学思想指导了中医理论的创新与发展，张仲景的《伤寒杂病论》确立了中医学辨证论治的理论体系。如果把阴阳观还原为现代哲学理念，以天人合一整体观的方法论和相对论非绝对对立的思维方法，解读现代医疗环境中的人和人的生理、病理和心理，则无疑是科学的。

另外，医学与哲学从其所要解决的根本问题来看，共同支撑着一个由"身"和"心"两个部分构成的生命，从两个不同的维度，运用两种不同的策略来解决人的共同生命问题。因此，哲学也是另一种医学，哲学是学术的制高点，自然地具有一种批判的形而上的目光，具有对一般意义上医学的反思力和批判力，以使医学向人性化方向发展与进步。可以说，哲学是医学的医学，甚或哲学是最高的医学。例如，虽然学生掌握了基础知识，但常常习惯于对号入座，将知识套用于临床，就病论病而缺乏哲学思维的掌控，其结果是在临床实践中感到很多情况是力不从心，使医学知识难以提升。此种缺陷的关键因素在于，没有将知识有效地应用起来，缺乏对医学哲学范畴的理解。临床教师的重要作用就在于运用哲学思维启迪学生，用联系和发展的观点看待临床医学，切身感受到哲学思维的多样和系统性，使其成为终生受用的哲学思维。

（二）医学教育需要审视的医学哲学理念

医学中的哲学是推进医学教育发展的动力和源泉，探索医学教育的本质和目的、医学科学与医学文化等一系列问题。针对医学生存在的医学哲学理念的某些理解误区，有必要对医学生的医学哲学理念进行认真的审视，有助于学生胜任能力的培养和提升。

首先，要调整否定之否定环节中的思维偏执，在事物发展的长链条中，经过两次否定，三个阶段，即肯定-否定-否定之否定发展过程。东方文化中的"物极必反"就是第一次否定，而"否极泰来"则是第二次否定。其关注点在于，否定之否定后的状态并不是原有肯定的状态，而是一种更高一层的"扬弃"，仿佛是旧东西在高级基础上的回复。例如，古代医学因为缺乏技术而更重视对患者的人文关怀，20世纪后的科学技术发展是对古老医学的否定，技术进步推动了现代医学的发展，但是由于技术的迅速扩张，使医学人文不断缩小，以至于接近毁灭的边缘，医学的内部矛盾发生了巨变，人们认识到单纯依靠技术来保护和延长生命是不够的，医学的非人性化越来越受到人们的批评。因此，医学要求再次否定而回归人文，这是医学发展的必然方向。然而，面对当今人文低下的局面，很多人们却认为所有医学和社会问题都是因为技术不够而造成的，都可以通过技术的发展而得到解决，这种对否定之否定的偏执，是当下医学人文回归的主要障碍，势必导致医学的畸形发展，同时，人文回归也绝对不是不要技术，必须将医学技术与人文紧密结合，实现医学在否定之否定的过程中更高层次的进步。

其次，要修复对立统一规律中的思维"断裂"，当今医学教育是以不懈怠的一分为二为特征，习惯将一个事物分成对立的两个部分，经过分析从中选择一个正确的，看起来似乎很科学合理，但实际却有很多弊端，需要通过医学哲学整合来弥补。现代医学所受的教育最容易使学生掉入二分法的陷阱，把事物分成两部分没有问题，但是一定要有二合为一才是完整的对立统一规律。由于当今人类活动范围不断增大，接触到的事物不断增多，问题思考便更加深入，单纯的二分法远远满足不了人们对物质世界的认识，因为事物不只是有相互对立的两面，对立只是两个极端而已，而更多存在的则是在两者之间的"灰色地带"，这种过渡状态显然是二分法不能足以描述的。因此，建立三分法思维是21世纪医学教育发展的一个趋势。同时还应懂得，三种思维方法也是对立而统一，各有千秋，相互结合，取长补短。三分法包含着一分法和二分法，具有很大的包容性，符合哲学辩证思维，医学教育务必努力修复医学生的思维裂痕，以适应新世纪医学发展的需要。

（三） 临床医学教学中的医学哲学范畴

医学教育要培养学生跳出单纯的临床思维，进入哲学思维领域，从而提升医学生的整体职业素质。医学教育的最终目标是临床医疗中的应用，医学哲学是以医学临床实践中的一般性和普遍性问题为研究对象。探究正常和异常、动态和稳态、生理和心理、整体与局部等诸多医学哲学范畴。

1. 领悟正常与异常范畴，抓住临床诊疗本质

正常与异常隶属医学哲学范畴。正常和异常并非是简单地对个体结构和功能生物学意义的分类，而是对正常和异常这一最常见的医学现象进行整体抽象认识形式。大多数医学生常误认为"生理反应属于正常的反应，而病理反应就是不正常的反应"。运用医学哲学范畴可以领悟到，正常反应是生理反应，生理反应并非都是正常的或良性的；病理反应是异常情况下的反应，但异常情况下的反应也不一定就是异常的或是不良的。例如，失血休克时心跳加快是休克状态的病理反应，但不一定就是不良反应，心跳加快是机体异常时的警示，同时也是机体代偿过程的反应，因为失血导致血容量锐减，为维持有效循环血量和血压，心脏就要增加自身功能，由于增加每搏量的能力有限，所以只能靠增加心率来弥补容量不足。心率增快具有双刃性，增快具有代偿作用，但过度增快可能会导致心脏衰竭。因此，如果疏忽纠正休克的根本原因，单一降低心率则是十分错误的决策。相反，如果失血时心率不能相应加快，甚或心率减慢，则正是机体更加危险的信号，甚至引发心泵功能丧失。虽然并不是所有的病理反应均是正常的，但多数病理反应却都是生理的，其出发点与维持机体内环境稳定是一致的。

正常和异常是一种多重关系的统一，具有各种变量的非线性联系。因此，临床正常和异常界定标准是多元的，并非仅是医学统计学标准。正常与异常也是对立统一整体，需要辩证思维和个体化管理。正常血压范围反映正常人群血压的平均范围，而患者的血压是疾病状态下的个体特殊反应，即当机体陷于异常状态时，正常范围的血压并非为"正常"状态。例如，动脉硬化性高血压患者，平素就维持血压在 180/70mmHg 左右，这个数值是机体自身逐渐适应的反映，收缩压高以维持高血管张力下的各个重要器官的血液供应，而一定水平舒张压则维持心脏冠脉供血。因此，脉压过大也是患者个体内在调整的结果，也可以说是患者自

身适应性的最低限度。如果麻醉手术过程中试图将收缩压降到"正常"范围，则可能因为舒张压过低而发生心脏异常反应甚至心脏骤停。正常与异常不仅仅因患者的躯体情况而变动，而且也随心理和环境因素而差别。临床上简单区分正常和异常的思维，其本质上是一种两极化的思维，只是部分认识对象存在状态的反映。因此，对正常和异常这种临床上广泛运用的思维形式，给予医学哲学层面的分析，可以培养医学生从思辨中把握整体，从抽象中引向深刻。

2. 掌握动态与静态范畴，提升临床诊疗方法

在传统学科为中心的课程模式影响下，医学生知识结构常常只停留在具体的病理或生理变化上，将机体看成一架精密"机器"，缺乏基础和临床实际的相互渗透。人类生命体处于动态平衡状态，疾病也处于运动变化或进化中，机体是一个整体，有所变有所不变，而不是一部分变一部分不变，掌握动态与静态的本体就是要遵循与"时"俱进的动态理念，以不变应万变就是要随"时"而变，故而病万变，药亦万变。例如，休克时使用升压药维持血压达到正常范围，但并不等于机体已经恢复正常，因为机体血容量不足没有得到最终恢复，表面的血压稳定是机体内部动态变化的结果，或是升压药物作用的假象，一旦这种动态平衡被打破，静态稳定的真相就会显现出来，抗休克治疗中要维持血压稳定，其升压药物剂量与容量治疗效果一定具有明显的相关性，动态观察疾病的转归，随着容量的增加使升压药逐渐减少，最终实现不需要任何治疗的机体内部自然康复。此时的表现才是机体内环境恢复稳定的真相。临床教学中要培养学生用动态的思维审视临床现象，培养与"时"俱进的管理思维。

自然状态一定优于人工状态，但是没有人工也不行。临床疾病状态就是机体内部的动态平衡发生紊乱，不足以维持机体的生命活动。临床各种治疗就是按照人的目的而使机体人工化的过程，其根本目标是恢复和维持机体的自然平衡状态，因此，"凡为治疗，目的在于达到不需要治疗"，这也应该是临床医学教育的基本理念。例如，抗生素治疗就是一种人工干预，其作用是协助机体内部的防御系统抵抗外来病菌，而当机体恢复正常防御能力，能够消除病菌的侵袭后就应该及时停止使用，而大量、过量、长时滥用抗生素，则势必导致菌群失调而损害机体正常防御系统。因而，要摆脱单纯生物医学模式的静态观点，建立动态的观察理念，通过临床表现的改变透视内部动态变化的方向，适时掌控"治与不治"的

准确"时"段，体现了一名医生或医学生的职业素养和技术水平，领悟医学哲学范畴的内涵，才会有能力胜任未来的医疗岗位。诚如一句名言：好的外科医生知道如何不做手术，而好的内科医生也应该知道如何不进行治疗。

3. 善用生理与心理融合，协调临床医患关系

生物医学为主体的医学教育中，因为技术主体化趋势，医学生容易进入单靠技术治病的圈子，而常常忽视人文，缺乏生理与心理因素结合，以及生物医学与人文医学素质相连接。虽然不少医学生也深深感觉到心理因素影响疾病的转归和医患关系，但在实践工作中如何去了解和调整心理对患者的影响却存在很多困惑。例如，疼痛就是由实际或潜在的组织损伤而引起的一种不愉快感觉和情感经历，疼痛来自患者主观感受，旁人不可能根据自身感受或临床经验，对具体患者的疼痛程度做出准确的论断。相同的疼痛刺激对于不同的个体来说，可以产生不同的疼痛感觉，而且患者的恐惧和不信任等心理因素将会使患者的疼痛反应增大。当今构成医患关系紧张的并不是技术因素，而是医学人文素质的缺失，其中一个突出的现象就是医生们"不会说话"加剧医患矛盾，人文医学已成为调解医患双方混沌地带的纽带，医学人文与道德素养已经成为医学教育的主流课程，良好的医疗服务有赖于对患者的关爱和生命的敬畏，需要生理与心理的契合，以及医学与哲学的融会贯通。

医学人文与医学科学结合的实质是医疗的人性化。当今人性化医疗的核心就是将心理与生理因素有机结合起来，不但关注病，更要关爱人，在给患者心灵上呵护的同时，必须具备治疗生理疾患的能力，要尽一切努力，解除病痛，并为此提供尽可能好、尊重生命尊严和低成本的服务。人文不排斥科学，并且是相互依存，人文只是反对技术的绝对化。因此，向技术注入人文精神，就是要将心理与生理各种因素相结合，在临床实践教学中，善于了解患者的内心，从而达到生理上治疗事半功倍的效果。例如，外科手术患者常常会对麻醉医生说"我得了癌症需要手术，我不怕死，就是怕疼，请多给点麻药"，作为一名医生应该明白，患者的内心并非不怕死，而是希望在麻醉医生的精心监护下，使手术更加顺利。良好的心理医疗可以让患者感受到关爱和尊严。医患互动和配合的医疗，可大大提高手术麻醉的成功率而加速康复。因此，要善用生理和心理哲学范畴，提升医学生的胜任能力，推进人性化医疗目标进程。

总之，医学教育领域充满着哲学意蕴，医学哲学是理论化系统化的世界观和方法论，就是人们对医学世界总的看法和促进医学发展的根本原则及根本方法。医学哲学的研究对象不是医学中的具体问题，而是人的生命过程和医学活动中形而上的一般性、普遍性问题。"掌握哲学的基本理论就能提升医学生的聪明才智"是对哲学的一种偏执和误解。子曰，"人能弘道、非道弘人"，哲学靠人来把它发扬光大，而不是等待哲学赋予人智慧。哲学属于意识形态，是医学科学的翅膀，但能不能飞起来，取决于自身对哲学思想的领悟与运用。

[原载于《医学与哲学》(B)，2014，35（04）]

四、现代医学教育中的"变与不变"

临床医学以救死扶伤为己任，肩负着维护生命与健康的神圣使命。因此，临床医学务必体现其仁学特征和精品特质，严格履践医学人才培养的质量控制程序，培养具有胜任能力、思维敏捷、道德高尚的医学人才。临床医学转型发展务必要培养医生的哲学思维能力，以适应新世纪临床医学的系统性转型。哲学是理论和系统化的世界观和方法论，也是变与不变的思维整合过程。任何变化都不是问题，而如何变化则是每个医生最迫切需要考虑的问题。因此，掌握事物发展变化规律，领悟"变与不变"的内在联系，探讨临床医学中的思维整合也是医学转型发展的重要环节。

（一）"变是为了不变"是事物发展的终极目标

1. "教是为了不教"是医学教育的最高追求

合格的医生首先要有扎实的医学基础知识、基本理论和基本技能，因此，掌握知识是临床医学的第一步，首先要有"知识就是力量"的理念。然而，由于个人知识的局限性，教师是无法讲授所有的医学知识，教师的知识范围决定了学生的知识水平，难于青出于蓝而胜于蓝，而且，大学教育就像一个固定容积的箱子，5年的大学生活就是不断向这个箱子装入知识，但由于时间的有限性与知识的无限性，教知识总是有限，而传授如何猎取和运用知识的知识才是根本。因此，素质教育已成为临床医学的核心内容。将科学为中心向系统为中心模式转化，也要将"知识就是力量"的理念进一步发展成为"知识的运用才是力量"，这是一个知识层次提升的过程。学习知识是为了运用知识，如果知识仅作为收藏就没有力量，从知到用原本就是一个艰难的过程，而对医生来说又是一个不可回避的过程。因此，医生不应仅掌握某些技术和技巧，而更应具有符合时代特征的创造理念，开发自身内在潜能、培养岗位整体素质。例如，刚进入临床的年轻医生，常常习惯将医学知识与临床现象对号入座，却又常常遭遇挫折，就是因为知识运用能力缺乏，忽视了知识的有效应用取决于对患者个体化的领悟，同一种治疗可以适用于不同的疾病，而同一疾病也可以用不同的治疗方法。每个疾病都有其特征性症状，而同样症状并不一定是同一种疾病。

著名教育家叶圣陶有句关于教育的名言，"凡为教，目的是达到不需要教"，这是现代医生所应树立的理念，也是临床医学教育的最终追求。这一观点冲破了习惯于强烈依赖记忆和灌输的传统教学观念，倡导学习方法培养，而非长期被动接受专业知识，培养独立猎取相关知识的能力也将成为医生终生学习的起点。转化式学习是最高层次的学习过程，它可引导实现三个重要转化，即从死记硬背式学习转化成批判性思维，具备整合信息形成决策能力；从为获得专业文凭的学习转变为获取核心胜任能力，培养有效团队合作的能力；从被动地接受现存教育模式转变为创造性地利用全球资源解决具体问题的能力；并充分利用信息技术革命带来的新型转化式学习，转变传统信息传递式教学，向以知识搜索、分析、筛选和应用为主导的能力过渡，培养在解决具体问题过程中，创造性思维和处理海量信息的能力。因此，掌握猎取知识的能力是教育的最高目标，将终生教育向终生学习的模式转化，从而适应现代医学迅猛发展的需求。

2. "治是为了不治"是临床医学的终极理念

科学主导的教育模式下，人们习惯于寻找病因，并直接加以对抗。例如，外界致病菌在机体抗力低下时可引起感染疾病，治疗的直接作用就是使用抗生素杀灭外来细菌，以消除对机体的不良影响，无可非议这是科学治疗方法。然而，任何治疗过程或药物均有其治疗和不良作用，临床治疗是以消除疾患为目的，但是消除疾患并非只有临床治疗，首先是通过机体内部防御系统的自身调节，其次是医疗手段的干预以协助恢复，其目的是辅助机体达到有效杀灭外来细菌的能力，并以消除病变而不损害其他组织或器官功能为治疗的基本原则。由于医学的特异性干预能力较差，我们不得不考虑治疗过程的利弊关系，只注重治疗效果而忽视治疗损伤的行径是临床值得深思的问题。因此，医生面对临床疾病，首先应该决定用不用治疗，然后要考虑什么才是对患者最有力、最合适的治疗方法；一旦病情控制，就应尽早恢复机体的自然状态。因而，适时掌控"治与不治"的准确时段，体现了医生的职业素养和技术水平，好的外科医生知道如何不做手术；而好的内科医生也应该知道如何不进行治疗。

自然状态必定优于人工状态，但是没有人工调控也不行。疾病就是机体内部的动态平衡发生紊乱，不足以维持机体的生命活动，而临床各种治疗手段就是按照人的目的而对机体进行人工化的过程，其根本目标在于恢复和维持机体的自然平衡状态。例如，休克时经常会使用升压药维持血压，然而医生一定要知道升压药是不得已而为之举，决不能认为升压药维持血压正常就万事大吉了，而是要在升压药辅助下恢复机体的自然状态，随自然功能改善而逐渐减少或停止升压药治疗才是目的。临床常见的误区在于缺乏临床诊疗中的整体思维能力，注重技术的绝对作用而忽视治疗的目的。从医学转型的宏观来看，医学不能只限于治疗，而应延伸到促进和维护健康。面对慢性病对医学的挑战，医学必须从治疗向预防转型，从以治疗为主的体制转向以预防为主的体制，转化医学不仅是基础医学向临床医学的转化，也包括临床医学到预防医学的转化。因此，"治疗是为了达到不需要治疗"也是医学发展的终极目标。

3. "管是为了不管"是医学人文的根本目标

医学人文涉及法律、伦理和人性化层面。法律的动因源于医疗的不规范行径。古代医学崇尚仁心仁术，因为技术较弱而更加重视关怀，无须法律的严格把关；而现代医学以技术主体化为特征，因而人文逐渐衰退，包括过度医疗，炫耀性医疗，尤其是个别医生的一些恶劣事件。为维护患者的利益，针对不良医疗行为的法律规范也不断出台，希望通过严格的法律手段来控制医疗上的非人性化行为。虽然法律与伦理契合的"精确度"难以掌控，但这并非是给医疗设置障碍和出难题，而是希望促进医疗机构在难以解决的问题面前，寻找解决问题的方法，提升医学自身的仁学元素，从而不再需要强制性的"医疗管制"手段来规范医疗行为。管制不是目的，目的是不需要管制。例如，《刑法》对医疗事故罪处 3 年以下有期徒刑或者拘役；《执业医师法》对违反规定者给予警告或责令暂停执业活动，甚至吊销其执业证书等处罚。然而，法律管制的目的并非是处罚和判刑，而是希望没有医疗事故和无违规医疗行为。

人性化医疗具有一个极为广阔的空间，涉及多层次、多拐点的有机整合，不仅需要医务人员和广大患者的共识和努力，而且需要医疗和立法部门的顶层设计。医疗上的管理条文是修正医学偏差的工具性手段，而不是医疗法律的目的，其初衷是惩恶扬善、促进和谐。管理的目的不是否定或消灭医学，而是推助医学提升自身能力，其运行的根本目标是形成医生内在的法律意识，从被动地遵守法律法规向主动地依法行医转化。医务人员需要提高自身医德修养，并逐步形成尊重患者权利的职业习惯。"管是为了不管"就是通过法律手段约束，建立医学的仁学规范，最终实现全社会和谐的医疗环境，使医学进入"免检单位"行列，从而不再需要外在的法律监督和评判，其最终指向"随心所欲而不逾矩"的崇高境界。法律的终极目标虽然很遥远，但其理念的建立必将有利于法律、伦理和医学的有机契合与和谐发展。

（二）"变与不变"的辩证关系是思维整合基础

1. "以不变应万变"的实质就是随时要变

以不变应万变是一种高层次的境界。不变的是原则，万变的是现象，我们要用不变的原则，来应对万变的现象。事物内部是有所变，有所不变，变与不变是同时存在的，当看到变的时候，就要掌握后面那个不变的常则，就是自然规律。人类生命体处于动态平衡状态，疾病也处于运动变化或进化中，机体之所以能稳定不变，是因为机体内部随时都在变化，这种变化就是维持稳定的自然规律，这个规律是不变的。临床医疗就是要对疾病过程进行阶段性调整，达到机体内部的稳定不变。例如，血压是循环状态的一种体现，心率是血压变化的敏感先锋，要维持血压不变，心率就要不断变化；而临床医生要有能力通过心率的改变，锁定变化的原因，及时给予必要的措施，从而维持血压的不变。因此，不变应万变就是要随时要变，"病万变，药亦万变"。

同样，保持医疗环境的稳定也需要坚持和谐的原则，不断调整以求平衡。例如，面对当今医患关系紧张的情况，很多医生采取消极躲避，小心翼翼，对复杂疾病能不看就不看，尽可能少地接触患者。这种保守不动的态度并不能有效缓解医患关系，单纯的依法行医也并不能解决严峻的医患纠纷问题。相反，消极不作为仍然具有法律风险，而积极主动应变才能加速双方契合，只有直面问题才能有效解决问题，变躲避患者为接触患者，在和谐的医患关系中实现和谐的医疗服务。现代医生的胜任能力包括其广度与深度，要求医生不仅仅是医疗保健的提供者，也是患者医疗的决策者，包括医学伦理、医疗费用、技术应用以及健康教育等深层次考量。

2. 站在不变的立场上去变才是合理的变化

变与不变是关于选择的智慧，站在不变的立场上去变才是合理的思维方式。临床医疗中如何变化是每位医生都要面对的难题，我们提出三个原则：第一是权不离经，就是变化不能脱离原则，任何临床诊疗都有基本的技术规范，是医疗的守则，管理中不论如何改变方法，都不能超越这个规矩，要有原则地应变，不能无原则地乱变。第二是权不损人，即所有的临床决策不可以损害患者利益，否则就失去和谐原则，让患者受到很大的伤害是不公平的，遭受到患者的抗拒也是合理的。任何人都不能凭借自己手中有权，随意去变化，这种心态是患者无法接受的。这一原则反映在治疗上，就是局部变化调整不损害整体平衡，治疗机体病变不能损害其他器官功能。第三则是权不多用，就是审慎使用各种临时应急的人工调控手段，临床有诊疗常规也有特殊处置，但特殊不能大于常规，经常变就表示原来的很不成熟，说明你的规范有问题。例如，失血性休克以改善微循环为原则，给予输血输液等治疗，但要防止容量过大引起其他器官损害；必要时使用升压药，但升压药是临时辅助不能作为常规目的。

推进医学法律与伦理的有机契合更需要有合理变化的思维。以不变的心态去变就是掌握事物发展的"度"的范围，促进对立双方在一定条件下的转换和统一。例如，如何将医疗权在医院、患者与家属之间进行分配，是当今社会焦点问题之一。医患合作决策治疗是临床医疗的主流模式，即使医生认为自己具有诊疗优势，也要通过患者的认知而实现决策治疗的一致性。否则医务人员未尽到告知义务而造成患者损害，医疗机构应当承担赔偿责任。例如，患者需要手术治疗，知情告知过程中，除了拟行手术的告知以外，一定要让患者了解非手术治疗的其他替代治疗方法，并详细解读各种治疗方法的可能性和危险性等，把替代治疗的选择权交给患者，即在医生的专业指导下，患者权衡利弊做出科学合理的临床决策。而医生直接就说"你的病必须手术，没有别的好办法"，常常会导致潜在的法律风险，因此，替代治疗的告示也是当今临床医疗过程中的一种哲学思维。

3. "求新求变"是一种手段而不是目的

创新是一种科学精神，同时创新精神又要以遵循客观规律为前提，创造一定是新的，新的不一定是创造，有意义和价值的创新才是创造。然而，技术主体化趋势使"求新求变"成为创新精神的中心，认为新的就是好的，旧的就是坏的，这是个最可怕的观念。很多人过分迷恋新颖，轻视常规技术，过分追求变化，而忽视根本目的，在技术创新过程中存有诸多误区。很多科研成果是脱离临床实际的"实验室研究"，不能实现临床直接转化，甚至有人将不切实际的"创新"成果强行应用于临床。例如，基因治疗是医学上的创新，但在数百个基因治疗试验中，至今还没有任何一项是毫无疑义地证明具有临床疗效。尽管人们承认科学探索的曲折性，但也应当警惕技术创新的负面影响，警惕哪些炫耀性的承诺对其追逐者产生的消极作用，甚至做出有悖于科学和患者最佳利益的错误决策。

最早的《易经》也叫《变经》，因为它是研究变化的道理，但这也常常会误导人们的思维，认为"一切一切都在变，只有变是不变的"，这种话听起来很有道理，但却不堪一击。实际上，自然中的80%是不变的，变化的部分仅占20%，或者说80%的变都是错误的。就医学来讲，绝大多数传统的医疗原则是不变的或仅有局部改进而已，完全的改变只能是很小部分，而且要小心改变。如果绝大多数技术都改变原有的特征岂不是改变了医疗本身的性质。因此，临床医学要慎防求新求变中的思维误区，严守医学的道德底线。如何看待医学新进展需要医生们内在的思维沉淀，新技术是传统技术的进展而非替代，是在新的层面上实现以旧技术为基础的新发展。然而，不加批判地接受各种新技术，盲从于高新技术的临床应用是一种危险的医疗行为。例如，微创医疗是一种以减少损伤为宗旨的新技术理念，但并非所有手术都适应微创，更不是所有医生均可以实施微创手术，而需要个体化选择。我们不否认医学领域的新成果，但务必提醒人们应以更严格的科学态度谨慎应用新技术。

所谓"道可道，非常道"，提示宇宙有两个道，即"常道"和"非常道"。"非常道"是现象，瞬息万变；而"常道"是本体，永远不会变，科学上称为绝对宇宙。人们往往只相信看到的东西，而忽视看不到的本质，变化后面不变的常则才是自然规律。变与不变是事物发展的过程和趋势，通过一系列的变化，最终在新的层面达到新的平衡，如此循环往复，生生不息。变与不变是事物发展的动力和源泉，变化是推进事物发展的动力，不变就是寻求事物内部的联系和共性，以求统一，也就是和谐。变与不变是事物发展的状态与形式，事物是遵循不变的规律而变化和发展的，变与不变是事物的两种状态，相互独立又不可分割的，相互对立又相互依存，始终保持一定的张力，避免从一个极端走向另一个极端。领悟变与不变之间的辩证关系，有助于提高医疗群体的临床决策能力，适应新医学模式转型，规范医疗行为，规避医疗风险，促进医患合作式诊疗模式的改革与发展。

［原载于《医学与哲学》（A），2015，36（05）］

五、"三"的哲学思维与临床医学教育

数字在每个人的内心都有一定的意欲，"三"就是人们使用最多的一个数字，但却很少有人特意关注它，所谓日用而不知。人们为什么对数字特别感兴趣呢？真的有什么用途吗？我们会发现带有三的成语很多，人们自主不自主地都习惯进入"三"的境地。"三的思维"就是关于选择的智慧，"三"的哲学意欲具有客观的历史依据，"三的思维"与三维世界密切相关，"三"是现实世界的本质，是人类认识的结构，是社会实践的方法。本文通过对数字"三"的剖析与实践，旨在建立"三"的概念，领悟"三"的奥秘，希望对临床医学及其教学具有一定的启迪，为医学生未来岗位胜任能力奠定哲学思维基础。

（一）人类历史中的"三的思维"回顾

1. "三"是东方哲学思想的核心内容

中国的哲学起源于"易经"，"三"是易经的核心思想。"三分法"最初创立了太极理论，建立了易经思维。"阴阳"如同正反，能够分辨得出，但是又分不开。阴阳是构成宇宙万事万物最基本的元素，把"阴阳"看成是三部分才能领悟《易经》深奥的内涵。《易经》来自人类三维实践活动，一切向自然学习，以自然为师，上古伏羲画卦主要是通过仰视、俯视和环视三种自然方法画出的，中国人所有智慧都是从自然中开发出来的，实际上伏羲画卦可以有很多画，但他最后还是决定用三画卦来传世，为人类在天地之间做了明确的定位。所谓的八卦恰好是三画也非偶然的巧合，《易经》通过卦的"三爻"变化所表述出来的那种事物发展规律，无疑是一种非常完整的辩证思维方法。古人认为"三"是天地人三才的数理基础。老子提升了"三"的喻义，"道生一，一生二，二生三，三生万物"，将"三"这个数字赋予最一般的概括性与抽象性。《史记》中"数始于一，终于十，成于三"，说明自古以来人们对于数字就有一种自然崇拜。在中国传统文化中，"三"是事物发生的第一个完整单元，乃万物生成发展的基数，也是包括医学在内的各个自然领域中最基本的代名词。

2. "三元结构"是西方哲学的基本框架

在西方哲学史上，毕达哥拉斯学派首创"三"的哲学，"一切的一切都是由三元决定的"。亚里士多德指出，"实体具有三度性，有形体的东西离开三就没了体积"，即任何实体都是由三维空间决定的。三元具有全体性，它本身就包含了一元、二元和三元。"三元"这个数的重要性就在于它是"三"，是发展方式下的三，是多变量的基始，又具复归数的含义。古希腊哲学家普罗克洛等最早运用发展的三分法、三段性，建立"三一体"的唯心主义哲学体系，对后来的黑格尔哲学具有重大影响。在黑格尔哲学中，"三分法"获得最思辨的性质，并具有最普遍的意义。从计数上看，辩证法的方法亦是"三分法"，马克思改造并运用了黑格尔的"三分法"，《资本论》的逻辑就是由"三"构成的体系。马克思的辩证方法也是黑格尔正反合的表达方式，形成辩证唯物主义的"三分法"以及否定之否定的"三个环节两度否定"的三段式辩证规律。同样我们不难理解，对立统一和质量互变规律也具有三元结构特性。当然这里强调"三分法"是辩证的根本方法，并非意味着辩证方法只有"三分法"。

3. "三维空间"决定"三的思维"定式

三维世界观具有客观历史根据，客观事物基本量也完全可以规定为"三"。思维就是人类看待事物的角度和维度，我们常说人类存在于三个维度的空间。一般说来，三维是人类最基本的思维方式，而低于三维的思维将很难看清事物的本质。当然，如果有能力以更多维度看待事物，将是人类思维能力的提高。三维思维是由人类对世界认识能力决定的，至少到目前为止，对一般人来说三维是最高层次，少数高深人士可以超越三维思维，但是现实中却有很多人的思维层次仍停留在二维或之下。在今天，思维层次欠缺对个人及社会发展将是一道障碍。人们生活在三维世界之中，三维时空观对于我们的实践活动具有重大意义，我们不论从事任何工作，都不能忽略三维时空问题。三元结构实体符合人类认识自然的机制，三元结构能够被人感觉，容易被人接受。它可以形成既有两极又包含二者幻化出来的各种中间成分，丰富和重视二者之间绵长的灰色地带。人类的思维几乎都是以"三"为基础，虽然还可以有很多分法，但是人们还是习惯或愿意使用三分法。我们今天强调"三"的思维，就是激发人们的思维潜能，以适应新世纪社会发展需求。

（二）临床医学中的"三的思维"理念

1. 临床医学专业整合进程中的"三的思维"

医学发展进程的分化与整合是相互转换的。随着科技的进步，现代医学已进入一个在更高层次整合的新拐点。医学整合首先涉及的是专科制的走向问题，很多医生认为"整合就是取消专科制，将专科医生转变为全科医生"，这是一种极端和偏激的二维思维。由于医学现代化发展已形成根深蒂固的专业领域，人们一时难以摆脱局部化的专业思维，形成过度依赖本专业技术的思维定式，容易陷入"固执偏见"的思维歧途。虽然专业分化取得了前所未有的进步，但仍未满足人类和社会发展要求，医学进展与实践过程中引发的诸多问题，使人们逐渐地认识到加速医学整合的必要性与重要性，但从专科制走向整体化医学却仍心存疑虑。其主要障碍在于，技术主体化使医学难以走出专业视野，医学资本化使整合难以摆脱逐利诱惑。因此，务必要慎防表面整合而实则各自为政的泡沫式整合局面。

专科分化是医学发展进程的重要环节，没有专科分化就没有当今的医学繁荣；但是，当今专业化发展已形成自身"瓶颈"效应，整体的人被越来越碎片化，其结果必然是整体医学的消融，因此医学手段也需要有一个大的转型。首先需要解决的是理念与认识问题。当今医学正在向宏观与微观的两个极端发展，是对医学知识的再认知与重组过程，医学整合不是否定专科医生和专科体制，而是专科化与整体化两翼并飞的新时期。它是医学的系统论对还原论的补充和消解，整合的目的并不是让专科医生变成全能医生，而是让专科医生建立整体理念，从分化的思维转向整体的思维才能使医学从根本上走出现代性的困境。当前整合是对专科制的颠覆与扬弃，是专科化与整体化的融合，"三的思维"方式就是摆脱"两极"的思维定式，要站在整合的立场上进行专业化发展，而不能站在专业化的立场上来进行学科整合，因此整合的关键不在于整合形式而在于理念内涵。

2. 医患共同参与诊疗模式中的"三的思维"

目前对医患合作式医疗模式仍存在着一定争议，其焦点在于医疗的决策权是由患者还是医生来主导的问题。传统观念是医生为主导的诊疗模式，因为医生懂得医学知识，知道如何治病；但由于现代技术引发的现代性危机，医患之间的信任度严重下降，单纯医生为中心的医疗模式受到严峻的挑战。因此也有人转而"以患者为中心"，一切医疗决策都让患者决定，想以此摆脱医患之间的矛盾困境。这明显是从一个极端走到另一个极端的不负责任行为。不论单纯的"医生为中心"还是"患者为中心"模式都是一种"二分法"思维，虽然在以往的社会环境下具有存在的意义，但却不能适应21世纪的新医疗模式。在当今复杂社会医疗环境下，关键不是确定"谁说了算"的问题，而在于如何在医患两者之间建立和谐的连接。医患双方是同一整体内相互对立的两个方面，相互依存、相互促进，单纯机械地把决策权交给任何一方都有弊端，只有寻求医患合作式的决策方案，才能实现双方共赢而达成诊疗决策的一致性。

现代医学实践中，互相参与模式正在成为临床医疗的主流方向，即医患合作式关系，其特点是医生和患者具有平等的权利和地位，双方相互配合，并共同参与医疗决策及其实施。主要内涵是医生运用自身的专业知识"帮助患者进行自我治疗"，其优势是有助于增进医患双方的了解和信任，消除医患隔阂，建立良好和谐的医患关系。医患合作型决策是新世纪医学发展的阶段性模式，就是要以"三的思维"实行二合为一的有机整合，即掌握医学知识的医生与要求健康的患者之间的结合，医生要通过患者的共识达到科学诊疗的目的。医患合作是"三分法"或"三的思维"方式，其涉及的不是单纯技术问题，而是技术与人文和社会的结合问题。在当今复杂社会因素交汇的医疗环境下，这种新型和谐的医患合作式服务模式必将成为医疗的方向。

3. 医学人文与医学科学整合中的"三的思维"

科学技术的进步推进了医学发展的进程，然而，由此而产生的负面医疗后果也是十分严峻的。当代医学正处于技术与人文两种力量交割之中，也是医学发展面临的前所未有的方向性抉择时期，医学技术在给人类带来希望的同时，也给人们带来恐慌与担忧，医学科学性与人文性日益失去了张力和平衡。技术主体化已使医学全面地技术化，技术已经变成一种独立力量，以自身逻辑发展目标独立于医学宗旨之上，医学的理性完全受制于技术的发展需求，医学的仁学特征被技术主体化悄然地化解了，医学在盲目追逐技术的道路中迷失了自我。同时技术绝对化也将单一生物医学推向极端，进一步暴露了其缺陷和不足，使医学渐渐地走向一种愈来愈畸形和片面的方向。然而，当技术主体化负面行为受到抨击时，很多医生会不理解，甚至很反感，他们强调"没有技术只有人文关爱，怎么能治病呢？"，甚至认为"技术最终发展可以解决人文问题，技术就是最好的人性化医疗"，这是一种不负责任的抱怨，也是一种典型的思维误区。

英国学者萨顿说，"新人文主义并不是排斥科学，相反将最大限度地去开发科学"，我们今天强调医学人文时，丝毫没有轻视技术的作用，而是让技术更加有效。然而科学与人文的疏远是当今时代最可怕的问题。以"三的思维"辨析技术与人文之间的关系，很明显，单纯倒向任何一方都是一种偏激的思维。技术是医学的根本，而缺乏人文的技术就会走向恶的边缘，单靠科学技术很难让我们的生活变得更有意义；相反只有人文而缺乏技术，医学就是一种倒退。医学技术与人文本质上并不是对立的，两者之间必定要有第三种依存关系，即技术与人文结合，并保持一定的"张力"关系，也就是"三"的交汇点。人文对技术的意义在于修正技术中的方向性偏差，抵制技术的非理性扩张和无道德运行。技术又可通过具体实践而传达对生命的关爱，人文不能脱离技术，技术也必须依靠人文。因此，让医学走出现代性困境，关键在于理性整合技术与人文的张力关系。医学需要技术，但更应当掌控技术，不能让技术成为医学的主体。技术主体化越深入，就越需要人文精神，两者之间的"张力平衡"就是"三的思维"。

4. 医学转型与医学整合中的"三的思维"

医学的转型包括医学目的、医学观念、研究方法学、医学手段，以及服务体制的转型。它标志着当代医学已经走到一个新拐点。当前医学转型的实质就是医学的整合，这表明医学转型并非是完全否定前一发展形态，更不是重新开发一条与以往完全不同的路径，而是一种扬弃和推陈出新，是一种合二为一的新形态，是前后两个对立面的有机结合，从而建立一种发展的新机制和新体制。这就是运用"三的思维"理念整合现代医学。比如生物医学与心理—社会—生态医学结合，形成一种更全面的医学观；还原论与系统论的结合形成一种新的医学方法论，克服单纯还原方法对慢性病认识上的局限性。如果医学仅局限于还原论，单纯依赖各种检测数据和影像结果，是远远不能解释许多慢性病的形成和发展中的病情变化，因为慢性病与患者心理素质、行为方式、生活环境等密切相关。当前医学仍沿用单一还原方法来对待慢性病，其效果当然不会很理想。

医学转型是其发展形态的一种变化，是原先发展形态的一种变形，这就需要有效地进行医学各个方面的整合。医学转型的关键是思维理念的整合，只有充分认识转型的意义，才能明确转型的方向。没有"二合一"整合理念的转型是空泛的转型，是没有根基和真实内容的转型。当前正进行的医学转型明显具有"三"的特征，反映出当前医学转型是合二为一的转折点，是医学发展中螺旋式上升规律体现，是推陈出新而不是另辟蹊径。认识当前转型这一特点是十分重要，即用"三"而不是"二"的思维看待事物发展，如果彻底否定前者，就是从一个极端走向另一个极端，必将会重复以往的弯路，而将医学引向另一歧途。

5. 新一代系统性教育变革中的"三的思维"

过去100余年，医学教育改革推进了现代医学事业的迅猛发展。科学为基础的教育模式下，医学教育以培养具备专业知识的医学人才为目标，承担治病救人的神圣使命，教育系统与被教育人群是医学教育的两大部分。然而21世纪初始，医疗领域却出现了严峻危机，新型医疗风险、环境危机、行为异常等在逐渐威胁人类健康，整个卫生系统变得越发复杂，卫生资源的公平分享上很不平衡，由此对教育系统变革提出新的要求。但是现代医学教育没有赶上现代医疗发展的步伐，表现在教育理念及课程设置僵硬和落后，毕业生明显不能适应新医学模式下的医疗环境，岗位胜任能力与患者需求明显不相匹配。单纯的技术能力已不能满足复杂社会环境下的医疗卫生实际需求。因此重新设计医学教育发展战略势在必行。

新一代医学教育是以"系统为基础"的教育变革，即以卫生系统人才需求为基础，以连接教育和卫生两大系统的人的培养为中心，将两大系统紧紧地联系在一起，形成"教育—人才—卫生"三位一体的医学教育改革框架。教育与卫生系统之间存在基本的联系，两个系统之间的平衡对于效率、效益以及公平均至关重要，而人就是系统连接的纽带。新一代改革基本目的在于，认识教育与卫生两大系统之间复杂的相互作用，并将人作为两大系统的基础和推动力。系统为基础的教育改革充分体现了"三的思维"理念，以人群为中心，为满足卫生系统需求而改革医学教育，卫生系统需要什么样的人才，教育系统就要培养什么样医学生，同时，教育改革对医疗改革也具有关键的促进作用，形成教育与卫生两大系统结合的新一代改革模式。

（三）临床实践中的"三的思维"运用

1. "三维时空观"是临床决策的基础

生活在三维世界之中，务必要有时间与空间概念。首先时间的一维性，只有过去、现在和未来三个时段，即时间不可逆，一去不复返，"机不可失，时不再来"反映的就是时间的一维性。因此，要掌握时间的方向，就必须增加思维的层次。维度概念揭示时间与空间是不可分割的，物质总是要以空间和时间的形式运动。时空与人类各种实践活动密切相关，我们在时空中生活，并从事实践活动。因此，不论做任何工作都不能不考虑三维时空问题。当今一切从实际出发、个体化医疗等就是运用三维时空观，一切依时间、地点、条件等因素来调整。"三的思维"就是要走在时间的前面，如果每件事都能想到三方面，每个方面都能想出三个步骤，关注三个阶段，在处理病情中让思路前移，才能实现超前管理。

临床的"不确定性"与"时变"因素密切相关，别人的临床经验是对的，你应用时不一定对，对错只是"时"的问题，因为事物发展的过程不会绝对重复，因此要考虑到时间因素以增加思维层次。例如，患者在手术室时血压正常并不等于回到病房也一定正常；使用升压药维持休克患者的血压正常，并不意味着机体内环境已经恢复正常，病情会随时间的推移而不断变化，管理上要遵循"病万变，药亦万变"的辩证原则。合理用"三"是一种精神，不仅培养一种"立体"思维，也是一种"浓缩"思维，中国人办事几乎都是三步把事情解决，很少去讲四五六，或者说三步已经包括了四五六。"三的思维"就是要有能力把临床的复杂因素归纳成三点，简单而富有弹性，抓住了最重要的三条，你就掌握了事物的80%，剩余的可以举一反三，养成一种习惯，形成一种理念。

2. "转二为三"是临床思维的核心

"三"是一种整全的思维形式。当今医学发展是以不懈怠的一分为二为特征，对人体的机械化和碎片化认识，很容易使人们掉入二分法的陷阱，习惯于将一种事物分成两个部分，而从中选定一个正确的、看起来很科学、却存在许多偏激的弊端，需要用"三"的思维加以整合。一分为二只是分析手段，合二而一才是认识目的。三分法就是遵循对立统一规律，运用相对的、变动的、合一的思维看待事物发展。就如《易经》中的"阴阳"是三部分一样，三分法就是把二看成三，把两步解决的问题变成三步解决，在权衡对立双方中找到一个合适点，就是"三"。因为真理并不是在二者之一，而是存在于二者中间，这个"中"就成为一分为三的一种标准，"三"是中华几千年文化积淀，形成既有两极又包含其二者幻化出来的无限种中间成分，使三分法的哲学思维得以流传至今。

由于人类活动范围不断增大，接触到的事物不断增多，思考问题便更加深入，单纯的二分法远远满足不了人们对物质世界的认识，因为事物不只是有相互对立的两面，对立只是两个极端而已，而更多存在的则是在两者之间的"灰色地带"，这种过渡状态显然是二分法不能足以描述的，这种中间阶段就被哲学家称为"三"。诸如当今医生容易简单地接受"凡是科学证明的就是正确的"等宣传教育，不加批评地接受新事物，一味追求"新"而忽视其应用价值，只追求新技术的效益价值，而忽略新技术可能引发的负面结果，种种现象反映出人们的二维定式。"三"的思维就是不要盲从当今的技术，而要运用哲学思维和批判性的眼光去审视事物，以求更高发展，因此，建立三分法思维必将是临床医学发展的一个新趋势。

3. "三维实践观"是临床医学的根本途径

列宁认为，实践观是认识论的首要和基本观点。毛泽东全面系统论述了从实践到认识、再从认识到实践的三个环节两次飞跃的三维实践观，并提出实践是认识的来源，是认识的动力和认识的目的，强调实践是检验认识是否符合客观实际的唯一标准。临床实践是应用医学技术治疗疾病的过程，同时也是认识技术有效性的终极平台，离开实践就无法认识技术的临床价值。临床实践是一种在技术目的支配下的医疗活动，但实践的结果并不一定是以医生主观意志为转移的必然过程。因此，如何应用技术体现了医生的岗位胜任能力。在技术的应用与选择的过程中，通过实践的革新性，可以不断提高技术的有效性，医生这种自主活动也是一种更高层次的实践。实践的选择性是医生根据自身需要，对治疗结果的多种可能性的筛选，医生主体的主动性突出表现在其对技术适宜性的选择中。例如，面对现代层出不穷的新技术、新药物，如何将其有效地转化为临床应用，需要"三维实践"的理念支撑，崇尚科学但不迷信科学，在批判地运用新技术中发展科学，推动现代医学的正向发展。

循证医学体现了"三维实践观"。著名临床流行病学家 David Sackett 首次定义循证医学为"慎重、准确和明智地应用所获得的最佳研究证据来确定患者的治疗措施"。然而经过实践—认识—再实践过程，Sackett 教授重新修正了循证医学的内容，提出最新定义为"慎重、准确和明智运用当前可获取的最佳证据，同时结合医师专业技能和临床经验，并考量患者价值观和意愿，在三者有机结合的基础之上制订出具体的治疗方案"。可见，实践是检验真理的唯一标准，我们从事任何临床医疗都必须遵循三维实践的观念，不论谁说好，只有用了才知道，对于新技术应用实践，好就用，不好就不用，不能一味追求新颖，同时也要防止单纯沉迷于个人经验，避免狭隘经验论。实践不仅受过去所决定，而且也为未来所决定，任何实践都是选择性和非选择性的内在统一。技术与技术的有效应用之间并不是直线关系，其中的混沌地带需要思维的理性来整合。

总之，强化 21 世纪医疗卫生系统的岗位胜任能力，就要做到"心中有数"，才能对复杂社会环境下的临床医疗应对自如，这个数首先应该是"三"，而不是二。在《易经》里的三是"数"而非"数字"，"三"已不仅仅是一个单纯的数字概念，而是被赋予深厚的文化内涵。在实践中将具体的"三"提升到抽象的"三"，才能领悟到哲学思维的广博与深奥。通过剖析"三"的现象，感悟"三"的文化，希望对临床医学教学有所裨益，以求得抛砖引玉之功效。

　　"三"的思维符合混沌理论（chaos theory）的基本内涵，混沌理论不仅是伟大的科学成就，也具有重大的哲学意义。它是一种兼顾质性思考与量化分析的方法，其目的在于探讨确定性系统所表现的看似无序实则有序现象背后的简单规律，它弥补了确定论与随机论两大体系间的沟壑，是对传统的科学的巨大冲击。混沌现象就是事物存在的第三种形式，因此也必须用"三"的思维加以解析。当今临床医学也是一个混沌显得十分重要也很有用的领域，探索医疗系统内在的随机过程形成途径和机制，有目的地产生或强化混沌现象，必将成为医学发展进程中的重要问题。

［原载于《医学与哲学》（B），2015，36（10）］

第四章

以职业道德素养为根本的医学教育

医学是科学和艺术最完美的结合。要让最好的学生成为医学生，要让最好的医学生成为最好的医生。要注重对学生综合素质的培养，加强对医学生人文关怀教育。要办一流的医学院校，开展一流的医学教育，只有这样才能取得更多的成就。对于医学生来讲，"人文心、科学脑、世界观、勤劳手"则是他们必须具备的素质。

——巴德年院士

一、医学人文精神是医学教育改革的灵魂

随着科学技术的迅猛发展，医学也形成了自身的"瓶颈"与现代性危机，突显出公平分享卫生服务方面的失败，医学正面临前所未有的挑战，致使医学教育的新一轮改革势在必行。以系统为基础的医学教育改革，就是要适应现代医学发展的需求，培养具备岗位胜任能力的医学人才。医学教育是一种仁学教育，以人的培养为中心是教育改革的根本方向，人是卫生和教育两个系统共同生产力和其供需关系的决定者。因此，保障医疗卫生系统可持续发展，就必须为医学教育体系设计新的战略和教学方案，面对单纯生物医学的局限性和当今医学人文衰落的困境，医学人文教育也必将成为医学教育的主导目标。

（一）医学人文作为医学教育主导目标的迫切性

1. 医学发展进程对医学教育提出新要求

过去的百余年，Flexner 报告引领医学教育改革方向，科学为中心教育模式拓宽了医学人才培养的知识结构，推进了现代医学事业的迅猛发展。然而，在 21 世纪初始，医疗领域却出现了严峻的危机，突出反映在公平分享卫生资源上的不平衡，新一代的医疗风险、环境危机、行为异常因素正逐渐威胁人类健康。全球范围的卫生系统变得越发复杂，人类一直在努力抗争以适应形势发展，同样也对医学教育系统提出新的要求。遗憾的是，医学的教育仍未有效赶上医疗系统的发展步伐，很多教育理念及课程设置仍然是僵硬和落后，医学毕业生仍明显存在不适应新医学模式发展的缺陷，尤其是医学人文知识与人文精神的贫瘠，使得医学生岗位胜任能力与患者需求不相匹配；协作意识欠佳；狭隘迷恋技术而缺少心理与社会因素结合的整体思维；关注病变而缺乏人文关怀支撑；以疾病为中心而忽视人的本位作用，医学人才培养数量与质量失衡等。因此，当今迫切需要重新设计，发扬 100 年前那样的教育改革精神，推进新一轮的医学教育改革进程。

国际医学教育专家委员会综合教育与卫生系统相互依存关系，并以人的培养为中心，为医学人才教育规划了跨越国境、打破学科界限的发展战略。这一战略转型的核心是以医学人文教育为灵魂，以胜任能力为导向的教学设计，推进跨专

业教育、构建高效合作团队，确保医疗卫生事业发展的人才需求。所有这些目标的实现，离不开医学人文教育的设计与开发，因为医疗卫生事业关注的核心是人。当今医疗卫生系统各领域所进行的是两种人的特殊交流，即需要服务的患者人群和有能力提供服务的医疗人群。而医疗行业的社会认可基础是技术能力、服务能力、职业道德与社会责任心，这也就是医学教育的灵魂，其目的是满足卫生体系的人才需求。新世纪第三代教育改革提示，单纯科学中心模式已不能适应医学教育的发展要求，而需要融入医学人文和医学社会因素，将原有的医学教育形态来一个大型转变，使之适应医学技术和医学教育发展整体目标。

2. 医学模式转变需要医学教育方向转型

随着社会进步，致病因素已发生了改变，导致疾病构成也必然发生变化，慢性疾病已跻身于人类健康和生命主要威胁，根源在于人类生活和行为方式、饮食习惯以及精神状态等方面发生问题。人们意识到引发疾病和危害健康的根源，不仅仅是生物学因素，还有社会、心理、环境等众多因素的融入，单纯生物医学模式似乎进入了"瓶颈"效应。为适应新医学模式的变革，医学教育方针、社会人才需求和医学教育特点也发生巨大变化，医学培养目标务必摆脱单纯生物医学框架，形成医患互动式的服务模式，因此医学教育不能仅限专业知识传授，更应延伸至培养具备医学仁学特征和职业道德的医学人才，只有坚持人道主义的医学教育，才能保证医疗卫生系统可持续发展方向。系统性转型就是构建教育与医疗之间的桥梁，并以医学人文教育作为医学教育的主导方向。

医学复杂性不仅体现在疾病多因性，也包括心理和社会因素的介入，涉及患者身心调控与社会和谐。医学人文精神是医学教育的核心部分，尤其是语言与沟通能力必将是重要的人文工具之一。新医学模式下的信息交流，也是心理互动过程，尤其是面对心理因素主导的慢性疾病，心理社会因素的干预比药物、手术等方法更为重要。由于科学为基础模式的根深蒂固，以人文医学为主导的教育整合就是一种新的挑战。在当今医疗环境下，培养良好的医学人文素养，可以大大缩小医患间的距离，从而增强临床治疗效果。当今医疗活动中的人文精神已远远超出以往的水平，医疗不仅要解决生物学问题，更要重视心理社会因素的协调。尤其是在当今法制框架下的医疗活动，面对法律与伦理之间的某些冲突，要有效掌握人文工具的软件管理，更需要重视医学人文精神与能力的培养，"以患者为中心、团队为基础"将是医学教育的复兴之道。

3. 医学人性偏移需要医学人文教育整合

技术主体化倾向让医学教育难以走出单纯科学为基础的教育视野，面对医学的现代性危机，医学人文教育整合势在必行。在技术主体视野中，科学创造性得到空前发挥，同时也驱使医学教育更加陷入对技术的极端追求，而对新医学模式下的医学教育转型理念全然淡漠。当今卫生系统技术主体化趋势，医院好像由各种新技术和设备组装的庞大医疗机器，医生就像一个螺丝钉，对患者的医疗责任模糊化，医生也开始逐渐离开了病房，而与技术和设备打交道。对技术极端崇拜也必然导致对人体无限制技术干预，医学也由此掉进生命有限和技术无限的矛盾之中。在如此高科技、大规模改建过程中，单个医生的作用变得非常渺小，技术引发的不良后果其因果责任也就变得格外模糊，形成了现代技术活动中技术主体化困境。医学对人体的碎片化研究，势必引发整体医学的消融，同时也把单纯生物医学推向了极端，致使医学的人文日趋衰败。然而，医学教育中的单纯科学为基础模式，也在助推着这种逐渐走向畸形和片面的医学发展，这不仅削弱了培养合格医学人才的能力，也间接地危及着医疗卫生服务的可及性与公平性。

当今医疗服务已成为社会资本的构成，医院运营目标也发生了根本转变，利润成为医疗的终极追求。与以往最大的不同在于医院已经进入了资本运行，一个明显的现象就是：以减少疾病为目的的医疗，现在却祈望患者的人满为快。这种资本化让已经日益淡漠的医学人文雪上加霜。当今的医疗已变成了商品交换，医学的人性偏移迫使新一轮以人文教育为主导的医学教育整合迫在眉睫。医学发展无疑是需要资本运作，但由于资本追逐利润本性，也必然导致医疗的无限度扩张，使现代医学陷入困境与危机。例如，过度医疗的常态化与普遍化现象，必然引发医疗费用的迅猛增涨，严重影响着医疗卫生事业的公平性和可及性。解决这些问题的根本是加强医学教育改革进程，将医学人文教育理念融入医学教育改革的顶层设计中，推进医学教育的人性化复兴。

（二）贯穿医学教育全程的医学人文整合路径探索

1. 基础医学教育体现医学教育的仁学特征

医学人文教育的起点始于新生入学之时。刚刚迈入大学校园的学生，心中充满着激情和渴望，带着求知向上、学医做医、救死扶伤的崇高理想。然而，医学生这种纯洁、炽热、稚嫩的医学志向与当今复杂社会因素下的诸多负面医疗行为形成鲜明的反差。因此，热心呵护和正确引导学生的医学仁学方向，是高等医学教育的职责所在。首先，医学人文"预处理"途径是必要的，即通过校园文化氛围、医学生的理想前途教育以及各种形式的优秀传统文化的影响等方式，让医学生懂得为什么要学医，怎样去学医，在学生的头脑中打下医学仁学烙印，并贯穿于整个教育过程之中。学生对医学的追求是今后学习的动力，学校不仅要设置必要的人文课程，还要定期进行医学人文相关的专家讲学，同时在基础课程的每一个环节都要贯穿人文精神，让学生在学医的初始阶段，就牢固树立医学的仁学理念，为后期的临床医学奠定坚实的人文基础。高等医学教育不等同于单纯的高等教育，"德本才末"是医学人才培养的核心标准，只有做到厚德修身，才能实现精术济世的教育宗旨。医学教育培养的是具有仁爱之心的优秀医学人才，而不是单纯的"医疗机器"。

自古以来，医学一直被视为最具人文精神的一门学科，医学被称为"仁术"，医者被誉为"仁爱之士"。在基础实验教学中，要培养学生对生命的敬畏和对人性的追求。美国学者卡塞尔说，医学课程中先进的科学训练是现代教育最显著特征，但在传授医学知识的同时，就必须会使人类身体遭受非人性化的过程，这也是以科学为基础的课程发展必然的结果。例如，医学基础教学中的人体解剖室、动物实验室等，是传授医学知识不可规避的核心环节，在人们眼中它既是神圣又是充满恐惧的境地，是医学人性与非人性的结合部位，为了获取医学基本技术，必然要掺入非人性化的手段。然而，当学生抱着解剖室的骷髅记着一个个孔洞，在散发福尔马林气味的尸体标本上辨认一条条血管、神经时，应激起学生对生命敬畏感，因为这些躺下的"无语体师"也在默默地为医学做着贡献。同样，在生理、药理学等教学中也要贯穿人文精神，它可让学生感受到掌握医学知识的不容易，从而增加对医学救死扶伤的责任感。在基础医学教育中，爱护学生追逐医学的理想和正确引导学生建立医学仁学理念，是医学人文教学重要任务。

2. 形成性教育强化医学人文三个层面整合

形成性教学就是学生在校学习期间，培养学生将已学的知识有效运用的能力，从而形成和提升职业素养和岗位胜任能力。进入临床医学课程阶段，医学人文教育的核心内容就是推进人性化医疗理念的构建，其内容包含三个主要层面：

第一层面是医学的法律层面教育，这是医学人文最基本底线，也是非常关键的层面，医学人文课程务必要设置依法行医和在行医中守法的教育。然而，单纯守法的医学教育，或只从事不触犯法律的医疗，很明显是远不够的。事实上，所有的医生都在进行远大于法律规范以外的医疗，从医学法律角度来看，凡可抢救可不抢救的患者一律不能抢救，凡是可查可不查的项目一律都要查，这也许正是运用法律来保护医生自己，但这种医生一定不能被患者所认可，对那些身陷危重状态，但仍有一线希望通过抢救而存活的患者来讲，岂不是一场人为灾难吗？单纯强调依法行医，有可能无意识地偏离了医学仁学宗旨，导致临床医疗中的医患冲突。第二层面则是医学的伦理层面教育，这是人文系统中具有连接作用的层面。教育学生严格遵守医学伦理和社会共识的道德准则，其中包括尊重患者自主选择权，坚持以防止或减少对患者的伤害为宗旨，一切医疗活动要以有利于患者为前提，应用各种新的技术，务必遵守医学伦理规范要求。然而伦理层面的人文好像只是一种守卫型人文，还没有真正表达出医学人文对健康和生命的主动型关爱，医学教育仍有许多有利于患者的内容可讲授，医学的仁爱与仁学特征更能反映医学人文的最高层面，即第三层面——人性化层面，此乃医学人文教育的顶层设计，也是对人性化医疗教育的更高要求。它是医学人文从表层向深层次的转化，是医学人文从外在被动型向内在主动型方向的转化。医学人文教育是一个复杂的系统工程，需要长期而持之以恒的努力，人文教学课程要合理设计三个连续发展的层面，将顺各层面间的连带关系，推进各层面之间的有机契合，不仅能提升患者对医学的信赖，并将大大促进医疗卫生系统的绩效发展。

3. 临床实践是医学人文教育转化的终极平台

医学教育的每个环节中均存在人文精神，临床实习阶段更是人文知识转化的最集中场所，是学生专业知识强化和社会角色转变的关键阶段。临床医疗又是一个多层面复杂因素的交汇过程，解除痛苦和恢复健康是广大患者的最终期望。临床实践阶段就是强化医学人文与医学临床的结合，重点在于诊疗实践中的人性化理念培养。课堂学习的各种人文知识和技能，仅是人文教育的起点，医学生不仅在于知道什么，最重要是在于懂得如何做，人文知识与技能、环境与氛围只是一种工具而不是目的，如果将人文精神各种工具视为人文教学最终目的，必然会降低医学人文教学效果。因此，临床实践应适当集中人文教学内容和突出重点，重视实习期间的人文课程与讲座安排，将医学人文抽象技能形象化、具体化和可操作化。将目标锁定于践履医学人文精神，因为临床实践教学是人文精神转化的终极平台。在医学生的知识培养体系中，重塑人性化概念和教授怎样将知识有效应用于临床的方法，是医学教育不可回避的两项任务。

以系统为基础教育转型，就是要将医学教育回归临床，实现教育各层面的临床转化。临床实习阶段，很多医学生感受到心理因素对患者的影响，但如何调整患者心理状态却陷入诸多困境。如疼痛是组织损伤引发的不愉快感觉和情感经历，疼痛来源于患者主观感受，旁人不可以根据自身感受或经验，对个体患者疼痛程度做出很准确判断，而且患者紧张与不信任等心理状态，可使疼痛反应扩大。临床实践环节最突出的课程整合是医学人文的融入，培养学生以患者利益为首位，重视整体人的医疗教育，为患者提供心理支持，减轻躯体痛苦。医学人文走进临床是单一人文教师难以实现的，需要临床医生的协同配合，这是当今医学人文教学转化关键环节，既要设置合理的课程体系，又需要有效的人文环境熏陶，并逐步探索人文技能与实际人文水平考核的指标体系，使医学人文精神真正成为现代医学教育的核心部分。

总之，医学人文主导下的医学教育是新一代教育转型的方向，也是医学仁学特征的体现。人文教育不仅限于课堂中人文知识、医学法律、医学伦理等必修内容，广义的人文教育应包括优秀文化传承、校园人文环境、和谐氛围建设、为人师表的教风、尊师重教的学风，以及临床医生的职业态度、医疗行为等，医学人文贯穿医学教育与医学实践的全过程，除合理设置人文课程和有计划的人文实践外，人文教育质量的关键在于教育观念的整体转变，让人文意识深入教育系统各个层面，需要医学教育机构全方位的设计与运行，实行基础学院与临床学院联合、人文教师与临床医生结合，让最好的学生成为医学生，让最好的医学生成为最好的医生，推进医学教育的方向性转型。

[原载于《医学与哲学》(A)，2015，36 (04)]

二、人性化医疗实践中的非显性误区辨析

人们在享受医疗高新技术提供服务的同时，却对医学存在的非人性化趋势提出越来越多的质疑。现代医学试图以技术手段去消解医学的非技术维度，人们沉

浸于科学技术所创造的速度和效率奇迹中，在科学技术绝对化的洪流冲刷下，医学的人文精神已失去以往的光彩，非人性化的诊疗手段已成为临床医学发展的特征。除诸多显而易见的非人性化因素外，忽视医学技术本身的非人性化因素是当下医学人文衰退的一个重要原因。本文揭示医疗过程中许多容易被忽略的非显性人性化误区，包括认识上的错误和思维中的断裂，深藏于人们内心而不愿意被撕开。在医学人文极度衰落的今天，是医学应该自我解剖的时候了，认识医学本身的不足是实现医学人性化的内在起点和动力，以此构建一个温馨和谐的人文环境，加速人性化医疗的回归。

（一） 解剖临床实践中人性化医疗的非显性误区

1. 缺乏对临床医疗手段的非人性化特征的共识

美国学者卡塞尔认为，医学课程中一流科学训练是现代医学教育的显著特征，但向学生讲授科学知识的同时，就必须使人类身体非人性化，这是科学导向的课程发展的必然结果。例如，医学院的人体解剖室是传授医学知识必不可少的，在人们眼里既是神圣又是充满恐惧的地方，是人性与非人性的结合，为了掌握医学技术必然要掺入非人性化手段。临床医疗过程也同样需要各种诊疗手段，如外科手术治疗、活检取病理、心脏切开瓣膜置换、颅骨切开去除肿瘤、体外循环心脏停搏、全身麻醉停止呼吸，甚至将别人或动物器官移植到患者身上、内科试验性治疗、各种内镜检查、电击疗法、替代疗法等诸多的手段。这些均是救死扶伤、挽救生命的人性化医疗，但这些技术手段在治病的同时也使人的肉体和精神受到严重伤害。人性化医疗中的这种非人性化手段是很多医务人员极易忽视的部分，他们认为医疗技术是为了治疗疾病，出现一些损伤也是应该的，没什么大不了的。医疗过程中的非人性化手段是人性化医疗的组成部分，所以他们对患者的医疗伤害显得麻木不仁。例如，手术后疼痛、胃肠镜检查的难受、全胃切除患者的反流痛苦、瓣膜置换术后生活不能自理等，医生都习以为常。因为有了医学这个桂冠，所以这些手段也被列入人性化医疗的行列，人们并没有从内心认识到这些治病的手段本身具有的非人性化特征。

2. 认为采用先进的医疗技术就是人性化的医疗

临床医生常常认为，给患者应用最先进技术就是对患者最人性化的医疗。为了消除局部疾患，出现某些伤害也是值得的，甚至患者丧失生活能力，还会认为新技术是成功的，只是患者条件较差而已。更有甚者会为了显示技术较高而进行过度医疗，无限扩大技术的适应证，证明别人不能做的我能做到，这种只关注局部器官而忽视器官赖以生存的人体，是医学人文回归的致命误区。据美国相关报道，当今30%~40%的手术是不应该做的，在上万种的治疗药物中，确具疗效的仅为10%，而可用可不用的占30%，完全无效的则占60%。英国有类似研究表明，确实有效的药物仅占15%。盲目依赖诊断仪器的数据而不进行全面问诊和体格检查，也导致临床误诊率大幅上升。由于高新技术给医疗带来巨大的声誉与权威，医生们的兴奋点则由患者转向对高新技术的探索，转向自然科学基金以及各种奖项和荣誉，患者生命安危在医生的心目中悄悄地淡漠了。医学的目的是为消除患者的痛苦而去寻求技术，技术是作为医学手段而服务于治病救人之根本目的，相反，单纯为了提升技术而去治疗患者则是一种非人性化行径，这种医疗目的与医疗手段的换位是当下医学人性逐渐消融的重要根源。医学非人性化的扩张，导致人体的生态环境遭受严重地破坏，人兽混合的胚胎、克隆的自我、人造的生命等医学新成果不断涌现，恐惧伴随着希望笼罩着人们憔悴的内心，这种将人当作一种工具的医学科学，在无意识地将医学自身推向善与恶的边缘。

3. 认为技术提高都是从失败的医疗中锻炼出来的

医疗技术是岗位胜任的基本能力，而从初级到高级医师的转身需要经历艰苦的历程。然而，在技术高速发展和竞争激烈的今天，迅速跻身于先进技术的行列，是每位医生尤其是年轻医生的迫切愿望。因此，很多医生认为技术提升过程中的非人性化手段是正常现象，年轻医生就是要通过独立的临床实践才能成长为技术专家，由此造成的患者伤害或不良反应也是经验积累的过程，甚至有脱离上级医生独自处理临床问题的情形，这种先斩后奏的行为常常会带给患者无辜的损害。例如，微创技术是迅速发展起来的一项现代治疗手段，大大减少了对患者的损害，但同时也增加了相关风险，如气体栓塞、高碳酸血症、皮下气肿、循环紊乱；电切中的水中毒、肾镜技术的逆行感染、心脏支架术中的心脏穿孔、胃肠镜检查的消化道穿孔等。正因为诸多医疗技术具有特殊的风险，有些年轻医生则认为必须要多在患者身上练习才能提高，一旦有时机就会不顾一切地超范围执业，甚至对已失去手术意义的广泛转移的恶性肿瘤，有些医生也要进行手术。既熟练技术又可显示自己的能力，这种以牺牲患者安全和利益的技术提升无疑是有悖于医学宗旨。安全是临床工作永恒的主题，犯一个错误对医生来说只是众多患者中的一个，但对于患者本身则是全部！

4. 认为医学人文教育就是为了防止医疗纠纷

面对医疗技术不断提升，而医疗事件不断增加；诊疗项目越来越全，而患者的满意度越来越低的趋势，很多医生甚至医疗机构认为，大力深化医学人文教育，主要目的是减少和防止医疗纠纷，不仅提升医院的信誉和荣誉，又能增加医疗的经济效益，因此，重视临床医疗中的人文手段教育，从语言沟通技巧，到标准化礼仪表情；从方便就医环节，到医院环境建设，中心目标是让患者"满意"，防止医疗纠纷，尤其关注告知义务，对可能出现的每一个风险环节均做出详细告知，反复告知，甚至不可避免的高医疗费用的告知，希望通过这些"人性化"的技术处理，达到患者的信任和赞誉。然而，现实并非如人所愿，患者在享受高档医疗设施带来的高科技医疗救治的同时，并没有从内心感到轻松和满足，经常可以见到大型医院的就医已是人满为患，而看完病后还是有很多患者抱怨医疗"太黑"。可见，患者首先承认医疗技术的先进性，服务项目的全面性，但内心总有一种说不清的"结症"。临床医疗中到底还缺少什么呢？据医学与哲学杂志社的一项调查显示，临床医师医学人文认知整体情况较好，说明多数医生已经具有医学人文意识，但是医生群体对当前医学人文水平的肯定态度与实际临床医疗中医学人文的大幅度滑坡的现实形成巨大反差，究其原因应归结于对医学人文关怀的认知存在误区。

5. 认为临床治疗的目的就是要解除机体的病变

很多医生认为，患者的痛苦就是因为疾病或疼痛，因此不遗余力地寻找新的治疗手段，应用各种可用的药物，希望能彻底治愈疾病或解除疼痛。例如，手术后患者出现疼痛，给予镇痛药治疗，但患者还是很痛苦，医生会疑惑已经镇痛了，怎么还会痛呢；癌症化疗患者已经极度衰竭了，医生还会说"还没有达到国际标准治疗剂量，需要继续使用化疗药，否则癌细胞不能彻底杀灭"；乳腺发现小结节，医生可能建议手术切除乳腺，以防结节恶变而危及生命，还有认为恶性肿瘤不仅要切除疾病器官，还要切除其他相关组织和器官以防转移，在治病的同时也可能毫不留情地破坏器官功能，直接引发各种生理障碍和精神问题。这些

"不可避免"的过度手术也是当下过度医疗的一个侧面。然而，很多医生却认为"这是科学证明的"，相信实验科学代表着正确、严谨、精确和统一，只有彻底消除病变，才是最人性化的医疗行为。在内科系统，"炎症消除了还要继续治疗几天，以防止复发"也是临床治疗中一个不成文的标准，当前滥用抗生素的现象已覆盖全球，而我国更是严重，这些误区在于不清楚患者痛苦的根源及医学的目的，对现代生物—心理—社会医学模式缺乏理解和实践。

（二）辨析人性化医疗误区，推进人性化医疗进程

1. 以医学人文关怀弥补医学的非人性化手段

现代医学的非人性化手段虽然带来了技术的迅猛发展，使医生的创造性得到了空前地发挥，但伴随技术主体化的负面后果则是严重的，甚至将是难以逆转的。但是，医学的发展又不能离开这些新技术，人性化医疗中的非人性化手段是与现代医学共存的，正如美国人所称为"必要的罪恶"。因此，我们首先需要对医疗手段的非人性化特征求得共识，同时在这种不可回避的非人性化手段中融入人性化关怀，以弥补医学诊疗过程中的缺陷和不足。例如，规范临床诊疗行为，从常规体检到有创诊疗；从静脉穿刺到手术开刀，要在每个诊疗环节上充分体现医学的人文关怀，给患者以心灵上抚慰，促进早日康复。在医生的知识体系中重塑人性化概念，传承如何将科学技术应用于患者个体的方法，是当今医学人文教育的两项重要任务。

美国著名医学和人文学者 W. Osler 指出，"医生需要经常地提醒自己，在看患者的时候要坐下来，哪怕只有 30 秒钟，患者会因此举而放轻松，更容易沟通与交流，至少也会感受到医生愿意把时间花在他们身上，这是一位医生最基本的哲学"。这些人文关怀不是多余的，而是疾病治疗的重要组成部分。医学技术本身是一把既能造福人类，也会带给人类灾难的双刃剑。因此，保持技术和人文之间的这种相对张力，将有益于医学技术与人类文化间的和谐发展。当前，有些医生也认识到人文关怀对很多患者具有治疗性作用，但是他们绝对不会想到这也是一种科学的事情，也没有试图把语言作为一种治疗手段。现代研究显示，语言具有治疗价值，尤其是在诊断治疗中，与患者的交谈应该引起临床医生们的足够重视。掌握语言这种治疗工具，从而规避不良语言的副性作用，甚至是毒性作用。

2. 用批判性眼光审视新技术推进人性化回归

批判性思维是"为决定相信什么或者做什么而进行的合理的、反省的思维"，在技术主体化发展的今天，人们很容易相信"凡是科学证明的就是正确的"等宣教。这种轻视学科自身反思与批评是使现代医学陷入困境的根本原因。科学是存在一定时空中有一定约束条件的可知的认识，科学不是永恒的真理，而是不断探索实践，阶段性地趋于逼近真理。如何运用医学新技术需要内在的思维沉淀，理论只是辅助和支持我们的医疗实践，与实际情况相一致就用，不一致就不要用，而不是一味地接受，有时选择"错误"也是一种科学。例如，腔镜技术因其"微创"特征而风靡，但并非适应所有的手术，也并非所有的医生都可以实施。在科学与人性的冲突面前，我们别无选择，只能将这个赌注放在道德良知上，寄医学的希望于技术的道德化。

如何看待新技术是临床医生人性化医疗的体现，新技术是旧技术的进步和发展，是技术的更新而非替代，新技术并非具有千篇一律的适应证，而是应该实行个体化选择。世界卫生组织曾提出，优秀的临床医生不仅仅是医疗保健的提供者，要成为保健方案的决策者，要能够为患者选择经费效益好的措施。面对当今临床医学中的过度用药、过度医疗的局面，除医学人文因素外，技术主体化倾向是其重要根源。美国麻醉学杂志主编 Paul White 曾讲过："你会发现，现在教给你的、专家讲授的，在未来至少有一半是错的。"因此，要合理应用医疗新技术，审慎选择治疗手段，确保临床医疗发展的人性化方向。诚如一句名言：好的外科医生应该知道如何不做手术，好的内科医生应该懂得如何不用治疗。

3. 开发高仿真模拟医疗技术提升岗位胜任能力

面对技术如何才能避开非人化手段而得到提升的问题，我们还是应该从技术本身寻找突破口，现代科学发展的无所不能，使不经过临床实践的医疗技术能够得以实现。高仿真模拟医疗技术训练是一项提升临床诊疗能力的人性化手段，通过模拟真实医疗过程，迅速和高质量地提升医生的临床技能，为临床实际操作奠定坚实的技术基础。例如，心肺复苏、胃肠镜检查、支气管镜检、腹腔镜手术、各种有创穿刺技术以及过敏性休克、冠心病心绞痛、呼吸衰竭等临床救治过程。生理驱动性高仿真模拟技术诞生于 1996 年，是美国宇航员技术模拟训练向民用领域的转型，并经过多年研究与发展，目前已广泛应用于医护人员培训中，并取得显著效果，包括医学生、实习医生、执业医师以及生理和药理学等领域的工作人员。高仿真模拟训练不仅仅可以复制临床技术，还可以延伸到临床思维与决策能力的培训过程，不能不说这是一项使医疗走向人性化道路的伟大成就。

医生的非技术性技能是岗位胜任能力的主要组成部分，包括人际交往能力、认知能力、决策能力等。这些技能并不是医学的新技术，优秀的临床医生都应具备。临床医疗具有不可预知性和不可确定性，科学的临床决策是每位医生不可回避的现实。目前，临床实习医生在此方面训练甚少，很少有人关注"缺乏经验的医学生是如何成长为一名经验丰富的医学专家"这类话题。以前这些技能没有通过正规的教育形式来进行培训，在很多情况下，医生的非技术性技能缺乏已经成为制约医疗质量的瓶颈。然而，随着临床医学发展，已经开始通过培训和模拟训练来培养这些能力，不仅可以提高教学质量，还可以培养敏锐的观察与判断能力、当机立断的应急能力、高度合作的团队精神。关注这些非技术性技能培训，将是医学走向人性化发展之路的重要环节。

4. 领悟医学人文的层次，履践人性化医疗的目标

掌握人文知识与技能、营造人文环境氛围只是一种工具而非根本目的，一旦将实现人文精神的各类工具性措施当成医学人文的最终目标，将会极大降低并损害医学人文教育的效果，这种误区只是将非人性化的手段盖上一层人性化的面纱，必将医学的人性化转型引入另一个歧途。医学人文的根本目标是实现人性化医疗。而实现这一目标需要多层次的结合，包括法律、伦理与人性化层面。医学具有明显的仁学特征，首先医务人员需要遵守医学和社会共识的伦理道德规范，具有良好的医德医风，以患者为中心，为患者的健康服务。同时还要在行医中守法，用法律约束医疗行为，以保障医疗的公平性。只有二者有机结合才能逐步实现医学人性化的远大目标，从被动履行法律与伦理规范逐步走向主动、自觉、自愿践行人性化医疗，形成一种发自内心深处的人文精神。从而不再需要外部教育，因此，"教是为了不教"也是医学人文教育的最高理念。人性化的医疗不仅提升患者对医学的信赖，也是医生和医院神圣形象的塑造。

5. 认清患者痛苦的本质，秉承医学的根本目的

卡塞尔医师曾提出"痛不一定引起痛苦，而痛苦也并非要有痛"的理念，患者就医的主要因素是疾病危害到患者的心理，如果只关注身体病痛，而忽视心理

遭受的威胁，患者的痛苦就是没有真正得到解决。因此，单纯用不同病因引发疾病的机制来解释疾病是远远不够的，要懂得为何疾病影响患者的心理，负性的心理为何也会导致机体的痛苦。在临床医疗中，对一个具体的疾病，医生应研究什么是对患者最有利的治疗，临床医学本身有时并不像教科书上所写的那样黑白分明，除疾病本身以外的诸多方面都是极为重要的因素。只有透过对这些因素的了解，才能真正找到减少患者痛苦的方法。例如，安慰剂的治疗作用，表明医生对治疗的态度和想法均深刻影响着患者的治疗效果，因此，治疗患者应考虑到患者本身的各种因素，而不仅仅是诊断结果或书本所提供的最佳的方案。

虽然临床医学进展迅速，但仍有很多病痛未能得到诊断和有效治疗，如慢性疼痛、神经病理性疼痛、癌痛等。然而，医疗却有别于医学，临床医疗可以解决医学所不能，不论疾病有多严重，医生总是能够帮助患者的，因为"医生本身就是一种治疗"。医学上的不治之症，在医疗上可以实现无痛苦。例如，肿瘤科病房常见的一句"痛并快乐着"的格言，就是医学目标的一种具体体现。临床医疗不仅是治病，还要治心、治患者，这不仅是实践生物—心理—社会医学模式的要求，也是医学人文所要掌握的一个重要环节。人类与疾病并非永远是对立的，外来的细菌可以引起病变，自身细胞变化也可以产生癌变，但更重要的是很多疾病来源于自身长期的生活习性所导致，大部分的慢性病并非仅药物就可以治疗，而是需要让患者了解自己所患的疾病与治疗。"治是为了不治"也是临床医疗的最高层次，医学手段不仅要从有创转向微创，而且还要向无创的方向发展，预防代替治疗也必将成为未来医学的最终目标。

总之，为推进临床医疗可持续发展，务必认识到医疗技术的双刃剑特性，调整医疗技术与人文精神之间的张力关系，并以人文精神保证技术运用的正当性是至关重要的。医学科学是指导什么是正确有效的治疗，而医学人文则是指导什么是最好的治疗。21 世纪的医学科学已经不只是一门复杂的技术体系，同时它也是一个广阔的社会服务体系，人文与科学的融合不仅意味着对患者的个体关照，而且蕴含着对社会群体的关怀，保证医学技术应用以造福于全人类的永恒宗旨。因此，医疗的人性化或人性化的医疗乃是 21 世纪临床医学发展的主旋律，相信科学能够使医疗技术登峰造极，也一定能推动临床医学领域中非人性化治疗手段的人性化转型。

［原载于《医学与哲学》（B），2014，35（03）］

三、临床实践教学是医学人文转化的终极平台

医学教育转型的实质是医学课程整合，其中人文课程的嵌入是各项课程整合的核心环节。在科学迅猛发展的今天，以人为本的理念已经引起全球的高度重视，医学人文也为医学教育界所共识，并且收到初步成效。但按医学教育国际化标准要求仍显差距甚远，主要表现在人文教育目标不够明确、教学内容太零散、教学效果不明显等缺陷，尤其是人文课程未能真正地融入临床实践教学更为突出。因此，在新一代系统化医学教育转型过程中，如何让医学人文教学走进临床，并实现医学人文的终极临床转化是一项最迫切任务。

（一）医学人文教育的内涵与终极目标

医学培养目标就是把学生塑造成什么样的人的一种预期和规定。从医学教育发展过程来看，医学教育的各方面均起源于临床医学，医学院校是从临床医疗实践中衍生出来的，而当今医学教育却有脱离临床的趋势。教育务必要回归临床，并在临床中实现转化。只有从源头上培养人道医学人才，才能保证医学发展的正确和可持续方向，只有坚持医学教育始终是为临床医疗服务的宗旨，才能从根本上实现医学人文教育的系统性转型。可见，临床实践乃是医学人文教育转化的终极平台。

1. 医学人文教育中的相关层面整合

医学人文课题的核心内容就是推进人性化医疗的构建，正如前文所述，要教育医学生正确处理医学人文的三个层面关系。既要坚守医学最基本的法律规范，也要重视医学理论层面的教育，从而让现代医学真正成为人类健康的福祉。人性化的医疗是一个复杂的集成系统，涉及多层面的对立统一，它不仅能提升人们对医学的信赖，同时也是医疗卫生系统神圣形象的塑造。由于人类疾病谱的变化，社会环境、心理与行为因素而引发的疾病明显地增加，人类对健康的定义也在发生巨大的改变，这就对医疗人才整体素质，尤其是人文素质提出新的要求。巴德年院士指出，医学是科学和艺术最完美结合。让最好的学生成为医学生，让最好的医学生成为最好的医生，要注重对学生综合素质和人文关怀教育。医学是运用

技术解决人的问题，因此，医学教育必须包括技术和人文要素，临床实践就是从医学实际出发，将医学人文回归于实践，注重医学生临床服务能力培养，推进医学的人性化发展进程。

2. 医学人文教育的课题内容改革

人文精神的传承是医学教育的灵魂。当今临床实践最为突出和急迫的课程是医学人性化教育，培养学生始终把患者的利益摆在首位，任何人的利益和诉求都不能损害患者的利益；要重视整体化医疗教育，关心患者的疾病，更要关心患病的患者，实践教学中尽力减少对机体的损伤和副作用，更不能随意滥用高新技术，学生所有医疗行为都必须在上级医生的指导下进行；特别重视对患者的关照，努力为患者提供心理支持，减轻患者的痛和痛苦；掌握交流与沟通技能，倾听患者诉求，尊重患者的自主权。临床实践教育中，需要提升人文精神的地方随处可见。例如，手术治疗、拆线换药、有创检查、打针吃药、采血化验等一系列医疗活动，对于患者来说都具有一定的恐惧和担忧心理，而主动消除患者的疑虑是人性化医疗的基本要求，良好的心理医疗可以让患者感受到关爱和尊严，无疑将极大地推动医疗技术的进步和医学事业的发展。

3. 医学人文的终极目标是推进人性化医疗的转化

人文精神存在于医学教育的每个环节中。临床实践更是医学人文转化最集中的场所，是学生专业意识强化和社会角色转变的关键时期。医疗服务又是一个复杂多层面的过程，其根本目的是解除患者痛苦和恢复健康，这也正是广大患者的最终期望。临床教学过程就是强化医学人文与临床实践的结合，其目标在于临床诊疗中实现人性化。学生在课堂掌握的各种人文知识和技能，仅是人文教育的起始点，医学人文教育不仅在于知道是什么，更重要是在于懂得做什么，人文知识、技能、环境和氛围只是工具而非目的。如果把实现人文精神的各种工具当成人文教学的最终目的，必将损害医学人文的教学效果，因此，医学人文教学应适当集中内容和突出重点，重视医学生实习期间的人文课程安排，并将目标锁定在践履医学人文精神。

人文医学就是要从各个维度对医学和人进行解读，承受关爱人类、关爱生命、救人于危难之时的崇高义务。人的整个生命是由身和心两个部分构成，临床医学必须从两个不同的维度，运用两种不同的策略来解决人的共同问题。虽然很多学生也深感心理因素对患者的影响，但在工作中如何去了解心理对患者的影响，如何去调整患者的心理状态却遇到诸多难以应对的困难。例如，疼痛是实际或潜在的组织损伤引发的一种不愉快的感觉和情感经历，疼痛源于患者的主观感受，他人是不可能依据自身的感受或临床经验，对具体患者的疼痛程度做出很准确的判断，相同强度的刺激对不同的患者可以产生不同程度的疼痛感觉，而且患者的恐惧与怀疑等心理状态可以使患者的疼痛反应扩大。因此，临床教学要强化生理与心理因素的结合，以及生物医学与人文医学紧密连接，推进人性化医疗目标进程。

（二）临床实践教学是医学生人文素质培养的终极平台

1. 临床医生是医学人文教学的终极指导者

医学人文教育要力争临床医生参与，从而改进和完善学生实习期间的人文教学。医学人文走进临床实践是人文教师难以实现的过程，必须求得临床医生的参与和支撑，这是当前医学人文教学转化的关键环节。临床医生具有"双师型"教学特性，其参与人文教学的优势在于，有能力选择相关的、关注度高的人文教学实例，可以在查房和其他教学过程中，结合具体病例进行人文解析，培养学生将人文理念和临床实际相结合，实现医学人文的临床直接转化；让医学生在学习中感受到医学人文的医疗魅力，使学生在实践中迈出人文医学转化的第一步。医学人文教育的目标是提升学生对生命的尊重与关爱，一方面在于设置合理的课程体系，另一方面更需要有效的人文环境熏陶。因此，必须重视医学生实习阶段的人文教学质量，使临床医师成为推进医学人文与医学临床相结合的主力军。

当前医学人文已经引起医学教育界的广泛关注，许多医生对医疗中的人文关怀具有亲身体会和丰富经验，参与临床实习生的人文教学一定会事半功倍。希波克拉底曾说：世界上有两种东西可以治病，一种是药物，另一种是语言。在临床诊疗过程中，要重点培养学生的语言沟通能力，让学生学会"说话"，有时一句话可以化解一个纠纷，一个微笑可以消除患者的疑虑，一种形象可以给患者安全感。许多国家已经开始通过培训和模拟训练来培养这方面的能力。例如，美国的高等医学教育标准中，60个指标里仅有约1/3是医学基础和临床的概念，而近2/3是医学伦理、医学道德、人际交流、卫生保健、管理与成本、效率与效益这样医学相关概念。哈佛医学院医学人文课程占总课时数 1/3 左右，而我国现行人文课程仅占 2%。在现代医学教育转型发展的今天，临床医生讲授的不仅仅是医疗，更重要的是将医学精神传承下去。在人文教育的不断探索中，要逐渐形成对实习学生的人文技能和实际人文水平的考核指标体系，使医学人文精神真正成为现代医学教育的核心部分。

2. 人文教师是医学人文教学的科学决策者

人文回归临床有赖于临床医生与人文教师二合为一的配合。打铁还需自身硬，要实现人文精神的终极目标，首先要有人文精神优秀的临床医生。学生的人文精神与医生的医疗行为密切相关，然而，面临当今临床医生本身的人文素质还存有严重缺陷，有必要在人文教师与临床医师之间的建立协作，增进彼此的信任和友谊，将优秀的人文理念渗入医生的知识结构之中，从而为医学生的人文教育奠定坚实基础。正如英国学者斯诺提出"现代人文与科学的割裂状态，很大程度是和人文学者与科学家之间互不往来有关，克服此种状态的最佳方法就是促进人文学者和科学家的不断接触，建立彼此之间的信任与友谊"。

人文教师如果脱离临床，会使其人文课程显得空洞；临床医生倘若缺乏人文知识，将使其临床实践中的人文教学略显无力。因此，要鼓励人文教师适当参加临床查房、医患纠纷的讨论及复杂病例的会诊，以此提升对临床医疗的了解和认识，从而改进和丰富自身的人文教学。临床医生要向人文教师学习和请教，强化人文教学的系统性。临床各个专业均有各自的特殊性，如外科手术的恐惧、内科诊断的疑问、儿科父母的担忧、产科患者的期待、癌症患者的疼痛等。人文关怀的关键是掌握患者的内心，满足患者的需求，人文教师应配合临床教学需要，适当增加有关不同专业的伦理、法律、社会等人文问题的内容，可以定期举办临床诊疗相关的医学人文专题讲座，如在病史采集过程中的人文语言与形象，临床告知义务中的人文艺术与技巧，危重患者的人文关怀与支持等。

3. 护理教师是医学人文教学的得力助手和同盟军

医学发展的历史始终伴随护理学的推助。早期的中医药学与护理学密不可分，"三分治，七分养"是我国古代对医学与护理学的关系所做出的高度概括。用爱心、耐心、细心和责任心去对待每一位患者，是南丁格尔倡导的崇高人道主义精神，在医疗中的精心护理，曾使战争中伤病员的死亡率从 50% 降到 2.2%。

随着现代生物—心理—社会模式的发展，护理学的人文精神已经成为现代临床医疗的一个重要组成部分，护理学教师是医学生人文教学中最邻近、最亲密的助手，护理学的基本知识也是医学人文教育所要求的基本技能，值得临床医生及医学生的借鉴和学习。医护合作是医疗活动的重要组成部分，合作型的医护关系不仅有利于提高患者对医疗工作的满意度，减少医疗纠纷，还能进一步提高医学人文教育质量。

医生常注重人的病，而护理则关注病的人，实施医护联合的人文教育模式，将会取得一举多得的教学效果。医生不要总是因为懂医学而高高在上，在人文知识和技能上应向护理学习，临床工作过程中，常见到患者对临床医生的治疗和态度不满，导致医患关系紧张，而又常常在护士的耐心诚恳的解释下得以解除，患者会说"这位护士态度好、说得也有道理，不像医生那样无理"等。护理工作各项技术规程本身都具有人文色彩，如语言沟通、形象仪表、行为态度、人文关怀等诸多护理技术，这些又是最容易被医生和学生所忽略的基本人文技能。在临床实践教学中，请求护理教师的参与协助，不但会大大提升医学生人文教育的质量，同时也会在教学中增进医护关系，使临床医疗更加走向人性化。

综上所述，医学生的胜任能力在于知识、思维与人文素养的三位一体发展。新一代教育转型就是要在课程整合过程中融入医学人文课程，课堂教学是人文教育的最基本途径，但其实施则需要一定的手段和人文环境的熏陶，而临床实践是医学生人文教育转化的终极平台，将抽象的医学人文技能形象化、具体化和可操作化。因此，教学医院应与学校人文教学部门联合协作，实施医疗、护理与人文教师共同设计和安排实习阶段的人文教学，在临床实践教学中实现医学生医学人文素养的终极转化。

［原载于《医学与哲学》（A），2014，35（05）］

四、降低医疗二次伤害是医学人性化发展方向

医学体现了救死扶伤的人道主义精神。随着现代医学技术的飞速发展，人们却对医疗手段对患者的二次伤害性趋势提出众多的批评，值得医学界进行深刻的反思。人们认为医学的各种诊疗手段是为了治疗疾病，也是医学神圣化身的表达，虚一而静，我们会发现医学中存在着某些具有伤害性的手段是医学不可回避

的事实。但这并不是否定医学的神圣，而是需要医学自身的发展以弥补自身的缺陷。然而，关键问题是医学本身并没有认识到这种缺陷的负面作用，当今忽视现代诊疗技术本身对患者的损伤和副作用是医学人文复兴的一个障碍。因此，推进医学人性化发展的基础在于直面问题和解决问题，努力寻找打开人性化大门的金钥匙。

（一）剖析医疗手段对患者的二次伤害性现象

患者的痛苦来自躯体和心理两个方面：疾病是对患者的第一次伤害，而治疗疾病过程中的附加损伤则是对患者的第二次伤害。医学的目的是消除患者的痛苦，然而，诊疗手段的伤害性特征又是医学本身的一个缺陷，每当提到此类问题，众多医生会感到困惑，甚至反感，他们承认这种伤害，但却否认伤害的非人性化元素，这种对医学自身的反思力和批判力的缺乏，使许多医生和医学生陷入难以自拔的医疗技术绝对化的陷阱中。

1. 现代诊断手段对患者生理上的二次伤害

现代科学为医学提供了各种高新高效诊断技术，然而有多少医生会感觉到这些手段对患者的伤害性影响呢？以放射诊断为例，X 线是一把双刃剑，既是重要的诊断方法，又对人体有伤害，可以诱发癌症、白血病以及其他遗传性疾病。尤其是新生儿因头部外伤而做的 CT 检查，对以后的学习和逻辑思维能力具有一定的影响。当前最新一代扫描仪的危险性更远远超出人们想象，CT 扫描所产生的辐射量远高于传统的 X 线，并且重复 CT 检查的风险会更高。孕妇接受 X 线检查、CT 断层检查等，有可能使胎儿发生流产、畸形、心智发育迟缓等危险。目前钼靶乳腺摄影已广泛用于临床诊断，甚至用于乳腺癌健康普查，非但不能发现早期乳腺癌，反而可能在健康妇女人群中诱发乳腺癌。虽然这些辐射本身的危害性在非频繁使用的前提下影响不大，但这种风险是医疗过程中不可忽略的因素。同样，其他用于诊断的很多手段也具有伤害性，放射性核素检查中放射性元素影响，胃肠镜检查患者要忍受内镜的痛苦，骨髓检查、血液检验、胃液化验、腹水等检查时，首先要使患者受穿刺的疼痛，病理切片首先要切一块肉才能取到标本等。医学技术主义将技术方法绝对化，对人的躯体和心灵的救治形成一个由技术控制的机械过程，技术程序变为医学思维的中心和实践的主宰。

2. 临床治疗过程对患者身体上的二次伤害

临床治疗过程也同样需要各种治疗手段，而这些手段无疑均具有不同的伤害性。例如，外科手术的损伤是不言而喻的，切除肿瘤必须剖开人体，心脏搭桥或瓣膜置换要将心脏停搏并切开，甚至在治疗病变器官的同时也可能破坏了局部或其他器官功能；器官移植不仅患者受伤，而且还涉及对供体的人身损害。同样，内科治疗也具有对患者的附加伤害，肾内科的透析治疗首先要穿刺或手术建立大血管通路，内分泌科的替代性治疗，呼吸科的肺内灌注治疗，疑难病例的试验性治疗，精神性疾病的电击治疗法、休克治疗法等。临床医疗过程中随处都可以感受到医疗伤害性的存在，在大多数医院的医疗告知书的主要内容均以二次伤害的可能性为中心，如手术治疗可能引起粘连、出血、休克或心脏意外；穿刺可能发生出血、气胸；治疗可能有不良反应等风险告知。这些"不可避免"的伤害过程是现代医疗的必要手段，也是当下过度医疗的一个侧面。虽然人们承认诊疗手段的这些伤害性，但医生很难接受这些伤害的非人性化特征。这在很大程度上会成为医疗的人性化发展中的障碍。

3. 医疗服务行为对患者心理上的二次伤害

医院是一个神圣的领域，然而，很多患者就诊时，却带着希望和恐惧的感觉，不仅恐惧在解除病痛过程中附带的肉体伤害，还包括精神和心理伤害。例如，"白大衣效应"或"白大衣高血压"的重要原因就是心理紧张，尤其是小儿更恐惧面对医生，这是因为诊疗手段本身具有伤害性特征，而这种伤害是不可拒绝和回避的，患者所承受的心理伤害除由肉体上的伤害带来的心理恐惧，还有因为医疗服务行为本身带来的负面创伤，突出表现在"看病难"的无助感带来的精神伤害，医生在服务过程中"不会说话"带给患者心理上的郁闷和压抑，以及在享受高新技术救治的同时带来的"看病贵"的无奈，在很多患者心理产生一种说不出的痛，然而，医务人员对此过程的忽视更加剧当今医学人文的衰减。诊疗手段带来的二次伤害是很多医生极易忽视的部分，他们认为治疗过程附带的一点伤害是正常现象，所以对患者内心的打击毫无察觉或习以为常。例如，对手术患者的恐惧、胃肠镜检查患者的彷徨、术后患者生活质量下降的痛苦、小儿发热不退时父母的焦急等见怪不怪。面对人性化医疗与伤害性手段之间的矛盾，现代医疗的人性化出路是值得人们深思的核心问题。

（二）降低二次伤害在于直面问题和解决问题

伤害性医疗手段是一种缺陷，但这并非是医学本身想要的初衷，而是医学本身的暂时无能为力。面对"自己的刀削不了自己的把"的尴尬局面，唯一的解决办法就是回归技术的道德化方向，以人性化的关怀弥补医学自身伤害性的缺陷，并加速医学技术手段向无伤害的人性化方向发展。

1. 以医学技术更新修复医疗诊断中的缺陷

随着计算机和射线探测技术的飞速发展，各类大型医疗仪器已成为临床诊断不可离弃的有效检查手段。然而，科学规避检查中的二次伤害也是当下医学人文不可回避的问题。因为接受 X 线照射到的组织器官和细胞都会受到一定程度的伤害，但射线损伤并无立竿见影的自我感觉。相关专家指出，医疗照射的正当性是力求规避不必要照射，权衡照射的利害关系，避免不必要的重复照射。慎重选择对育龄妇女、孕妇和婴幼儿放射检查，能不用尽量不用，尽可能用摄影方式代替透视检查。在不影响诊断的情况下，应尽可能采取高电压、低电流、厚滤过和小照射野的照射方法，并加强非照射部位的屏蔽防护，对于一般健康体检是否需要放射性筛查仍有待商榷。目前许多检查项目已向微创或无创的方向发展，如计算机成像（CR）和数字化成像（DR）的应用，大大减少了患者的射线剂量；最先进的 TTM 热断层扫描也具有无污染、无辐射、无伤害等优势。此外，其他具有伤害性的检查，如核医学诊断、放射性核素检查、造影检查、某些标志物追踪检查等，也应遵循减少二次伤害或无伤害性原则。虽然非频繁照射或检查的伤害性并不很大，但医务人员必须要有减少伤害的医学诊疗意识，合格的医生不仅仅是医疗保障的提供者，也是医疗方案的决策者，而单纯为了创收所进行的高规格、高伤害的检查则有悖于医学的宗旨。

2. 以医学自身转型推进技术的无害化发展

诊疗手段的伤害性是目前难以避免的事实，我们并没有指望立即改变这种状态，而是希望时刻要有改变的意识。就外科手术而言，微创技术是迅速发展起来的一项人性化治疗手段，大大减少了对患者的打击，但同时也伴随着相关风险，如腹腔镜的气体栓塞、高碳酸血症、皮下气肿、循环紊乱等，因此，需要不断改进以完善，并要防止表面微创实则危险的局面。医疗技术的缺陷还需医学自身的发展而解决，诊疗手段的人性化转型就是要向无伤害性方向发展，向舒适化的医疗转型。当今很多新技术的设计是以维护技术操作为中心，没有考虑到对患者的损害因素，如胆囊切除头高足低位、妇科腔镜头低足高位、肾镜手术的折刀位、电切手术的液体灌洗、支撑喉镜的头过度后仰体位等，在给术者提供清晰视野的同时，不仅降低了患者的舒适度，也大大增加了麻醉管理等相关风险因素。因此，要时刻保持人性化意识，在治疗疾病的同时减少不必要的二次伤害，实现人性化医疗效果的最大化。人类与疾病并非永远是对立的，多数慢性病并非仅是医生给予药物就可以治疗，而是需要能让患者了解所患的疾病和如何治疗。"治是为了不治"应该是临床医疗的最高层次，诊疗手段不仅要从损伤性转向微创性，而且还要向无创性的目标发展，预防代替治疗也必将成为医学发展的终极目标。

3. 以人性化的关怀弥补患者心灵上的伤害

虽然医学不能没有这些诊疗技术，但我们至少应该对医疗手段的伤害特征求得共识，同时在这种不可回避的伤害性手段中融入人性化关怀，以弥补临床诊疗过程中的缺陷和不足。例如，打针抽血稳一点，检查伤口轻一点，沟通语言多一点，服务态度好一点。因为患者心理因素是疾病转归的主要组成部分。很多医生知道人文关怀具有治疗作用，但他们并没有想把语言作为治疗手段。临床医疗之所以可以解决现代医学所不能，因为不论疾病有多么危重，医生总是能给患者帮助的，因为"医生本身就是一种治疗"。例如，肿瘤科"痛并快乐着"的格言，就是医学人文关怀的具体体现，这不仅是实践生物—心理—社会医学模式的要求，也是医学人文所要掌握的一个重要环节。

综上所述，医学的仁学特性与医疗手段的伤害性是人性化医疗的两个侧面，传统的"良药苦口利于病"告诉人们治病的药有点苦；而现代医学的伤害已远远大于良药苦口的伤害，我们是否还能坦然地说"医疗伤害利于病"吗？当今的医疗伤害包括两个性质不同的方面，不该发生的伤害是医疗的失误，不可避免的伤害是医疗的组成部分。很明显，不该发生的伤害是医疗的负面结果和社会所抨击问题，但不可避免的伤害也不能说是对的，而是存在一定时空中有一定约束条件的一种过渡状态的医疗手段，是在医学暂时没有更好的方法解决伤害问题之前的灰色地带。如何在科学和人文的发展中寻求解决二次伤害的方案是当今医学转型发展的一项任务，科学发展可以让医疗技术登峰造极，就一定会有能力使伤害性治疗手段向无害化方向转型。

［原载于《医学与哲学》（B），2014，35（06）］

五、年轻医生应具备的人文关怀（以麻醉为例）

面对医学科技营养过剩，而医学人文关怀严重缺失的现状，要求医生在保障患者安全的同时，应施以更多的人文关怀。这不但可以给患者心理安慰，减轻患者的不良记忆，更可有利于临床预后，改善医患关系。麻醉是患者在整个就医过程中相对被动、顾虑较多、风险较高的一个阶段。在实际工作中，多种因素造成麻醉医生在临床工作中对患者的人文关怀缺失。因此，人文关怀应该贯穿整个医疗过程，渗透到各个环节，并需要医生、护士及患者本身的通力协作，共同营造和谐医疗环境。

（一）临床医学中医学人文关怀的缺失

针对年轻麻醉医生，在临床麻醉中缺乏人文精神的特有原因为理论知识不足，临床经验有限，且通常在科室中所承担较为繁重的临床工作，需花费很大精力及体力去学习理论及技术，而忽略对患者的人文关怀。而对全体麻醉医生而言，不仅限于年轻医生，人文关怀缺失的历史原因为长期受到生物医学模式的束缚，唯技术论至上，仅仅把手术过程看作单一的技术过程，医患关系被视为单一的技术关系，忽略患者的心理需求。其客观原因为临床麻醉的工作特点是短、平、快，麻醉医生大部分在手术室内完成工作，穿戴着手术服和帽子、口罩，与患者接触时间较短。而且，在很多医院中，麻醉医生短缺，临床工作压力大，工作安排随机性强，且手术时间过长，无法按部就班地进行工作，即使想给予患者人文关怀也只能是心有余而力不足。患者方面的原因是当患者接触到麻醉医生时，多数患者心理处于焦虑状态，身体处在应激状态，此时与患者的沟通效果很差。还有一点原因不容忽视：目前的麻醉学教育忽略了对人文关怀积极的引导，导致大多数麻醉医生轻视"麻醉中人文关怀"的重要作用。

因此，造成的临床现状为80%手术患者会有不同程度的焦虑、恐惧、不安，但是部分麻醉医生并不为之所动。具体表现为：①术前不访视患者或由他人代为，即便访视患者，也是匆忙行事，寥寥数语。签署知情同意书过程中只是生硬地将协议书丢在患者面前让其签字，根本谈不上与患者沟通，常演绎成患者及家属眼中强迫患者签字、医生规避责任。②在麻醉等待区内，患者处于紧张、焦虑不安的状态，交感神经兴奋、血压升高、内环境紊乱，给手术和麻醉带来巨大风险，但是麻醉医生通常没有精力和意识去主动关心患者，患者不自觉会产生没有人理睬、被忽视的感觉。③患者入手术室后，与亲人分离、陌生的环境、监护仪器的嗡鸣声都会使患者产生恐惧、孤独感，患者会变得异常脆弱、敏感。而此时，在做准备工作的年轻麻醉医生，通常集中精力于自己手边的工作，忽略了有意识地和患者简单亲切的交流，忽略患者的个人感受。例如，生硬地解开患者衣襟连接监护仪，甚至在患者清醒情况下进行有创操作时，没有告知患者会有疼痛，没有解释清楚操作目的，这些不免会使患者产生"人为刀俎我为鱼肉"的消极情绪。对女性患者，很多麻醉医生不注意保护患者私密处，会使患者特别窘迫。且手术中，一些麻醉意外的发生并不是由于麻醉医生自身专业知识不足造成，而且因为当值麻醉医生对患者的关怀不够。例如，未能及时发现气管导管扭折，分泌物堵塞或接头脱落，舌后坠，呕吐物未及时管理；对心功能障碍患者未能做到密切监测而造成输液过多、过快致心力衰竭、肺水肿；钠石灰失效致 CO_2 潴留，全麻因改变体位致循环功能紊乱或气管插管脱出。④手术结束前，部分缺乏经验的年轻麻醉医生认为：所有全身麻醉的苏醒都是"苏醒越快越安全"。比如，曾有在全身麻醉下做腹部手术的案例，手术台上还在缝皮，麻醉医生已将气管导管拔出，患者已睁眼、说话，甚至感觉疼痛。有些年轻医生急于使用药物催醒患者，但是忽略了药物催醒陡然苏醒患者，一方面患者会产生紧张、恐惧、焦虑不安等不良心理反应；另一方面芬太尼等镇痛药物的作用被拮抗，患者感觉疼痛不适，加重紧张情绪。⑤术后随访是临床麻醉中最薄弱的环节。许多麻醉医生认为只要患者能平安离开手术室，其他问题就应该由病房医生负责。但现实中，由于专业不同，尤其是部分年轻的外科医生并不能很好地解决患者术后麻醉相关疑虑和问题。

（二）人文关怀在麻醉实践中重要作用

麻醉医师作为患者生命的守护者，如果能在技术过硬的基础上，给予手术患者更多的人文关怀，对患者、医生、医患关系以及医学的整体发展都具有重大意义，将有助于更好地适应现代医学的发展，有助于促进麻醉学向围术期医学转化。首先，对患者而言有助于抚平患者心理创伤，避免留下不愉快的回忆，尤其是儿童，不良记忆可能对其造成终生影响。同时，患者感受到自己的生命被精心呵护，生命的价值被充分重视，人格和尊严受到尊重，战胜疾病的信心必然会增强，有助于患者以最佳的身心状态参与手术，有利于临床预后。有研究证实，术前的人文关怀式沟通能够减轻肺癌患者诱导期在心理和生理两个方面对麻醉和手术产生的不良反应。在患者进入手术室后，播放轻柔的甚至是根据患者喜好而选择的背景音乐，可减轻患者在手术室陌生环境的不安甚至恐惧。在患者清醒状态下进行有创操作时，如果适当应用辅助药物可减轻患者的焦虑及不适感，尤其对于儿童，使用药物消除对恶性刺激的记忆更为重要。在复苏过程中给予人文关怀护理可使患者腹胀发生率明显降低、时间明显缩短。

其次，对麻醉医生而言，有助于提高麻醉服务质量，提升患者对麻醉医生的满意度。送人玫瑰，手留余香。在患者的就医体验改善后，会给麻醉医生更多正向反馈，患者的肯定会增强麻醉医生职业幸福感，鼓励其给予更多的人文关怀，形成良性循环。有调查研究显示，对患者满意度造成影响的前四位因子是：医术（30.1%）、人文关怀（26.8%）、费用（18.4%）、后勤保障及伙食（14.7%）。最后，对医患关系及医学发展而言，将人文关怀贯穿于临床麻醉工作的各个细节，定会增加患者的满意度，重塑医生敬畏生命的形象。这有助于融洽医患关系，体现生物—心理—社会医学模式，体现从"以病为中心"到"以人为中心"医学模式的转变，将更好地适应现代医学的发展。

（三）年轻医师应具备的医学人文关怀

1. 进入手术室前的人文关怀

（1）麻醉访视时的人文关怀：切实有效的术前访视既要尊重患者，又要自信自己的专业技术，在评估麻醉及手术安全性的同时，得到患者的信任和理解。具体建议如下：①增加亲和力：仪表端正，举止简单大方，热情地打招呼并自我介绍，表示对患者及家属处境的同情和理解，赢得患者及家属的信任。对于小儿麻醉，应学会像幼儿园老师一样和患儿沟通。交流过程中，尽量少用医学术语，更有爱心的医生可入乡随俗，学说方言，方便沟通，增加亲切感。②告知目的和意义：充分了解患者病情，详细向患者和家属介绍麻醉方法、麻醉意外及相关并发症，告知麻醉前注意事项（术前治疗用药，如降压药、降糖药等是否停用等）。结合实际情况，客观且专业地交代麻醉的风险，不夸张，也不隐瞒。③术前禁食时间：麻醉科医生在要求患者术前禁饮食时，不能简单粗暴，对为什么要禁饮食、禁多久等都要做详细解释，要让患者知其然，且知其所以然。涉及手术时间靠后的患者，应当灵活掌握，区别对待，如预计手术会等到下午，可以请患者早上食入流质或半流质食物，或者在上午即开始输液。尤其是儿童患者，更需特别注意不能禁食过久。④满足合理要求：如果在麻醉医生时间和精力都允许的情况下，可以简单介绍手术室环境及医护人员，介绍术式及可能所需时间，耐心倾听并解答问题，满足患者及家属的合理要求。

（2）麻醉等待区的人文关怀：对于在麻醉等待区内，过于紧张的术前患者，麻醉医生一句轻轻安抚，对患者可能会有很大的安慰。具体建议如下：①信息确认：对于成人需再次确认患者信息，通过良好沟通取得信任及配合，如对老人用阿姨、老伯等敬语。对于儿童，可通过在手术室外等候由家长陪同或者播放动画片，给儿童提供自制玩具等减轻恐惧情绪。最好用亲切的称呼，对青少年用妹妹、弟弟，对小儿用宝宝等称呼，以消除患者对医生的恐惧感。在核对手术部位时，应尽量避免提及"癌"等字眼，可替换为"您今天身体哪个部位要做手术？"②语言安慰：面对躺在车上等接台的患者，轻拍肩膀，微笑着说一声"稍等，一会就该是您了"，或者是送上一个枕头。对于老人，尽量让其躺得舒服些。可对等待的患者说"不用紧张，有任何不舒服就告诉我们"。

2. 手术室内的人文关怀

（1）入手术室后麻醉准备时的人文关怀：患者的紧张焦虑可能会因进入手术室这陌生而神秘的环境而加剧。具体有如下建议：①环境舒适：可以通过播放轻柔背景音乐，与患者聊一些轻松的话题分散其注意力。②温度适宜：入手术室后，需常规监测体温，调节室内温度令患者舒适，因温度过高影响手术医生工作，温度过低影响患者术后苏醒。有条件的医院在手术室及麻醉后恢复室（PACU）可配备暖风机，将加热至 $38 \sim 42℃$ 的空气吹入夹层，特别是婴幼儿手术，需在患儿入室前即做好温度准备工作。③避免闲聊：医护人员只做与患者有关的事情，只讲与手术有关的话题。不要在患者面前谈论与手术以及麻醉无关的闲事，以免留给患者不重视患者生命的感觉。④注意称呼：上级医生称呼下级医生的时候，用张医生、李医生等词语，不要用同学、大学生、进修医生等，以提高患者对医生的信任度。⑤科研伦理：无论做任何"研究"，在患者身上穿刺和采血，或做任何有创或无创操作，应事先获知情同意书和相关部门伦理审查委员会通知书。拍照存档特殊的病例资料时更需征求患者同意，且注意不包含可识别出患者的信息。

（2）麻醉操作中的人文关怀：麻醉操作需在确保动作稳、准、快的基础上考虑到对患者的情感关怀。①适时告知：实施任何操作前均应考虑到患者的感受，禁止用手掌拍击操作部位，以免导致疼痛，如必须拍击操作前需征得患者同意，行有创操作前告知患者"有点痛，坚持一下"，操作完成后"感谢配合"。同时，可适当应用辅助药物减轻患者的焦虑及不适感。②保护隐私：保护好患者的隐私区域，避免由此带来的心理负担，对女性患者需给予更多关注。③椎管内麻醉：患者取侧卧位，由麻醉护士在对侧扶住患者，保证安全，操作过程与患者进行交流。侧位消毒时，先解释目的，对患者轻声说"消毒有点凉，别紧张"。硬膜外导管固定好后将患者病号服背侧捋平，让患者舒服地平躺；测定麻醉阻滞平面避免采用利器刺痛患者，可用酒精棉签试温度觉，若使用注射针测试时，不应将针垂直测试患者皮肤，应与皮肤形成30°的角度；提前通知患者"麻醉起效后，脚有点麻热，正常现象"，以减少恐惧感。④神经阻滞麻醉：除非必需之外，应将盖在患者头部的无菌巾移至颈部以下。脸被蒙着，自己却无法移开会加剧患者的焦虑及恐惧；同时，可辅以适量的镇静、镇痛药物；随时关注手术进展，询问患者不适，追加药物。⑤全身麻醉：如在病房已开放通畅的静脉通道，可先行麻醉诱导后再开放外周粗静脉或深静脉。对手术前存在活动性出血或血流动力学波动，存在不稳定情况者除外。患者术前有义齿或即将脱落的牙齿，应先用细线固定，可用可视喉镜引导气管插管，用纱布牙垫固定。在插入导尿管时，操作前嘱咐患者麻醉苏醒期会感到一定的不适，让患者有一定的心理准备；在导尿管头端及尿道内注入适量利多卡因凝胶，起到润滑和表面麻醉的作用，减轻患者苏醒后的尿道刺激症状。

（3）麻醉诱导中的人文关怀：麻醉诱导过程中患者由清醒过渡到无意识，很多患者会有严重的恐惧感。麻醉医生应注意：①连接监护前需解开患者衣服时提前告知目的。面罩吸氧时告知患者：这是氧气，盖在脸上可正常呼吸。②静脉诱导药推药速度宜慢，避免呛咳和血管刺激症状。③小儿入睡前可以说些"美丽的谎言"，可行吸入七氟醚进行诱导，同时轻轻抚摸孩子的脸颊。④气管插管时，在气管导管套囊上涂少许利多卡因凝胶，防止患者恢复期不能耐受导管而烦躁不安。气管插管后向管内喷入适量盐酸利多卡因，避免患者恢复期严重呛咳。

（4）麻醉维持中的人文关怀：麻醉维持过程中虽然大部分患者意识丧失，但是对患者的人文关怀需贯穿在各个细节中。①避免术中知晓：即使睡在病床上的患者，无论是否有意识，我们都要像对待正常的人那样去尊重患者，切不可在认为患者已经被麻醉，就肆无忌惮地贬损患者，或者讨论患者隐私。②细节问题：推完药后随手将三通帽盖上，注射器推完药盖上针头。手术医生铺巾完成后，将敷料移至颈部以下，露出头面部，以观察患者口唇颜色，避免脱管等。诱导后不能闭眼的患者应使用贴膜、红霉素眼膏等保护好眼，避免角膜损伤。输注的血制品及大量输液时，进行液体加温处理，避免患者体温骤降。

（5）麻醉苏醒时的人文关怀：麻醉苏醒时患者意识及呼吸逐渐恢复，此阶段患者可能会有严重的无力感和恐惧感。具体建议如下：①避免停药过早：对全麻患者，要避免过早地停用麻醉药，以免让患者在痛苦中进行剩余的手术。可通过改善呼吸状况、补充液体量、纠正贫血、酸中毒、电解质紊乱、稳定循环系统等，使患者全身状况得到改善，这样不但能促使患者尽早苏醒，更是安全、平稳度过麻醉恢复期的基本保障。避免采用粗暴的气道内刺激、暴力拍打等方式催醒患者，尽量使患者在舒适的环境中自然苏醒。②适度镇静镇痛：在麻醉恢复期使用适度镇痛与镇静，可以减轻患者不适，且某些镇静剂的抗焦虑和顺行性遗忘作用可以稳定患者心态，避免遗留不愉快回忆，以实现舒适自然的苏醒。③此阶段患者意识在逐渐恢复，时时处在痛苦与不安之中，医护人员不宜远远站在一边，无所顾忌地大声闲聊着各种各样无关患者安全话题，导致患者产生很强的无助感。④语言安抚：患者苏醒后可能会感觉不安、孤独、无助甚至恐惧，应对其进行安抚，直到送返病房或者麻醉苏醒室有家属或专人护理。

3. 麻醉后的人文关怀

（1）恢复室内的人文关怀：在麻醉术后恢复室内，麻醉医生应该为患者创造一种庄重而又温馨的氛围。具体建议：①告知患者：当患者意识逐渐恢复后，发现自己身处陌生环境，特别是带有气管导管和机械通气的患者，突然发现自己不能呼吸，无法用语言表达自己的感受，会产生紧张、恐惧感并开始躁动、挣扎，麻醉医生或麻醉护士应用亲切和蔼的话语告诉患者手术情况很好，这里是麻醉恢复室。②细节问题：用干净的纱布为患者擦拭额头的汗液和口边的分泌物，用生理盐水棉签湿润患者干裂的口唇。婴幼儿患者在苏醒过程中常常哭闹不止，言语的劝慰一般不起作用，顺着发迹轻轻地抚触或像母亲一样拍一拍他的臀部，常常收到意想不到的效果。老年患者多经历沧桑，心身状况都较复杂。麻醉医师亲切体贴的语言，细致入微的照护，让他感受儿女般的亲情与人间的温暖，可以增强他们战胜疾病的信心，唤回他们对生命的热爱。肿瘤广泛转移只做姑息性手术的患者或多次手术周身状况衰竭的患者，进入麻醉恢复室后生命体征的维护是工作的重点，但也不能忽视其心理状态的调整。③安慰家属：患者的亲属同样是麻醉医生安抚的对象，因为患者的安危牵动着他们的心。患者手术结束进入麻醉恢复室，多数亲属都急于想知道手术结果和患者的身体状况，有的急于想见到自己的亲人并守护在身边，有的则表现忧虑重重，在室外团团转，甚至悲伤哭泣。麻醉恢复室的工作人员应以认真严谨的工作态度，娴熟精湛的专业技术赢得亲属的信任。

（2）术后随访中人文关怀：过去很多麻醉医生认为手术结束，麻醉也就结束了，这种看法完全错误。关于术后的人文关怀，有如下建议：①镇痛镇静：恢复期患者的镇痛无论是从人道和伦理方面，还是从临床意义上讲都是十分必要的。术后镇痛可减少痛苦，稳定情绪，减少术后炎症反应，平衡内环境，促进康复，对小儿患者更加重要。②术后随访：术后随访时，麻醉医生要热情地自我介绍、告知目的，了解术后恢复状况，询问术后镇痛是否完善，给予心理抚慰，是否有不良反应，耐心倾听并记录，发现问题及时总结、处理。

我们要铭记，医学人文精神的核心体现不只是"态度好"，而是"想方设法治好病防好病"。在强调医学人文精神时，丝毫不能轻视医学技术的作用，相反是为了更好地发挥医学技术的作用。每一名麻醉医生，尤其是年轻麻醉医生，在紧抓麻醉理论及技术学习的基础上，更应该注重自身人文素质的培养，给患者以心理安慰和精神鼓励，让患者在宽心中走入手术室，在放心中熟睡，在舒心中苏醒，并在苏醒后即刻感受到温馨的关怀。将人文关怀自然而然地融入日常麻醉工作中去，在精湛的麻醉专业技术与人文关怀之间找到一个温馨的平衡点。

［原载于《医学与哲学》（B），2018，39（05）］

第五章

适应生物—心理—社会模式的医学教育

今天占统治地位的疾病模型是生物医学模型，分子生物学是它的基本学科。这种模型认为疾病完全能用偏离正常测量的生物学变量来说明。在它的框架内没有给疾病的社会、心理和行为方面留下余地。生物医学模型的还原论忽视整体，造成医生集中注意身体和疾病，忽视了患者是个人。而生物—心理—社会医学模型研究、教学结构和卫生保健的行动计划提供了一个蓝图。

——GL·恩格尔

一、新医学模式下医患合作式决策辨析

目前在新医学模式下的医疗服务领域中，对医患合作式医疗模式仍存在着一定争议，其焦点在于医疗的决策权是由患者还是医生来主导的问题。实际上，这个问题提出的本身就是一个问题，是一种集体无意识状态下的有意识的争议，其结果一定是没有结果。只有用发展的观点、整全的视角和系统的思维方式，才能达成一致的共识。当今医疗卫生系统所进行的是两种人之间特殊交流，即需要服务的患者人群和有能力提供服务的医疗人群。而医疗行业的社会认可基础是技术能力、服务能力、职业道德与社会责任心，这也就是医疗服务模式构建的基本要素。所谓"依从性"不仅是患者服从医生，还包括患者愿意服从医生的决策，依从性以相互信任为基础。医患合作式决策模式涉及的不是技术问题，而是人文问题，包括医学人文和社会人文。在当今的复杂社会医疗环境下，单纯机械地把决策权交给任何一方都有弊端，只有寻求医患合作式的决策方案，才能实现双方共赢而达成一致性。

（一）新医学模式下的医疗服务模式转变

1. 医学模式决定着服务模式的转型

生物医学的发展是医学发展史中的巨大进步，是医学成为科学的根本原因，也是医学作为科学的基本标志。然而，随着社会整体的发展，疾病谱发生了巨大改变，慢性病成为医学的主要对手；生活环境的改变，心理状态成为疾病的重要因素；复杂社会因素与疾病和健康密切相关，使社会医学也走进医疗的核心部位。由于生物医学模式的局限性和"瓶颈"效应，转换新医学模式刻不容缓。生物—心理—社会医学模式的主要内容决定医疗服务模式的转型方向。生物—心理—社会医学模式的主要内涵是将患者作为整体人和社会人；重新定义健康与疾病概念；并以系统论方法进行诊断与治疗。因此，新医学模式下的医疗服务方式，不仅是治疗疾病，还要承担躯体、精神和社会上的完全安宁的职责。唐代孙思邈《千金要方·诊候》云："古之善为医者，上医医国，中医医人，下医医病。"这三句话道出治理疾病的三个层次，体现出古代医家人格价值的理想追求。

医生的职责在于治病、治心、治人，富国强民，人人享有健康，最终摆脱疾病困扰。

2. 医患合作型医疗服务模式的探索

从生物医学角度看，医生为主导有利于疾病的治疗。从新医学模式观念看，医生为主导已不能适应现代医疗环境下的医疗服务，而需要融入心理和社会医学因素。因为患者是医疗的主体，医院所有活动都是围绕患者进行的，没有患者就没有医院。萨斯和荷伦德曾提出，医患关系有三种模式，即共同参与、指导—合作、主动—被动型。主动—被动模式特点是医生"为患者做什么"，可以发挥医生的专业作用，但缺乏患者主能性；指导—合作模式特征是医生"告诉患者去做什么"，医生主动而患者是被动地"主动"接受，对医生指令性诊疗措施只能依从与合作，虽然医患双方都有主动性，但医患之间决策权仍是不平等的。现代医学实践中，互相参与模式正在成为医疗的主流方向，即医患合作式关系，其特点是医生和患者具有平等的权利和地位，双方相互配合，并共同参与医疗决策及其实施。主要内涵是医生运用自身的专业知识，"帮助患者进行自我治疗"，其优势是有助于增进医患双方的了解和信任，消除医患隔阂，建立良好和谐医患关系。医患合作型决策是医学发展的阶段性模式，需要实行二合为一的有机整合，即掌握医学知识的医生与要求健康的患者之间的结合，医生要通过患者的共识达到科学医疗的目的。因此，在当今复杂社会因素交汇的医疗环境下，一种新型和谐的医患合作式服务模式必将成为医疗的方向。

3. 服务模式转型关键在于观念转变

适应新医学模式转型，其服务模式需要考量的内容包括：①医学是关于人的科学，离开整体的有意识的人，就无所谓病的存在；医疗目的要与患者需求相契合，治疗疾病要与生命质量相结合。②健康不只是消除病痛，而是获得身体、心理和社会安定；认识医学的目的与痛苦的根源，卡塞尔医师曾说：痛不一定是痛苦，而痛苦也并非一定要有痛。患者就医是因为疾病影响了他的心理，而只关注躯体而脱离心理经受的威胁，患者痛苦就没有得到解决。③重视患者主观能动性，做有利于恢复健康的社会与心理因素调整。科学标准与患者意愿相结合，发挥患者的主动配合，遵从循证医学原则，重视医学技术的个体化应用。④谋求技术主体与患者主体之间的协调，摆脱技术主体化定势思维的束缚，反思技术万能论的迷信观念，将临床意义与治疗价值相结合，医生是诊疗专家而患者是执行的决策者，医生要通过患者的认可来实现医学自身专业的价值。

（二）医患合作式模式转变中面临的困境

1. 法律与伦理间的冲突困惑

当今医疗服务领域存在诸多法律与伦理困惑，也是医患合作模式争议的焦点之一。医疗服务必须遵循依法行医原则，这是医疗服务的基本底线。但如果医生仅考虑不触犯法律的医疗是不够的。自古以来的医生都在从事着超出法律以外的诊疗活动。那么以前没有问题，现在为什么会成为问题呢？究其原因在于社会与医疗环境发生了巨变，突出表现在医疗法律与伦理之间的某些冲突。例如，法律规定医疗决策必须取得患者同意并签字，从法律层面说，因患者原因而贻误治疗，引发不良后果不能构成医疗事故，但这有可能会违背医学伦理道德。同样法律也要求，在病情需要的情况下，医疗机构对危急重症患者必须立即采取抢救，并必须在抢救前取得患方的同意。但在患者家属无法接受的情况下，采取强制性紧急医疗措施具有极大的法律风险，因为紧急强制医疗的"准确度"难以掌控。这是医疗服务领域中"丁字路口"的潜在法规，即"确保安全情况下，红灯允许直行"，前提是确保患者安全，否则难逃违章。在当今医疗领域中，此类困惑还有很多，例如，医生既有知情告知义务又要履行保护性医疗制度；既要主导医疗决策又要遵循患者意愿；不仅要懂得医学还要了解法律，在不可能的环境下实现可能的诊疗。医务人员应该充分认识这些困境的影响，才能真正领悟医患合作模式的深刻内涵，这就是现代医疗服务领域中的岗位胜任能力。

2. 医患关系之间的信任缺失

现代医疗环境中，患者就医要求以患者为中心，但其本身并不是要求患者决定治疗方案，而且患者也没有能力决定如何治疗，所以才来找医生帮助。其实患者争取的不是治疗权，而是要掌控决策过程，患者希望医生能告诉他，得了啥病、为啥得病；有几种治疗方法，哪个方法更适合他。而医生为主导论者认为，看病就得听医生的，患者应该无条件依从，否则来医院干什么；跟患者说了也不一定懂，甚至会引起误会等。因此，常常忽视必要的解释与沟通，或因工作紧张而无暇顾及患者的感受。更是因为医疗上的种种负面影响常常笼罩着患者的内心，患者处于希望治好病和害怕治不好的双重感觉中。久而久之，必然产生医患之间的信任危机，成为医患合作式服务模式的一道障碍。事实上，如果简单地把所有治疗决策权统统交给患者决定，是对医院和医生价值的一种否定，医生会因此而消极；同样这也不是患者群体想要的结果。例如，临床常规的一种医疗行为就是"签字"，医生会把所有能想到的容易引起纠纷的项目，统统都让患者签字，似乎这样就是"以患者为中心"，把医疗决策权还给了患者。其实这是医生的无声抱怨，如果没有实质性的观念转变，所有的"签字"都只是一种毫无意义的表面形式。

3. 语言沟通能力的普遍缺陷

从某种意义上说，医患合作型医疗服务中的核心技术是"语言艺术"。由于复杂社会因素，当今医疗服务的语言功能比以往任何时代都重要。语言功能障碍是医患关系困境的主要因素。现代化装备的医院使医生语言运用功能逐渐退化，商业化的服务使医生语言表达逐渐变得模糊或失真，尤其是"不会说话"成为医患合作关系的最大障碍。语言欠缺不仅拉大医患合作的距离，也会直接降低医疗服务的效果。一个缺乏有效运用语言工具的医务人员，很难成为患者心中的好医生。在当今医疗环境下，语言作为第一治疗工具对建立医患合作关系具有重要意义。例如，因医生不会说话引发的医患纠纷屡见不鲜；而有效运用语言化解医患矛盾的事例也比比皆是。因此，复兴语言功能是推进新服务模式的必然趋势，医生要学会合理解释现代医学的复杂性；告知患者临床治疗效果多义性；掌握共情语言艺术满足患者高期望心理需求。另外"不会说"和"不好好说"是两个概念，前者可以通过学习而提升，后者则是个人医疗素质问题，缺乏基本的岗位胜任能力。

（三）推进合作型医疗模式转变基本对策

1. 信任是医患合作模式的基础

医患关系是医疗服务中矛盾的统一体，一个人得了病就必须向医生求助，诊疗过程中也就形成了医患关系。在医疗交往中，医患双方有着治愈疾病的共同目标。当今医患关系中的主要障碍是信任不足，患者常认为医生对自己的内心不理解、不关心而感到失望；也因医生没有主动进入患者思维的框架，单纯从生物学技术角度出发，很难理解患者的真正需求，因而也就很难做出具体而有针对性的个体治疗。试想，患者说"医生为主导"可以，但治不好找你；而医生说"患者为中心"也可以，治不好别找我，很显然是不行的，可见信任是和谐医患关系的前提。实际上医疗决策本来就是医生的职责，因为医生是专业人员，懂得如何治病；如果让患者自己决定如何治疗，医生怎么想？患者能愿意吗？医院还有什么用？同理，决策权由医生控制，医生说怎么治就怎么治，患者的权益哪去了？患者花钱你说了算，患者心理能舒适吗？因此，以人为本，以患者为中心模式需要建立医患合作型关系，为了共同目标而达成一致。换句话说，医生站在患者的角度考虑疾病，满足患者心理需求的同时消除身体疾病。患者站在医生的角度思考决策，以医生为主导而实现共同决策。因此，相互信任是医患合作式决策诊疗的基础。

2. 语言是协调医患矛盾的桥梁

希波克拉底说"语言、药物和手术刀"是医生的三宝。当今医疗服务领域从事的是人与人的交流。在医生与患者和社会人群的交流中，其核心因素是医疗人群，当一个问题在别处找不到答案时，其问题一定在医生自己。患者眼里的医学是神圣的，甚至是无所不能的。而医生有责任对医学上的"不确定性"给予合理解释，让患者了解疾病，消除心理障碍，选择适合的期望值。不论患者的疾病有多严重，医生总能够帮助到患者的，因为会说话的医生自身就是一种治疗。不会说话是人文智慧的不足，而学会"说话"已非仅是一种道德规范，也是医患模式转型的重要环节。面对心理和情绪主导的慢性病挑战，成为一名好医生就一定要从学说话开始。尤其在法制框架下的医疗环境，迫切需要语言工具，主动寻求医患合作的方法，甚至要探索没有办法的办法，将很难说清楚的问题尽量说清楚。不言而喻，其关键环节离不开语言的功力。当今诸多医患紧张现象表明，医疗仍缺少一种药物，那就是"语言"。医生的胜任能力不仅体现在懂得怎么治病，更重要的是让患者知道自己得的什么病、为什么得病，如此才是最有效的诊疗模式。因此，掌握语言运用也是当今医生最基本的哲学，医生不仅要知道对不同层次患者应用不同语言艺术，还要兼顾科学性和通俗性。在相互信任的基础上，语言工具可获得事半功倍效果。

3. 道德是服务模式运行的核心

当今医院最大的变化就是它已进入社会资本行列。由于资本的逐利特性和无序运行的规律，形成了医学的一种潜在性危机，医疗商业化必然导致医患间的利益冲突，从而损害患者对医疗机构及其医务人员的信任。资本诱惑引发的盲目扩张和过度医疗，也必然导致医疗费用的上涨，严重损害医疗的可及性与公平性。正如马克思指出，"带着天生血痕，资本从头到脚每个毛孔都淌着血液和肮脏东西"。作为人性的医学，遏制资本无序运行，防止资本挟持医疗，关键问题在于对资本运行的道德管制，控制资本逐利范围。医学资本并非都是坏事，现代医疗发展需要人才、技术和先进设备，无疑也需要资本支撑，产生更大的服务效益，能供得起健康和生命需求。医学从未曾拒绝资本，只需要掌控其运行方向。医患合作模式的有效运行，需要以社会共识的道德标准做底线。

医疗服务领域务必要规范资本进入医疗的范围和领域。例如，规范医学与资本合作的条件，禁止企业对医疗指南的干预；改革医疗服务价格，完善医疗激励机制；整治炫耀性消费，打击欺骗性医疗；加强医学道德和专业精神建设，提高企业社会责任。在当前医疗服务领域中，道德良知只是被麻醉并没有完全切除。然而不管道德良知在利益诱惑、资本和技术权力面前有多么苍白无力，在恪守不作恶道德命令中，它仍具承担历史责任的作用。只要医疗服务模式在道德上运行，医学发展规模越大越好。医学人文的终极目标不仅是形式上的医患合作，而是构建医务人员内在的人文精神，从被动遵守职业道德向主动医患合作模式转变。不论多么完善的医疗模式，履践模式仍需要人，如果没有人的根本转变，所有的模式都是一种"泡沫"，因此，包括医患在内的全社会人文道德素质教育是一种不可忽视的核心力量。

在现代医疗环境中，任何单一服务模式均很难收到预期效果。医患合作是其必然趋势，这也是现代医学岗位胜任能力的体现，建立和谐医患关系是医生的责任，而不能或不愿意完成这个职责，则是医生胜任能力上的缺陷。探讨医患合作式服务模式的焦点，不在于确定"谁说了算"的问题，其关键在于如何在医患两者之间建立和谐的连接。医患双方是同一整体内相互对立的两个方面，相互依存、相互促进，单纯强调任何一方都是片面的，是从一个极端走向另一个极端。医患合作模式应该是在"以患者为中心"的原则下，医患共同参与的新型医患关系，以此实现诊疗决策上的共识。

［原载于《医学与哲学》（B），2015，36（06）］

二、积极心理学理念在医学实践中的应用

随着社会经济发展，技术主体化与医学资本化趋势，临床医疗环境也越发复杂，临床医生也面临来自多方面的压力和挑战。积极心理学（positive psychology）以一种开放性、欣赏性眼光对待社会人群的内在潜能、行为动机和正向能力等。它强调心理学要为广大普通人的健康和生活质量提供技术支持。目前积极心理学主要集中研究人类积极情绪和体验、积极个性特征、积极心理过程及其对人类生理健康的影响，从而弥补以前心理学研究单纯重视病理性特征的不足。积极心理学理念必将大大促进现代临床医学的正向发展。

（一）积极心理学理论及其发展趋势

1. 积极心理学兴起的背景

积极心理学兴起于 20 世纪末期，由心理学家 Seligman 和 Csikzentmihalyi 所首倡。它最大特点在于强调心理学要向研究人类积极力量和品质方向发展，强调心理学要为提高广大普通民众的生活质量提供技术支持。积极心理学研究人所具有的优点和存在价值，关注正常人心理功能变化，重视人性中积极方面开发，提倡针对个体实施的更有效和更积极干预，以此促进个人、家庭与社会之间的良性发展。心理学这种积极转向意味着心理学要重建人类新人文精神，体现心理学上的人文关怀，实际上这也就是积极心理学发展的目标所在。从积极心理学性质意义上来说，它是在过去消极心理学思想体系基础上发展起来的，是一种推陈出新的进步，它和消极心理学并没有截然的分界线。

医学的转型对积极心理学发展有着直接影响。20 世纪 50、60 年代的医学非常重视治疗，但在临床实践中逐渐发现，预防一种疾病要远比治愈一种疾病更容易实现。现代医学开始由仅关注生理疾病的诊断与治疗转向积极调动人体自身免疫系统，开始将重心转向疾病的预防上，这是一条提升人类生命质量的最核心途径。心理学研究发现，积极人性层面的力量和美德在心理疾患治疗中，具有不容忽略的调节与缓冲作用，也就是相当于生理疫苗的作用。当代心理学不仅着眼于

心理疾病诊断与治疗，更应该探索如何发掘、培养和发挥人类积极的心理品质。研究人性优势要比仅仅修复人性疾病更具价值，因为人性积极品质乃人类赖以生存与不断发展的核心要素。在当代心理学研究视野中，积极已成为一种全新的价值取向。

2. 积极心理学的科学证据

消极心理学对人类及其社会发展曾做出巨大贡献，但随着时间推移也发现，患有心理疾病的人数也在成倍增长，这似乎背离了心理学实践的初衷。Seligman称此为 20 世纪人类最大困惑。消极心理学实践已证明，仅仅依靠对问题修补来获取人类幸福是不够的，心理学必须向发掘人类积极品质方向转型，倡导积极心理学理念，真正让人类有能力到达幸福的彼岸。Diener 指出，一个人的幸福感就是其价值观和目标在外部因素与生活质量之间如何进行的协调。古代哲学家们认为，并不是所发生的事件决定着人们是否具有幸福感，而是人们对所发生事件的解释决定着其幸福感。虽然普遍观点认为客观地看待自身状况才是健康的。然而Taylor 及其同事的看法却不同。她们认为对未来超现实的乐观信念可使个体摆脱疾病。在其对 AIDS 感染者进行多次研究中发现，那些对自身康复能力抱有不切实际的乐观者远比接受死亡现实的患者症状出现的更晚，存活时间也更久。这说明一个保持乐观心态的患者更可能具备提高健康的行为并获取社会支持，该研究对通过预防和治疗以促进健康将具有现实意义。

心理学研究表明，积极情绪能够增加心理韧性，并能使人忍受更大的痛苦。在试验中将手伸进冰冷的水中，普通人仅能忍受 60~90 秒，而一个具有出色积极情绪的人，常常能忍受更长时间。乐观心态是抵御疾病侵袭的第一道防线。赛利格曼测试 70 个心脏病患者，在被测试为最悲观的 17 个患者中，有 16 人在遭受第二次心脏病发作时去世，而被测试为最乐观的 19 人中，只有 1 人因再次心脏病发作而死亡。可见，积极心理和情绪状态在保持人类生理健康上具有重要意义。研究显示，积极和消极情绪均与一种免疫抗体分泌 SIgA（secretory immunoglobulin A）的水平有关，积极情绪状态可以相应提高机体免疫系统的活动，而消极情绪则相反。积极乐观情绪可以增加人的心理资源，勇于面对各种压力事件，相信结果会更好，也更不易生病；处于积极情绪下的患者也更愿意接受医生的建议，并配合治疗和进行锻炼。

3. 积极心理学的基本内涵

Seligman 指出："积极心理学目标就是从关注修复生活中最糟糕的事物向同时挖掘积极品质的方向转化。"当今心理学研究焦点不仅仅是那些抑郁、痛苦、病患和伤害性体验，还包括联结或联想、满足感、健康和幸福等内容。它也涉及心理治疗领域观念的转变，现代医疗干预不仅仅是为了减轻病痛及其症状，更应该增进患者的幸福和满足等积极品质。这是心理治疗本然的目标，同时也可以起到预防疾病、缓冲症状，甚至自愈的功能。积极心理学这一思想为心理治疗提供了基本理论预设和方法论指导。从一定意义上说，积极心理学充分展现了以人为本的理念，倡导积极人性论，它消解了传统心理学过于偏重病理问题的片面性，真正恢复了心理学本来应有的功能和使命。

目前积极心理学研究模式大概分为三个方向：首先是主观层面关于积极情绪及其体验研究。积极情绪"扩展-建构"（broaden-build）理论认为，积极情绪具有拓展人们瞬间的"知-行"（thought-action）能力，并能建立和增强个人资源，如增强体力、智力与社会协调能力等，而且积极情绪有助于消除消极情绪。其次是在个人层面关于积极人格特质研究，认为培养积极人格特质的最佳途径在于增强个体积极情绪和体验，如乐观、向上、爱心、宽恕、勇气、智慧和创造力；最后是群体层面上关于积极组织系统研究，主要焦点在于如何创造良好社会环境，如何促进个体发挥其人性中的积极一面，如责任感、利他精神、道德文明、心理韧性和职业伦理等。

（二）临床医学中消极心理情绪辨析

1. 技术主体化趋势中的消极恐惧心理

技术高速发展使其成为主导医学各领域的核心力量。医学试图以单纯技术维度来解决医学全部问题。然而，技术不断更新与疾病不断增加的现实形成鲜明的反差。据统计，20 世纪 70 ~ 90 年代期间，每年癌症病死人数从 70 万人增加到117 万人，至 2005 年达到 188.36 万人，而且新增癌症人数达每年 200 万人；同样高血压、冠心病和糖尿病患者也逐年增加。可见，单纯生物医学技术似乎进入了"瓶颈"效应。尤其是全球性的癌症恐慌心理与日俱增，无数的人们都把最后希望寄托于基因诊疗上，然而事实上，基因治疗的几百项研究，迄今仍没有证明任何一项是对人类完全无害的技术。由于医学的不确定性，也必然导致对癌症等疾病拉网式的技术干预，以防止极少数的癌症发生。据美国相关报道，当今30%~40%手术是不需要做的，在上万种治疗药物中，确具疗效的仅为10%，而30%是可用可不用的，完全无效的却占有60%。

医疗目的与手段换位致使技术在无限扩张，人体生态环境遭受严重破坏，人兽混合胚胎、克隆自我、人造生命等医学新成果不断涌现。在追逐健康和幸福的愿望中，人们的内心始终被希望和恐惧的双重感受所笼罩，单纯技术绝对化主导的医学，在无意识地将自身徘徊于善与恶的混沌中。如此种种的不确定性和负面作用使人们心中产生消极的恐惧情绪，尤其是医疗手段对患者的二次伤害性趋势越来越增加患者的消极恐惧心理。滥用抗生素产生的"超级病菌"，过度医疗引发的抵抗力下降，过度放化疗对正常组织的伤害，以及癌症基因预测技术引发对未来的恐惧心理，均是技术主体化的负面结果。当今技术从手段性走向目的性，已形成现代医学一种令人担忧的矛盾状态。

2. 医学资本化运行中的消极无奈情绪

医学资本化形成了一种局部性医疗和医疗局部化的无序状态。各个医院只对自身发展和经济利益负责任，而对整个医疗系统存在的看病难、看病贵等负面结果置若罔闻。资本的逐利目的、资本对医学垄断也必将导致医疗整体秩序的混乱。医学资本化已使医院营运模式发生颠覆性转变。曾以救死扶伤为宗旨的医疗服务系统，如今所攀比的则是经济数字的高低，以减少疾病为目标的医疗如今却希望患者越多越好。资本与技术主体化的联合作用更是加剧医疗费用的急剧增长，而医疗行业又会以种种"科学"理由掩盖其逐利的目的。如此在人们心中形成一种消极无奈的情绪心理，严重危及了整体医疗卫生服务的可及性与公平性。

当今医学资本化运行已产生诸多负面医疗行为。突出表现在过度医疗的常态化与普遍化现象，如某些仍然有效的传统技术被高新技术所取代，很多有效的简单技术被复杂技术所取代，抗菌药物过度使用也更普遍而严重，甚至在无须使用新技术的地方使用新技术等。此外，还有以开发医药器械为目的的医疗行为，因而也就产生了人为性的疾病状态和非疾病性医疗，如情绪不稳、掉头发、皱纹多、胆固醇含量高低等。经济利益诱惑引发的负面行为在不断增加，其中也不乏各种炫耀性和欺诈性医疗事件。然而，医疗是广大民众不可规避的健康需求，而看病难和费用贵又是人们力所不能及的现实，这种消极无奈情绪不仅影响疾病的诊疗效果，也是医患矛盾的潜在因素。

3. 社会复杂化因素中的消极应付情绪

现代医学也是由社会和技术系统组成的复杂社会技术系统之一。在各种复杂社会因素的交汇中，医疗环境也逐渐变得复杂。医患关心紧张是当今临床医疗领域的主要困境之一，究其根源是多方面、多层次的，包括医学本身的不确定性、技术主体的过度干预、资本主体的盲目扩张等引发的负面效果，以及患者群体的过激情绪引发的各类伤医事件等。整个社会及医疗系统陷入前所未有的现代性困境之中，医学的神圣地位面临严峻的挑战，医生的职业热情在逐渐走向消极，甚至很多医生选择躲避或推脱等消极方式，小心翼翼，对复杂疾病能不看就不看，尽可能少接触患者，希望以此避免不必要的医患纠纷。但实际上，这种保守不动的态度并不能有效缓解医患关系，反而会拉大医患距离。

当今医患共同参与式诊疗模式正在成为临床医疗的主流方向。然而很多医生仍存在消极应付情绪，在新诊疗模式转换中，消极地将临床诊疗的决策权统统交给患者，患者说怎么治就怎么治。例如，临床诊疗"签字"中，医生将所有容易引起纠纷的项目统统让患者签字，似乎如此行为就是将医疗决策权还给患者了。实际上这是一种不负责任的消极抵触情绪，是对医生价值的一种否定，同样也不是患者想要得到的结果。另外，当今医疗法律与伦理间的冲突也是消极情绪产生的因素之一。从法律上说，因患者原因而贻误治疗不能构成医疗事故，但这又可能会违背医学伦理道德。在社会诸方面的相互作用下，医生的消极应付情绪也必然会带来医疗上的消极影响，如果没有实质性的观念转变，所有"签字"均只是一种毫无意义的应付形式。

（三）积极心理学在临床医学的应用

1. 积极心理激励提高临床诊疗效果与质量

积极心理学人性观涉及一种治疗取向问题。患者自身具有美德和力量，其本身也就是最好的医生，医生的任务在于帮助患者倾听自己内心的声音，发掘自身积极品质潜力。治疗目标不仅是判定患者症状及其生物学根源，而且要促进患者向积极健康的方向转化。提升患者的乐观与幸福感也是在治疗病症和减轻痛苦，促进患者发挥优秀个性品质就是解决心理问题和改善生活质量。实际上这种治疗取向蕴涵并表达了积极心理学的元理论观点。科学技术并不是临床诊疗的全部，还需要一种更深层次的表达。因此，积极心理治疗是奠基于科学之上的一门艺术，是科学和艺术相结合的治疗体系。既在科学治疗的基础之上，更要关注医患关系的重要性。治疗成功的关键取决于医生价值观与态度表达能力，以此帮助患者重新领悟生命意义和价值，这是科学技术本身所无法实现的。

传统心理学与积极心理学在治疗理念上不同，但两种思维模式在方法学上是可以互为补充、相互促进的，务必要对消极的症状因素进行再认识。患者消极的心理因素并不一定意味着其作用结果也是消极的。从进化论观点上看，消极的情绪和经验对患者的心理也具有一定保护和提醒作用。虽然积极心理学更关注力量和未来希望，但消极心理因素并非完全没有意义，完全忽略对消极心理的考量是不应该也不允许的。例如，面对冠心病、高血压及糖尿病等慢性病，如果患者完全无视疾病的危险因素，完全不在乎必要的治疗和生活规律调整，则是一种过度积极的危险行为。因此，在心理治疗领域，积极心理激励务必要与消极心理防御相结合，从而促进身体与心理双重康复效果。

2. 积极临床共情促进共同参与式诊疗模式

共情（empathy）是人际交往中一种积极的感觉能力，最早由人本主义心理学家罗杰斯（Rogers）所提出。其内涵是通过求助者言行，了解对方内心世界以体验其情感；借助科学知识和经验，掌握对方体验及其经历与人格之间的联系，从而理解对方问题的实质；以及运用技巧，把自己的共情心理传达给对方，以此影响对方并获取反馈。临床共情是指医务人员在临床诊疗中，有能力进入患者的精神境界，识别和体会患者的情绪与感受，并对患者的感情做出恰当的反应。临床共情中情感传播效应与脑部镜像神经元系统活动增强密切相关。20世纪90年代意大利科学家Rizzolatti等人先后在灵长类动物和人类大脑Broca等区域发现镜像神经元（mirror neurons，MNs）。研究表明，MNs能直接在观察者大脑中映射出他人动作、情绪和意图等，具有特殊映射的功能，MNs参与人类行为理解和模仿、共情和社会认知等活动。

共情是医生心理资本的一个重要维度。临床共情并不是单纯的"同情心"，或简单地感受和分享患者的情感与经历，而是包含"情感"和"认知"两种部分。即不仅要有为患者着想的同情心，而且要具备掌握患者内心情感与需求的能力。共情能力被认为是所有情感要素中的最高层面。研究表明，医生的积极共情不仅能提高患者满意度，也能给医生自己带来积极情绪，提高职业成就感。快速认知患者心理情绪、耐心倾听患者情感体验，能够促进患者脑部情感调节过程，鼓励患者表达内心想法可增强免疫力和缓解负性情绪，从而促进疾病康复。据分析，30% 心绞痛患者是因发作时过度紧张而导致心梗致死。然而，当患者发生心绞痛时，医生利用共情语言告诉患者"别太紧张，你没有大问题，有我在，一会就会好起来"，患者会因感受到共情而安静下来，从而大大减少致死风险。

3. 积极心态调整构建医患和谐的医疗环境

保持医疗环境稳定需要坚持和谐原则，不断调整自身心态以适应医学模式转变。面对当今医患关系紧张状况，单纯保守不动的态度并不能有效缓解医患关系，单纯依法行医也并不能解决严峻的医患纠纷问题。例如，面对法律与伦理的冲突问题，医生消极应付情绪将对医疗产生消极的影响。虽然坚持"依法行医"存在伦理风险，而消极退缩不作为更是一种潜在的矛盾隐患。因此，需要医生调整心态，充分激发自身的潜能与智慧，在困境中寻求有效的解决办法。务必要以积极主动的心态促进医患双方契合，直面问题才能有效解决问题，变躲避患者为接触患者，在和谐的医患关系中实现和谐的医疗服务。现代医生不仅仅是医疗保健的提供者，也是患者医疗的决策者，需要医学伦理、费用伦理、技术伦理等深层次考量。

积极的人格包括正性利己特征（positive individualism）和与他人的积极关系（positive relations with others）两个独立维度。既要自我激励又要激励他人。积极的人格有助于个体采取更有效应对策略，从而更积极地面对医疗中各种压力情景。随着复杂社会环境变化，现代医生面临诸多生物学、心理学和社会学困境，需要医生以积极的心态应对医疗环境中的消极情绪。乐观是积极个性特征中的重要部分，因为乐观让人更多地看到好的方面，但有时会产生盲目乐观而不够现实。Sandra L. Schneider 提出"现实乐观"概念，认为"现实乐观"与现实并非互相抵触，一般不会产生对环境或事件的不现实评价，实现乐观而又不自欺。这也是积极心理学研究的核心理念之一。

4. 警惕积极心理学应用误区与偏执陷阱

积极的意义是相对的，它不是一个固定的结果和最后结局，而是一个伴随体验的行为过程。积极与个人处境相关，是指个人选择最佳环境和发挥最高潜能的行为和态度。身患绝症的患者和技术精湛的医生，所面临的人生状态虽然不同，但在积极状态上会是一样的，他们都可以是积极的。只不过患者是在与病痛抗争而感受生命的勇气，医生是在创造医学高峰中而感到生命的激情。这种心理素质促使一个人热爱自己，热爱他人，热爱整个世界。在和谐医患关系上不仅需要医生的积极心理，也需要患者积极情绪的契合。疾病治疗不仅要激发患者积极快乐的力量，也需要患者正视现实而理性应对的配合。

积极是指主观上的感受，包括个人的认知、情绪与行为。积极一词很容易让人产生误解，人们倾向于认为积极是努力取得成功，获得社会地位或经济地位。但这种积极只是外在的，或与人性无关的数字。真正的积极是一种出色心理素质和积极生活态度。积极并不是一个科学概念，而是一个带有价值导向的概念。积极本身并非总是指一个人积极有为地征服外部世界。超过自身能力范围的欲望，以主观意愿代替现实的客观，是一种脱离现实的不合理行为。这种非真实的积极只能导致矛盾和冲突。而真正的积极有时包括无为，面对现实客观和如实接受。接受该接受的和做自己能做的，看上去很消极无奈，但它却是最佳的积极。

积极心理学与消极心理学相对应，积极并不是否定消极，而是在消极心理学基础上的进步，是积极与消极的整合，是心理学的新进展。为构建和谐的临床诊疗环境，心理学研究需要将重心转向人性积极方面，积极心理学倡导探索人类的美德、感激、宽恕、智慧、乐观等。以积极的心理学理念"正心正举"，有助于促进新医学模式的正向发展。人文关怀是 21 世纪的主题，心理学发展是人文关怀的必由之路，这也是积极心理学的本质与目标。积极心理学的兴起和发展是一种必要和必然，引领和推动着现代心理学从消极研究向积极趋向转变，对现代心理学将产生积极的影响，使现代心理学走出一条面向人类自身、面向社会与面向应用的合理之路。

［原载于《医学与哲学》（B），2016，37（07）］

三、临床共情能力与医疗技术相结合

共情是人际互动过程中的一种心理现象，即同理心，是一种能体验他人内心世界的能力，通过对方言语和非言语的表达，觉察和认识他人情感和情绪需求，并对其做出恰当的回应。当今共情的临床应用已受到广泛的重视，良好的共情对改善医患关系，提高医疗质量，促进患者康复等方面均具有重要作用。临床共情可以舒缓患者的心理压力而促进康复，但根除躯体上的病变仍有赖于技术的有效性，因此，提高专业技术，减少医疗中的伤害也是临床共情的重要方面，临床共情与医疗技术的有机结合，才是人性化医疗的根本方向。

（一）临床共情内涵及其理论依据

1. 共情与临床共情能力

共情（empathy）是心理学家罗杰斯（Rogers）提出的心理学理论。共情是通过语言和非语言线索，探索和处理他人情感的能力，包括"认知"和"情感"两种成分。前者是指对他人目的、企图、信仰理解，强调个体对他人的角色采择能力，即对他人的想法、意图进行理解，并由此推测其未来的行为，并用预测反应来修正自己行为的能力。后者指对他人情绪状态的感受，是对他人情绪的一种替代性分享，二者有机结合可增强个体的社会交往能力。罗杰斯认为，良好的沟通和治疗关系本身就具有治疗功能，而共情则是建立良好沟通关系的核心条件，在与患者交流时，能将心比心地进入患者内心世界，并对患者的感情做出恰当的反应。临床共情就是指共情在临床上的运用，即医护人员能够识别患者情绪状态，对患者的情感需求给予恰当回应，从而促进临床优质医疗。

临床共情可分为四个维度：①情感维度：感受患者情感与情绪，分享其情感和经历，此维度有类似于同情；②道德维度：是医务人员产生共情的内在动因；③认知维度：是运用知识和经验分析、判断推理等方法，察觉并理解患者内心情感的能力；④行为维度：是将对患者情感与态度的理解转化为恰当的临床行动，如采用语言或非语言等沟通方式反馈给患者。情感活动包括两个层次：深层行为是指积极主动、发自内心地培养自身真实情感去感受和理解患者内心世界；浅层行为是指医务人员针对不同患者调节自身的情绪状态，有意表现出一些"非真实"的情感以利于临床治疗和促进护患关系，如对某些患者表现出"非真实"的热情、关心和兴趣。

2. 共情理论的科学基础

共情被认为是体会他人情感和情绪的一种能力，隶属心理或交际范畴。随着现代科学发展，镜像神经元（mirror neurons，MNs）已成为近年神经科学领域研究的热点之一，20世纪90年代意大利科学家Rizzolatti等人，先后在灵长类动物和人类大脑Broca等区域发现镜像神经元MNs，不同区域的MNs可能有不同的功能。研究表明，MNs是能直接在观察者大脑中映射出他人动作、情绪和意图等，具有特殊映射功能的神经元，MNs参与人类行为理解和模仿、共情和社会认知等活动。

临床共情中情感传播效应与脑部镜像神经元系统活动增强密切相关。情绪不仅能相互传染，还能影响自身的情绪体验。研究表明，医务人员表现的正性情绪，尤其是快乐、微笑的面部表情，不仅能提高患者的满意度，增进护患了解，而且也能给医护人员自己带来积极情绪，提高职业成就感。

3. 临床共情的实践意义

在人际交往中，沟通双方会通过大量非言语行为表达内心情感，如面部表情、肢体动作、眼神交流等方式。医患沟通时，医生不仅要观察患者的非言语行为，也要注重自身的非言语行为。研究显示，通过培训沟通技巧可以提高临床共情能力，提高患者的满意度。同时耐心倾听和有效的交流互动方式能够提高患者对治疗的依从性和临床效果。鼓励患者表达内心真实想法能提高其免疫力、促进疾病康复，并可以大大减少医疗纠纷的风险。

在临床医疗中，大多数患者并不直接向医生表达自己情感和内心想法，而是借助一些言语或非言语方式，间接、含蓄地表达内心情感。例如，患者回避与医生眼神交流表示害怕、恐惧；语言断断续续提示可能有难言之隐等。医护人员需要敏锐观察患者的非言语行为，及时采取恰当措施来缓解患者的情绪。Suchman把患者用语言方式直接、清晰地向医护人员表达内心感受与情感的现象称为共情机会。例如，患者对医生说"我好害怕啊""我真不知道该怎么办好"等就是共情机会，此时使用共情语言有效地回应患者的共情机会，能增进医患关系而取得患者信任。

（二）临床共情的障碍与缺陷分析

1. 忽视共情时机的选择、缺乏语言沟通技巧

尽管临床共情对患者和医护人员均能产生良好的效果，但共情的实际临床应

用却很少见，即当患者及家属表达共情时机时，医护人员的回应率很低。当有临床共情机会时，很多医生经常转换话题，去谈论一些疾病的专业知识或重新叙述疾病问题，从而中断与患者的进一步沟通。由于某些医生缺乏共情意识，对患者的悲伤、恐惧等负面情绪很少使用临床共情。除医疗工作繁忙外，最主要原因在于缺乏共情的深层情感活动，不能积极主动、发自内心地培养自身真实情感，以感受和理解患者的内心世界。多数医生并非认为理解和回应患者情感需求是疾病治疗的重点之一，或者因为缺乏医疗相关知识，无法解答患者的问题，而有意回避共情时机。

2. 忽视共情疲劳的倾向、缺乏感同身受体验

医疗人员对患者和疾病等消极状态的共情唤起，如担忧或无力感，加之医疗的职业因素，对患者的紧张和焦虑反应习以为常，每天都要面对众多患者，因而很容易使医生产生共情疲劳。由于快节奏的现代社会，医疗压力也非常大，同时常因工作繁重而压缩与患者交流的时间，难免会存在冷漠的情绪。有些护士常常认为治病是医生的事，护理就是执行医嘱，因而缺乏主动沟通意识，例如，有的护士会对患者说"这个事护士不管，我不知道，你找医生去""让你打针就打针，问那么多干啥"等。很多患者曾建言：希望医生和护士讲话时"不要像领导教训下属一样"，更不要说"跟你说了你也不懂"这类的话来刺激患者。由于疾病的复杂性和患者个人社会、心理需求的差异，部分患者面对某些情境，会不断产生愤怒、敌意、抑制和焦虑等负性情绪，而认知共情能力则可以帮助医生选择最合适办法去帮助患者。

3. 忽视二次伤害的共情、缺乏医疗人文关怀

患者的痛苦源于躯体和心理两方面。来医院就诊时，常常处于希望与恐惧双重感觉中，既希望早点把病治好，又恐惧治疗过程中的痛苦和伤害；疾病对患者是一次伤害，而临床诊疗和护理过程中的附加损伤则是对患者的二次打击，如抽血化验、动静脉穿刺的疼痛反应，放置胃管的不舒服，术后对疼痛的恐惧，术前备皮时的窘境，动脉采血的损伤性，以及导尿、灌肠的不适应等，而某些医生常常认为医疗技术是为了治病，有点伤害也是正常的。临床医疗中，医生很容易忽视对二次伤害的临床共情，缺乏换位思考的理念，患者紧张又焦虑，而医生淡漠不着急，岂不知这种医患关系本身就是对患者的不良刺激，容易成为医患矛盾的

导火索。而良好的情感共情可以产生利他行为的动机，具有压制暴力行为的作用。

（三）临床共情与医疗技术的结合

1. 培养临床共情能力，强化医疗语言效应

共情能力被认为是所有情感素质中最高级的层面。目前共情能力的培养已逐渐受到广泛关注，它能够预测正常及异常情感交流能力、对异常情感的宽容能力，以及对患者的责任感。在沟通过程中，医患双方都是专家，医生懂得疾病治疗技术，患者熟悉自身的病史。因此，建立相互信任的医患关系，才能进行真实的信息交换。帮助患者控制情绪是医疗工作的首要任务之一，快速认知患者的情绪，耐心倾听患者想法能帮助患者调节脑部情感，鼓励患者表达内心真实想法能提高其免疫力、缓解负性情绪，促进疾病康复。

患者就医时常由于疾病、环境因素使心中充满不安和紧张、犹豫甚至恐惧，医疗人员运用语言或非语言方式进行临床共情，可以显著改善医患关系。例如，医生对重症患者和家属表达"我能想象出您的处境有多难""当您知道自己得了肿瘤时，我可以感受到您的害怕"等共情语言，患者的内心会受到良好的安慰。此外，医生对患者应尽可能使用"第一人称"，将"你、你们"转换成"我、我们"可以更多地增进亲切感和安全感，使患者或家属感觉到被认同和尊重。沟通中可以经常使用"我们共同努力""我们会一起想办法"等语言，能够轻松拉近医患间的心理距离，从而也增加对医护人员的信任感。

2. 掌握临床共情时机，规范医疗礼仪行为

根据反应产生的先后，情绪调节可分为先行关注情绪调节和反应关注情绪调节两方面。在言语沟通之前，医疗人员运用自身的非语言行为，尤其是面部表情和眼神、善意的微笑和适时眼神交流，在短时间内可稳定患者情绪，缓解心理压力，这一过程属于先行关注情绪调节，对于提高医疗质量、促进护患关系十分重要。当进入正式语言交流时，则属于反应关注情绪调节阶段，通过言语沟通解除患者疑虑，增强护患联系。在临床医患沟通过程中，通常先行关注情绪调节的效果要优于反应关注情绪调节的效果。由此可见，医疗人员的礼仪和行为在和谐医患关系中具有关键作用。

礼仪和行为是在人际交往中，以非语言行为作载体，即通过眼神、面部表情、空间距离、肢体动作、服饰着装和周围环境等进行的信息交流。在所有沟通信息中，非语言交流所传达的信息可占65%，它表达了个体内心真实感受与难以用语言表达的情绪。非语言交流是建立良好护患关系、提高患者满意度的前提。在临床医疗过程中，患者的满意度与医生的礼仪行为明显相关，有效运用这些非语言交流能让患者真切地感受到医生的情绪变化，其中以面部表情和眼神交流是沟通的核心，代表着彼此的关注；此外，沟通时身体的倾斜角度、语音、语速、手势动作等都可决定患者的满意程度。

3. 提高医疗技术质量，减少患者二次伤害

从医疗的人性化角度来看，消除或减少医疗技术带来的伤害是临床医疗不可回避的挑战，也是对患者恐惧心理的一种临床共情。现代医疗技术虽然带来医学的迅猛发展，但技术主体化的负面后果也是严重的。医疗不能没有这些技术，但我们首先需要对医疗手段的伤害性特征求得共识。面对技术如何才能避开伤害性而迅速提高的问题，我们还应该从医疗技术本身寻找突破口。高仿真医疗模拟技术训练就是一项提升医疗技术的人性化手段，可以迅速提升医疗技能，为临床实际操作奠定坚实的技术基础，同时也可以通过培训过程提高医疗临床共情能力，这是临床医疗走向人性化发展之路的重要环节。

医疗并非是简单地执行诊疗规范，而更是需要用心关爱。在进行临床医疗和处置过程中，医生首先要让自己安定下来，哪怕仅有几秒钟，患者会因此而放松，至少感受到医生愿意把时间花在他身上，这也是医生的基本哲学。而匆忙了事、心不在焉或盲目地记录医疗数据而不全面询问、检查患者，不仅削弱医疗的人文精神，也导致临床医疗失误率的上升。为了更好地减少患者的恐惧，稳定患者的情绪，务必优化自身的医疗技术技能，同时在医疗手段中融入人性化关怀，以弥补医疗技术中的缺陷和不足。精湛医疗技术与优质临床共情相结合，必将是构建人性化医疗的重要举措。

总之，共情在临床医疗中具有十分重要的作用，适时掌握临床共情，不仅是医学基本要求，也是医学人文所要掌握的重要环节。临床医疗实践是共情应用的终极平台，我们强调临床共情的作用，并不能忽视技术的根本作用，而是需要将技术与人文之间保持一定张力，达到适当平衡而规避极端倾向。在当今医患关系

紧张、医疗环境复杂的境况下，务必要重视运用临床共情，使其更有效地推助医疗学的人性化发展。

［原载于《医学与哲学》（B），2014，35（10）］

四、现代医学由快节奏到慢节奏的调整

为了快速控制并攻克肿瘤等慢性病，现代医学一直在寻找新药物和新技术，其攻坚的节奏越来越快，但结果却是慢病越治越多，范围越来越大，控制慢性病及其蔓延的目标仍看不到希望。究其原因，医学在应对慢性疾病方面开错了药方，迷失了方向。实践证明，控制慢性病的关键不在于"治"，而在于"防"。单纯生物医学模式对抗慢性病的方向不对；以办大医院方法控制慢性病路子不对；广泛运用高新技术不是慢性病防控的首选。因此，降低过度技术干预的速度，调整医学发展方向迫在眉睫。慢节奏调整是一种健康发展战略，是临床医学快节奏发展中的阶段性调整，不仅要控制"超速"行为，而且要修正方向的偏移，让临床医学真正走向健康可持续发展之路。

（一）快节奏的现代医学与面临困境

1. 快节奏的时间概念与医学界定

节奏是自然、社会和人的活动中一种有规律的变化。节奏变化为事物发展的本原，而节奏的快慢与速度相关。快与慢是一种相对时间的概念，物理上的速度是一个相对量，即一个物体相对参照物位移在单位时间内变化的大小，是描述物体运动快慢和方向的物理量，速度不仅有大小也有方向，而速率则只有大小没有方向。医学发展速度也包括快慢和方向两个方面，本文所述的快节奏主要是指医学在应对慢性病过程中所采取的各种生物技术干预的速度。技术发展是以医学目标为参照物，即控制慢性病的发展与蔓延。而技术干预的频率加快却不能遏制慢性病，不能到达甚至背离医学目标，这种"快节奏"并非是真正的速度，而本文所述"快节奏"也主要界定于此。

虽说"快节奏"与"浮躁"是两个不同概念，但快节奏必须防止"浮躁"。正如杜治政所说，浮躁是现代医学一道抹不掉的伤痕。浮躁以"快"为特点，但却缺乏实际效果。浮躁认识论根源是唯心主义、主观主义，其行为不受客观条件约束，全凭主观想象行事。想要五年攻克肿瘤，就认为五年内就能攻克肿瘤，结果却耗时、耗力，最终让医学陷入困境。丹尼尔·卡尼曼在《思考，快与慢》一书中提出，人类大脑有快与慢两种决定方式。无意识的"系统-1"快思考，依赖情感、记忆和经验快速做出判断，而有意识的"系统-2"是慢思考，通过分析、质疑、评估、反省，并做出决定。绝大多数情况下是系统-1的快思考作用，这也正是人们普遍不理性的基础。当今慢病防控中也存在诸多不理性因素，盲目的快节奏不仅导致医学的失利，更有偏离医学方向的危险。

2. 单纯的快节奏带来的种种弊端

现代医学节奏的特点之一就是快，不仅科学研究节奏快，技术应用也相当快，尤其是很多不确定性技术的广泛应用，其效率甚微，甚至造成损害，这种表面上"快"的结果实际却是"慢"。以攻克肿瘤为例，从美国1971年抗癌战拉开帷幕，攻坚节奏不断加快，从器官、细胞、分子直到基因层面的研究不断传来"佳音"，各种抗癌新技术也在快速应用于临床。然而，近半个世纪以来，耗资巨大的快节奏攻势，不仅没有减轻肿瘤对人类的威胁，反而新发肿瘤在不断增加。这种以"杀光、毒光、切光"为手段的快节奏抗癌战略，虽然技术已近乎顶峰，但方向却大大偏倚，其结果只能是延长慢病防控进程，甚至永远达不到目标。与此同时，冠心病、高血压、糖尿病等新增病例也在呈持续上升势态，医学正处于进退维谷状态。

单纯生物技术对慢性病为什么显得无能、无力呢？关键问题是治疗方向的偏移，将"急性病"治疗方法应用于慢性病的治疗上，其效果当然微弱。当今过度技术干预不仅没有遏制疾病发展，而且严重损害人类的健康质量。例如，滥用抗生素导致机体免疫功能下降，过度抗癌治疗严重损害机体的器官功能，尤其癌症"三早"方针的实际结果也在面对深刻的质疑。医学在致力于与疾病斗争的过程中，不断走向极端，完全忽略慢性病产生的多元化因素。就肿瘤研究角度来说，目前仍不能完全解释肿瘤发展过程，也不能找到确切的肿瘤治疗方法。这也正是这些抗癌疗效不稳定、不显著，甚至无效的原因之一，也是近几十年人类抗肿瘤治疗的策略失误，可见，现代医学似乎已经走进瓶颈地带。

3. 盲目快节奏导致医学方向偏倚

随着医学资本化进程，尤其当医学在资本运行中获取日益增长的经济效益，医疗干预的节奏也在不断加速。在资本利益的驱动下，经济利益成为医院运行的主要目标，逐利的脚步也越来越快，尤其是技术与资本的联合作用，临床医疗干预手段也不断升级，过度医疗范围也在不断扩大，很多医院购买大型仪器和设备，以增加经济效益，经济学家称这种现象为"诱发需求"，其目的并非完全为了患者需求，而是为设备和技术需求去诱导消费者。尤其是各大医院凭借技术、设备优势，成为医学资本垄断的龙头，节奏快而无秩序的资本运行逻辑，其负面效应也日趋显现。以至于医学技术不断提高，慢病控制却收效甚微；服务能力不断加大，但民众的满意度并没有相应提高。结构性"看病贵、看病难"问题已成为当今医改的主要困境。

快节奏医学在快速资本化的进程中，各种负面医疗也全面登场。除过度医疗干预的常态化和普遍化趋势外，还包括开发性医疗和人为制造的疾病，因而就出现了非疾病性医疗。"医学已经发展到，所谓的健康人只是表示他还没有接受医学的系统检查。"为了扩大医学资本，就要不断增加患者数量，就要加速新技术干预。如此种种以过度医疗为核心的快节奏医疗，不仅没有遏制慢性病进展，却使医患冲突加剧，这种快节奏所带来的负面结果是医学方向的偏倚。快节奏的发展冲动导致冲动的超速发展，快节奏发展的医学，其功能也无止境地扩大，技术无限扩张已远远超越了自身应有的限度，尤其是技术的经济意义更是非同寻常，面对医学极端化趋势所带来的整体性失衡，需要速度控制和方向调整。

（二）由快节奏到慢节奏的战略调整

1. 慢性病特征与慢节奏调整

20 世纪中叶以后，疾病构成发生了巨变，传染病比率逐渐下降而慢性病不断上升。慢性病主要指心脏病、高血压、糖尿病、慢性呼吸疾病和癌症等，其主要特点是发病缓慢，病程迁延时间长，与急性传染病相比，其变化相对缓慢；慢性病原因复杂，涉及生物、社会、环境等多方原因，从根本上治愈难度很大，治疗只能限于缓解病情和减少痛苦。由于慢性病带有终身性质，其演变过程一般是治疗、复发、再治疗、再复发直至死亡。由此可见，控制慢性病并非一朝一夕的过程，以应对急性病的方略应对慢性病的路子走不通；单纯从生物学角度寻找慢性病病因其目标渺茫；仅仅依靠高新技术控制慢性病是难以成功的，采用慢病快治的方法是不行的。因此医学需要由快节奏治疗向慢节奏预防调整。

慢节奏包含两层含义：①降低"无效"快节奏的速度，改变战术形式，对于生物技术的失利原因进行反思，倡导适宜技术，对于久用无效或效果甚微的不确定性技术要限制其应用范围，降低盲目快节奏干预所造成的自身损害和时间拖延。②防控战略要向预防慢性病方向调整，实践证明，慢性病不可能在短时间内得到完全控制，必须将治疗中心向预防中心转移，要进行医学整体整合。正如樊代明院士所言：整合医学是医学发展新时代的必由之路，医学缺整体观医将不医；医学缺发展观医将不准；医学缺医学观医将不顺；医学缺整合观医将不灵。因此，医学务必要摆脱浮躁情绪，杜绝急躁行为，跳出单纯治病的局限圈子，走向医学健康发展的光明之路。

2. 慢节奏调整的战略证据与意义

慢节奏就是要降低过度过速的医疗干预。实践证明，医疗投入并不是越大其成效就越大。美国是医疗技术更新节奏最快、医疗服务最齐全的国家，但美国却不是全球最健康的国家；德国的医疗支出最高，但德国公民并未得到更多的健康。这就是所谓的"医疗边际效用递减法则"，研究发现，当医疗技术和就医频率达到一定程度后，新增投资越多，而带来的效益越小，甚至开始造成损害。可见，过度医疗干预是弊大利小，而且认为多多就医可以延长寿命也不过是一种妄想。由于慢性病是一种多因素、多环节介入的复杂疾病，其防控措施已远远超出其生物学范畴，单纯依靠高新技术实现"快治快愈"的目标是不可能的，只有实施"慢病慢治"战略转型，从个体治疗向群体预防转变，才能从根本上提高健康质量。

慢节奏就是要从治疗向预防转型。实践证明，应对慢性病的最佳方略不在于"治"而在于"防"。不仅要做好二级预防，更重要的是要切实落实一级预防，因为只热衷于人群普查、早期诊断、化疗预防等二级预防，无助于癌症等慢性病发病率的下降；仅从生物学角度研究肿瘤不能全面揭示肿瘤发生原因，只有重视预防才能有效提高慢性病的控制速度。日本曾经是胃癌高发国家，但他们将防控重点调整到预防方面，通过饮食调整、生活习惯改变和心态行为的调整，30余年后胃癌发病率大大下降。而采取积极技术干预控制癌症的美国，胃癌发病率并没有下降。这也反映出当今慢性病防控的方向远比速度更重要，快节奏医疗干预只能是"欲速则不达",只有调整健康发展战略,才能有效增加质量与绩效。

3. 慢节奏转型为何仍困难重重

慢节奏方略实施的困境之一是技术主体化趋势。医学对技术的过度迷信导致全面技术化的医学,由此推动着技术应用的无限扩张。技术主体化修改了医学的本质,技术代替了医学,技术决定着医院的规模、等级和发展方向,医院水平被简单地视为技术装备水平。技术作为一种独立力量,遵循技术自身发展逻辑,作为医学对象的人也被越来越碎片化,人类的躯体成为现代技术的"练兵场",而医学却将此作为发展目标和辉煌的标志,这种将人作为工具的医学似乎在为技术的目的而服务,就此医学的目的与手段发生了颠覆性转换。另外,技术也是一种政治、权力和权威的象征,强烈刺激着医疗机构和医生的每一根神经,在巨大的技术荣誉下,又怎能轻言刹车减速呢?正如韩启德院士在医学与人文高峰论坛开幕式上所讲,"医学技术越发展,越需要有驾驭技术的方向盘,越需要有刹车的机制,在方向不对时能够刹住医学技术这辆快速奔驰的车。"

慢节奏实施的另一个困境在于资本主体化进程。由于资本的诱惑和利润的驱动,医疗利益集团难以摆脱逐利的目标,尤其是快速发展的医学已经获得巨大的经济效益之后,医疗转型必然困难重重。特殊利益争夺曾经是美国医改困境之一。为维护自身经济利益,医疗利益集团极力抵制医改进程,对政府控制费用的政策极力抵触。尤其20世纪后叶以来,医疗产业已经逐渐成社会资本重要部分,资本利益必然带来医疗利益集团的激烈争夺,因此,协调政府与医疗利益集团之间关系也是各国医改的主要难题。当下中国的医疗改革也是如此,各大医院都将医改视为巨大"挑战",想尽办法不让患者分流,想尽办法开发新的经济途径,因此也势必成为医疗改革的一道阻力。可以说,大医院的动作是慢节奏转型实施的核心力量。

4. 慢节奏调整务必提高健康素养

现代医学的一种病态就是迷信技术万能论,相信高新技术可以彻底消灭慢性病。在相当的程度上,一提到健康问题,人们立刻就想到医院,想到疾控中心等部门,不论打针吃药还是注射疫苗,主要还是在以疾病为中心,而非以健康为主导。世界卫生组织对健康因素的总结为:健康 =60% 生活方式 +15% 遗传因素 +10% 社会因素 +8% 医疗因素 +7% 气候因素。由此可见,慢性病防控的关键因素并非在医疗，而在于完善预防机制。认为维护健康主要是医疗系统责任的观点已不能适应时代的发展，需要以更广的视野、更高的层次来重新审视健康概念，坚持以患者为中心的医疗活动，更要以预防作为主要定位方向。

慢性病防控对于维护健康是十分重要的，方式主要包括全民健身、环境治理、生态保护以及保持良好心态等。可以说，将同样的治疗资金投入到预防领域，要比得了疾病再治疗的效率更高。当今慢性病防治的困境不仅仅来自医学内部，更关键在于全社会对健康的认识不足。据调查显示，2013年我国城乡居民健康素养水平为9.48%，农村居民为6.92%，城市居民为13.80%，其中城乡居民慢性病防治素养仅11.59%。说明我国城乡居民健康素养总体仍处于较低水平。因此，提高民众的健康素养对防控慢性病至关重要。健康不仅是医学问题，也是社会问题。健康是一项公民权利，是人民幸福的基础，没有全民健康就没有全面小康。

2007年世界卫生大会提出"预防和控制非传染病：实施全球战略"，认为控制慢性病的三个重要阶段是环境干预、生活方式和临床干预，而且治疗为主向预防为主转向也是必由之路。医学由"治病"向"防病"转移，从时间上是由快到慢节奏的转变，但并不意味着"防病"的节奏要慢，而是需要稳定的心态，持之以恒的努力，同时向预防转移也并不意味着治疗环节不重要，而是要降低过度医疗干预的节奏，从速度型转向质量型，从浮躁激进走向踏实严谨。实际上，医学快节奏发展中的慢节奏调整，涉及多层次、多方位的关系联动，在很大程度上取决于医疗体系的结构改革和机制转变，尤其是在权利与利益的诱惑面前，务必要控制现代医学发展进程中的浮躁心理，勿忘医学初心，坚守医学宗旨，才能让现代医学在可持续发展的道路上快速前进。

[原载于《医学与哲学》（A），2017，38（10）]

五、医学技术与人文相结合的医疗模式

医学科学与医学人文之间的最大悲哀就是"老死不相往来"。技术认为只有技术才能征服自然和改造自然，创造价值，技术是一种真正的"下蛋鸡"，人文只是"不下蛋的鸡"。医学人文则认为：只会生蛋的鸡不是优质鸡，而能生蛋又能孵化新鸡的鸡才是有发展的鸡。下蛋鸡下蛋总会大声叫个不停，让所有人都知道蛋是它下的，下蛋鸡也因此名声显赫，而不下蛋的鸡则少人问津。然而，当下蛋鸡因过度生蛋而生出"软蛋"，甚至"坏蛋"的时候，下蛋鸡的名声也因此受到尖锐地质疑。可见，现代医学可持续发展需要技术这只下蛋鸡，更需要医学人文这只不下蛋的鸡，技术与人文的结合才是医学发展的未来走向。

（一）医学技术是一只专业下蛋的鸡

1. 快节奏科学催生技术主体化

回首 20 世纪的医学史，"技术"和"利益"似乎就是其关键词，二者联合共同打造出一个辉煌的百年医学。从诊断到治疗，新发明与新技术的引入改变了医学的面貌，当今医学所见的所有先进仪器和设备，几乎都是 20 世纪的成就。医学基础理论与技术空前发展，诊疗手段现代化、自动化、信息化、精密化；医学全面走向体制化、专业化，大医院成为庞大的技术中心。在技术的支撑中，一系列危害人类健康的传染病得到控制，以前不能治的病能治疗了，以前不敢想的技术实现了。从克隆技术、胚胎技术、干细胞技术、生物技术，到时下最盛行的基因工程技术等，大量的工程探测技术也在不断引入医学，大大提升了医学诊断的清晰度和精准度。

1979 年，发明电子计算机断层扫描（computed tomography，CT）的两名工程师，获得了诺贝尔生理学和医学奖。因此也大大提高了技术在医学中的主导地位，技术为医学增加了巨大的优越感，技术近乎等同于医学，医学这个神圣舞台上也因此更换了主角。在唯科学主义盛行的氛围中，技术成为时代的代名词，任何学科只有挤进科学行列，才能够盛气凌人或至少也可理直气壮。然而，技术主体化趋势使医学的目的与手段发生了颠覆性换位。技术以一种独立的力量，超越了医学自身的宗旨，技术控制了医学的理性，在追逐技术的道路上，医学迷失了方向。

2. 技术成为医学资本的下蛋鸡

当今医学与以往的医学完全不一样了，医院和医生所追逐的目标也不一样了，医学理念也已发生根本的变异。究其根源就是医学的资本化进程，医院就如一架大型医疗机器，在资本逻辑运行中，"利益"成为资本追逐的最终目标。因此，在这种由技术武装起来的的医学中，技术就理所当然地成为创造资本利益的

"下蛋鸡"。当新型药物与先进仪器逐渐成为健康和医疗的代名词时，过度技术干预就堂而皇之地浮出水面。技术这只"下蛋鸡"带来的产量让人欣喜若狂，为了利益最大化，过度技术干预进入常态化与普遍化状态。正如马克思所认为，技术异化并不在于技术本身，而在于技术的资本主义应用，其根本原因是人的异化。

技术与资本联盟是现代医学的主要特征，由此也就产生了一种令人费解现象，一直以减少疾病为目标的医学，如今却希望患者越多越好；资本追求的不是治愈率的高低，而是经济收入的多少。由于资本天然的逻辑本质是局部有秩序而整体无规则，各大医院在极力追求自身利益的同时，必然会导致整体医疗秩序的混乱，这也正是当今医改难以走出困境的根源，也是许多现代新技术无法摆脱道德困境的原因。在越来越多的人们眼中，医生已经不再是救死扶伤的白衣天使，医院已经不再是扶危济困的圣洁之地，现代医学已经严重透支了患者的信任，医学人性在技术和利益的交织中日益衰落。

3. 过度技术干预莫过于自毁前程

技术发展的无限性刺激着医生的每一根神经，技术不仅带来专业上的成就感，也在无限提升个人的威望和权力感。然而当技术发展接近顶点时，其负向作用将会不断显现。超负荷生蛋的结果就会是逐渐走向下"软蛋""坏蛋"，甚至"扯蛋"。在过度技术干预普遍化、常态化状态下，又衍生出多种奇形怪状的蛋，诸如炫耀性、欺诈性和非疾病性技术等也大摇大摆地走上医疗舞台。现代技术不仅可以早期发现癌症，而且技术的进步甚至可以预测一个没有癌症的人何时能得癌症。试想如果该技术常规应用于临床，哪些知道自己未来何时得癌的正常人将是何种感受？在这种希望与风险并存的技术面前，如何应用技术则是现代医学面临的艰难选择。

单纯技术真能给人类带来健康和幸福吗？百年历史给出的证明是否定的。当今过度医疗的负面作用日益显现，由此引发的医学困境也越来越尖锐，过度技术干预已成为医疗保健事业中的一颗毒瘤。其危害包括，无意义消耗医疗资源，加重医疗分配的不公平；加重患者负担，激化医患冲突；腐蚀医疗队伍，损害医生形象；给医疗改革和医学可持续发展带来消极影响。同时，医源性疾病不断增加、人类的抵抗力在逐渐下降，人类的生命质量趋于退化，人类作为世界上最高等级物种，如果脱离了技术支持，人类还有能力在大自然中独立生存吗？由于人的异化，导致技术异化，医学失去了本身宗旨，如此下去，医学技术最终要消灭自己，医学的人性也将不复存在。

（二）医学人文是一只不直接下蛋的鸡

1. 医学人文是医学技术的灵魂

人文是医学的灵魂和旗帜，是支撑医学发展的原动力；医学可以是科学和技术，可以是一种庞大的社会建制，但所有这一切都是为了人的生命和健康，医学技术是医学人文精神的凝结物。自从医学诞生以来，医学的唯一目的与宗旨就是救人以性命，帮助人们从疾病折磨中解脱出来，恢复健康，这是从古到今所有医者共同努力所得出的真理。几乎所有医家都将人文与技术视为治愈疾病不可缺少的两个方面，既要懂科学知识和技术，又要有高尚的医德情操。毋庸置疑，医学不仅是一门特殊的科学，更是一门人学，是为人的健康和幸福服务的，技术应该是或只能是一种医疗工具，人本立场和人道精神才是医学的真谛。

随着健康定义的发展，医学关注的不仅是身体疾患，还要注意引起疾病的社会问题和心理问题。医学的仁学宗旨让我们懂得药物、手术刀是用来救人的；医学技术发展可以是无限的，而人类所需要的却是有限的。当代医学需要的不是单纯的技术工具，而是需要更全面、更合理、更有效的整体医学，技术与人文的结合就是最主要的内涵之一。正如爱因斯坦所说，"单靠知识和技术并不会给人类带来幸福和尊严。人类完全有理由将高尚的道德和价值观置于客观真理的发现者之上"。现代医学在科学观念的转换下，医学人文精神衰落已近乎底层，医学将走向何方是一个备受关注的问题。

2. 医学人文是技术质量的基础

人们已经有目共睹，以前医院很少有医患纠纷，现在医院随时都可能发生医患纠纷；以前医学救死扶伤为了患者健康，现在医学资本化，逐利成为核心目标；以前医院希望患者能逐渐减少，现在医院却渴望患者越多越好。如此种种强烈反差，反映出医学已经处于现代性危机之中。王一方认为："现代临床诊疗是在职业化、技术化的催生下，刻意去追求客观化、数字化、符号化的过程，临床医学在不断走向主观化和去情感化，其本质上是一种离床化医学的历程，更是患者身心感受被抛弃和遗忘的历程。更令人担忧的是，技术本身对此毫无反省和批判之意，并将这份去情感化的技术独尊主义当成是医学进步的必然趋势。"在技术和资本主体化趋势不断高涨的进程中，陷落的已不仅是医学的人性化温度，同时技术也在无意识地消减医学本身。

技术异化带来的弊端已不断显现。人们不禁要问，医学还是"医学"吗？医生还是"天使"吗？医学的灵魂还在吗？由于技术发展太快而灵魂没有跟上技术的脚步，所以技术需要减低速度，等一等后面的灵魂，否则没有灵魂的医学只能犹如"行尸走肉"。自然的鸡下蛋应该是有昼夜节奏的，下出的蛋才是优质蛋，而过度过量地下蛋，就会产生缺钙的"软蛋"或缺乏营养的"坏蛋"。同时，在技术主体化环境中，更要警惕"鸡肥不下蛋"现象，在技术至上的大伞下吃着"软饭"。医学需要在发展中学会观照自我，勇敢面对困境，也要学会哭泣。只有人类具备正确自我认识的可能性，才有可能让人类避免毁于自身。

3. 医学人文旨在技术发展可持续

也许医学人文的确是一只"不下蛋的鸡"，因为它根本是一只公鸡。在狂欢夜后的黎明吹响警示的号角，在欢呼雀跃的人群中保持冷静与警觉的目光，时刻提醒人们去深思或反省那些被漠视的危机，而这些问题却关乎医学的成长与可持续发展。据说很多养鸡场常常发生一个让人难以琢磨的现象，就是有些下蛋母鸡不知什么原因蹦跶蹦跶就死了，为什么呢？有人解开了这种"怪象"之谜。下蛋鸡每天关在狭小的空间内，为了下更多的蛋，日夜被灯光照射，让这些鸡只下蛋不睡觉，更是一年四季见不到一只公鸡，那些不甘寂寞的母鸡就会身心疲惫、憋屈而死。因为鸡也要繁衍，要孵化小鸡再继续下蛋，只有这样才能保证鸡的家族世代不衰。

如何才能让鸡的家族世代发展呢？鸡农都懂得，就是孵小鸡，新生的小鸡是怎么孵出来的呢？当然离不开公鸡，这是人们最起码的常识。然而，医学技术这只特别能下蛋的鸡却对此少有问津，岂不知当下蛋鸡下不出蛋的时候，又有谁来继续下蛋呢？医学人文始终承认技术是人类手中的一把利剑，可以除妖降魔；然而这把利剑如果指向偏移，将是人类不可估量的灾难。技术打造了大批医学人才，但同时技术也可能制造出很多医学"人渣"。技术应用以患者为中心是善，以个人利益为中心则恶。医学人文关注的不仅是技术的速度，更加聚焦技术可持续发展的方向。想做天使还是变成恶魔，在于每个医生内心的人性沉淀。要让技术这只下蛋鸡能世代延续，首先要让鸡身心健康，懂得为什么下蛋，下什么样的蛋。人文的功能就是以一个同盟者的姿态，对技术提出理性的批判，纠正技术偏差，并承担保护下蛋鸡世代下好蛋的职责。

（三）学技术与医学人文完美结合

1. 医学技术与人文的虚实探底

技术与人文的关系，就如"鸡生蛋和蛋生鸡"的千年论题一样，谁先谁后已不重要，重要的是谁更重要。毋庸置疑，技术是一只下蛋鸡，是实实在在的实体；人文不能直接下蛋，只是用哲学和批判的眼光不断审视技术这只下蛋鸡的行为，是一种"虚"的精神。实际上，包括医学在内的任何管理都含有两个层面：一个是形上基础，看不见、摸不着，称为"管理哲学"；另一个是其形下的实体，具体而清晰的方法，即"管理科学"。但这具体的科学要受那看不见、摸不着的哲学所支配和控制。以"虚"的管理哲学来善用"实"的管理科学，便是"虚以控实"。现代医学也同样包括科学和哲学，管理哲学通过选择、运用和批判管理科学及其技术，才得以显现其功能。哲学是科学的最高点，当今很多科学技术问题，最终都要经过医学哲学层面的审视，要从人文、伦理和道德上做出最终评价。

那么，技术与哲学哪个更重要呢？这是人们最关心的问题，也是最容易引起"误区"的问题。实际上，二者是两个层面的问题，没有可比性。当今医学技术与医学人文是相辅相成的，要把虚的人文精神和实的科学技术兼顾并重，并加以合理运用，要以人文这只不下蛋鸡控制技术这只下蛋鸡的质量与方向。如果一定要问技术与人文两者哪个是"主角"，回答当然是实的科学技术更重要。因为没有实的技术，虚的人文也就无从控制了，只有人文没有技术的医学是"空中楼阁"。今天我们强调医学人文精神并没有否定医学技术的作用，相反是为了让技术更精湛、效果更人性，从而更有效服务于人类健康和幸福。

2. 技术与人文分离是医学的死穴

当偶尔在掌握医学硬技术的医生面前提及医学人文时，得到的常常是一种充满鄙夷和不屑一顾的目光。很多医生眼中的医学人文，既不能治疗疾病，也不能提高专业技能，最多只是个边缘的、辅助的、可有可无的职业情感培训。正如王一方所说，其实大部分具有医学专业知识背景的人，对医学人文学科都持漠视态度，医学技术与医学人文也就此分道扬镳。强势的医学技术和交易型的医患关系，让医学内部固有的人文精神显得很隐匿模糊，医学人文被异化了，人文关怀消失了，百姓眼里那个"神圣"的医学变得"不可爱"了。剔掉医学的人文性，剩下的也只是患者的肉身。于是当患者精神上的痛苦在冷漠中不断加深时，医患冲突就会达到临界点，一根导火索就可以使其全面爆发，致使医生本身也处于极度危机的环境之中。

鸡蛋有营养，但天天只吃鸡蛋也未必能健康。"医疗边际效应递减律"显示，过多先进的医疗服务并不一定能带来相应的健康效应。当技术设备和就医频度达到一定密集程度后医疗效果就会走向下降，并产生附加损害。据调查，当今美国的医疗投入是英国的两倍，但包括慢性病发病率、平均寿命等各项健康指标均不如英国。伦敦大学流行病学家迈克尔·马尔莫博士说，"每个人都应该探讨，为什么最富有的国家不是最健康的国家?"这也从另一个侧面反映出，医学技术的使用频度绝不是愈多愈好，而必须要考量技术的适宜性和人文性等要素。目前各种现代化新技术均有一个边际效应，超过这个边际时，其作用就会走向负面。犹如物理学的抛物线一样，到达顶点一定会下降，没有例外，这也就是"物极必反"的道理。要想在最高点不下落，只有借助另一个平台，就是医学人文的介入，技术与人文的结合才是医学可持续发展的必由之路。

3. 技术与人文结合才是医学可持续

医学技术与医学人文的结合，有赖于医学专家与人文学者的默契协作。既要下很多好蛋，又要孵化继续下蛋的新鸡；既要保证人类对健康的需求，又不能偏离医学的根本宗旨，保证医学人性化发展的可持续状态。所有这一切，都需要医学人文精神的介入。正如杜治政所言，医学科学学者与医学人文学者的合作是当今我国医学人文精神建设的根本任务。医学人文回归临床，需要广大临床一线的医生的积极参与，而单纯靠人文学者或教师是难以完成的。医学人文学者要通过医学专业人士传播医学人文精神，通过医学专家达到人文专家想要达到的目标；医学专家也要静下心来，倾听人文学者的建议，促进医学专业的正向发展和可持续发展。

萨顿提出的科学人文观就是一种理想的现代技术发展观，以科学技术为基础，同时肯定人文精神的价值，强调以正确人文价值观为主导，促进现代科技的发展，倡导技术与人文协调共进，要向科学注入人文精神，以科学人文价值观指导科学发展，其根本目的就是要克服技术与人文的分裂状态，让技术发展能够真正为人类幸福服务。科学的医学人文所映射出的是医学最核心的气质，它可以完全置于知识与技术之上。"有时，去治愈；常常，去帮助；总是，去安慰"，这不仅仅是撒拉纳克湖畔的一个墓志铭，它更体现了一位医生对医学目的的理解，也应该是医学自身的智慧吧！面对技术辉煌而人文衰落的局面，面对带着希望与恐惧双重感受的广大患者，那些临床医学的"大咖"们，难道不应该站出来说句公道话吗？

　　古人云，"利生于害，害生于利"，人文对技术的批判是因为技术是医学的中流砥柱，因此人文喜欢技术，不希望它走错路。相反，当技术处于"当局者迷"的境地中，如果人文对其置之不理则是害了技术，也害了医学自身。实际上，科学是认识世界的知识体系，其价值常常是中立的；而技术是改造世界的工具，其应用处处渗透着价值，甚至有些技术本身就是恶的或是禁止的。当代很多新技术是善恶并存的，具有"双刃剑"效应，因此，为现代医学寻回正在失落的人文精神，不仅是广大患者的福祉，更是医学自身健康成长所必需。如果这种反省能够来自医学系统内部，就会显得格外珍贵，它标志着一种成熟的批评氛围正在兴起，与其他学科一样，医学发展也注定要在批评声中成长。

［原载于《医学与哲学》（A），2016，37（11）］

第六章

医学技术化与资本化运行中的医学教育

对美国医疗状况经常提出批评的是对生命的过度治疗（overmedication）——由于医学机构对人们生命采取了过多的控制和社会变得过多地依赖于医疗保健而引起。尽管自称有拯救生灵的崇高目的，但医疗保健机制实际上是仍然是一种追求利润的商业活动。

——文森特·帕里罗，约翰·史汀森，阿黛思·史汀森

技术手段就其本质而言是异质的，无论是针对使用它的人，还是针对使用它的目的，它与人、精神和意义都是异质的。

——别尔嘉耶夫

现代技术表现为一种不可抑制的、独立于其他社会因素的自主的力量，这种力量自我产生、自我决定，以一种独立于人类之外的自主运动前进。

——让-弗朗索瓦·利奥塔

一、集体无意识及其对技术、资本主体的影响

集体无意识是内在自发的无意识形式，为特定时期特定社会集体所特有，而又从未主动发觉的非理性意识，它具有普遍和潜在性、强制和不确定性特征。荣格把集体无意识归根于原始人类社会的"原型"，集体的认同感、从众性、暗示作用以及外界对原型的刺激条件是集体无意识得以复演的现实机制。虽然集体无意识与理性相悖，但也有其必然性和规律性。当今医学中的技术与资本主体化倾向及其引发的负面结果，是一种典型的集体无意识反应，并形成了有组织而无意识的不负责任行为。因此，当今医学转型发展和整合进程中，务必认识集体无意识对医疗环境影响的双重作用，利用其对医疗的正向影响，从而规避其对医学发展阻碍作用。

（一）集体无意识及其在临床医学中的表现

1. 集体无意识概念及其对临床医学的影响

1922 年瑞士心理学家荣格提出"集体无意识"概念。集体无意识是一种深层次的无意识，其存在完全源自于遗传。在人的一生中几乎从来未被意识到，但它却深深影响个人和社会各种行为。荣格认为，原型是集体无意识的主要内容，它是一种普遍存在、非个人的形式，在现实中的集体无意识经过本能和原型而显现出来，本能是行为模式，原型是领悟模式。集体无意识作为群体存在的特殊心理现象，具有普遍性、潜在性、强制性和不确定性等特征。荣格认为，集体无意识来源于多种多样的原型，它广泛存在并具有强烈的敏感度，一旦人们遇见普遍一致和重复出现的境况时，各种各样的原型就会复活，创造出各种不可抗拒力量来影响着人们的行为方式。当今许多医疗行为如过度医疗、商业性医疗或者伤医事件等均是集体无意识普遍存在的表现。

集体无意识的原型活动具有自主性，一旦被环境激活就具备了强制性特征，而同一切意识、意志抗衡，产生非理性所能理解的表现，无人能摆脱其控制，而且它能够不断地复演、变化、隐藏及浓缩，由此赋予集体无意识及其原型具备支配的、强行的和不可抗拒的力量。集体无意识的这些特征，使人们不得不接受来

自无意识中某种难以理解的力量召唤。荣格认为："无论是好是坏，统治人类的巨大力量正是这种源于无意识的精神因素，是它们造就出了意识，从而为世界存在创造了绝对必要前提和条件，我们是生活在一个由自身精神创造的世界之中。"人们往往自认为坚韧的意志和敏锐的理性，面对来自心灵深处超自然、超现实、超个人的集体无意识时，往往会变得极为脆弱无能，不能理性控制和支配自己的行为。例如，在强大的技术主体化和医学资本的诱惑下，对技术和利益的追逐使医学逐渐在迷失自我，医学中的技术与手段的换位，技术成为技术本身的工具，忘记了医学与生俱来的神圣使命。

2. 技术主体化趋势中的集体无意识表现

集体无意识的突出表现在医学的全面技术化，技术置换了医学，医学就等同于技术，技术之外的各种因素被排挤在医学之外；医学技术以一种独立力量和自身发展目标，置身于医学宗旨之上，脱离了医学本来的需求，而依从于技术潜意识想要实现的目标，技术因技术自身发展而发展。人们对技术的绝对依赖性，使技术主宰着医学，技术决定医院的规模、等级和发展方向，医院水平被简化为技术装备水平，医生个体能力就是技术含量多少。医学理性完全被技术所控制，医学追逐的目标、医生的专业理想也完全受制于技术。医学仁学特性、医生职业情操统统在技术主体化的操控中渐渐消融。现代医学技术以其种种物质利益，诱惑并控制医学的意识形态，以致技术追求逐渐地演变成对权力和权威的追求，医学在追逐技术的道路上迷失了方向。技术巨大力量刺激着医生每一根敏感神经，将其聚焦点由治病转向对各种高新技术的追逐，生命的概念则在集体无意识的状况下悄然地淡漠了。

技术是医学发展最基本的概念，古代医学因技术有限，而更多地以关怀来弥补，因此，技术在原始意象中有着神圣的地位。人们很渴望技术，而且现代技术又是权威的象征，一旦遇见技术就会无限制地追逐技术。然而，失控的技术主体也必然引发诸多负面后果，如医患关系的全面物化；医生离开病床去与那些新技术打交道，医院犹如各种技术组合的大型机器，具有统一的技术和标准化流程，而医生的个人责任模糊化。如今神圣的医学更多考虑的是技术发展，而少有人问津其目的和价值，甚至患者个体痛苦。这种医学手段与目的换位恰恰是医学现代性危机的根源。无意识的技术绝对化常常又会导致有组织的不负责任的医疗行径，加速对人体无限制的技术性干预，人们遵循无意识精神在无限地探寻生命的奥秘，涌现出如混合胚胎、工具胚胎、克隆自我、人造生命等医学新成果，在人们看到医学希望的同时，也给人类增加无限的恐惧，将人作为一种工具的医学，在无意识地将本善的自身推向恶的边缘。而医学更是将对人体与生命碎片化研究视为自己最高荣誉，技术主体化更是将单纯生物医学引向极端，使医学走向一种越来越畸形、片面的迷途。

3. 医学资本化倾向引发负面医疗全面登场

20 世纪末期，医疗保健业及其相关医药业已经成为重要的社会资本，它快速提升了科学和技术的发展与更替，同时也拓出一条新的生意之道，诸多大医院营运目标发生了颠覆性转变。当代各大型医院和从前的根本区别在于它的主体部分已经进入资本行列，由此也引发出各类负面医疗的全面上阵。其突出表现在过度医疗的普遍化与常态化，诸如新技术与新药物的过度使用；炫耀性的医疗也粉墨登场，如经口腔、食管、胃肠及阴道等途径的阑尾切除术等；商业开发性的医疗公然招摇过市；甚至还衍生出一种人造性疾病和非疾病性医疗，如掉头发、出现皱纹、情绪不稳、胆固醇含量高低等，将人体正常代谢现象判定为疾病。在集体无意识状态的驱动下，这种有意识创造疾病的运动仍有越演越烈之势，甚至也不乏各样欺诈性医疗行为，资本逐利的强大诱惑，使医学失去了以往与人文之间的平衡。

资本主体化具有正负双向作用，问题在于这种双面性常是以集体无意识特征而显现。集体无意识是特定时期特定社会集体具有的非理性意识，以客观、潜在、非理性和整体性为特征。集体无意识和社会环境互动可产生积极或消极作用。集体无意识源于一定社会存在，又对社会历史发展产生反作用，这种特殊的社会意识可体现于人类实践的各个方面。在临床医学领域，集体无意识也融入医生的本能之中，影响着医学发展和变革进程。恩格斯曾论述，"一个社会分配总是与这个社会物质生存条件相联系，这非常合乎事理，以致经常在人们的本能上反映出来。当一种生产方式处在自身发展上升阶段的时候，甚至不适应这种方式的人也会喜欢这种生产方式"，诸如当下的医学资本化，深受各大医院的认同和青睐，抢抓机遇扩大医疗；而缺乏市场竞争力的小医院也不反对，并紧随不舍奋力追逐。这是因为人的社会本能总是趋向于先进生产方式。虽然生产力与生产关系是人类社会发展客观规律，但资本运行对于医疗领域来说还是一个陌生的形式，人们并没有自觉地意识到这种生产方式本身也会带来诸多负面医疗后果，而引起这些结果的根源就是医疗服务领域的集体无意识。

（二）集体无意识及其对临床医疗影响辨析

1. 集体无意识中有组织医疗行为辨析

集体无意识产生与特定物质基础、历史条件和医学实践紧密相关；同时，医务人员的认同感、从众性、同行之间的感染与暗示作用，以及个体责任模糊心理，构成集体无意识复演的内在基础。然而，具有组织能力层面的有组织的医疗行为，推助着集体无意识的群体方向。当今大医院的盲目性地扩张，普遍性的过度医疗等行径，就是一种典型的有组织而无意识的不负责任。初期的过度医疗只是部分人的利益追逐，多数人处于徘徊和观望，然而，当具有组织能力的各医院领导进入逐利中心，一种有组织的无意识的过度医疗迅速形成趋势。有组织的行为只对本医院的收入负责，而置诸多严重负面后果于不顾。有组织的集体无意识的不负责任源于资本逻辑，资本唯一目的是逐利，其天然逻辑本质是整体运行的无规则，利益诱惑使人们忽略了弊端和危险。正是这种无意识状态下的有组织地盲目扩张，扰乱了医疗资源合理分配，削弱了基本医疗、预防和公共卫生事业进展，严重影响到了医疗的公平性和可及性。

医学资本与其他资本运行的主要区别在于，医学资本面对的是生命，患者就是无序运行中的受害者。这也正是当今医改难以走出困境的根源之一，也是许多新技术应用难以甩掉道德困境的原因。正如美国学者文森特·帕里罗等指出，"尽管自称具有拯救生灵的高尚目的，但实际上医疗保健业仍是一种追逐利润的商业活动"。集体无意识对人的发展影响的复杂性，集中反映在其对人的发展影响的二重性上，既可以推进人的发展，也可能制约人的行为。尤其是有组织的负向决策，会为很多负向的行为提供"合理"的借口，从而将群体方向引入歧途。钱在哪心就在哪里也是人类社会的一种道统。自私是人类社会属性，具有双刃剑特征，即是社会发展的动力，也是一切罪恶的渊源，也正如恩格斯说，"人是从动物世界进化而来的，这就注定他永远不可能彻底摆脱兽性"。问题的关键在于人类的驾驭与操控能力，坚守资本的道德化运行。

2. 负性集体无意识对医疗的负面作用

集体无意识对人的制约，主要在于对人的创造性思维、品德与个性发展制约方面。集体无意识是一种先天具有的模式和方案，一旦形成习惯的思维定式，人们便会按照固定思维方式去解决问题，并不愿意也不能再换另一种思路去认识和解决问题。这将极大地使创新思维形成滞后，导致人类社会发展的停滞甚至是倒退。在特定人群中的个人观念、情感和目标都会趋于相同，此时，群体方向就是个体的方向。群体中的个体都将戴上人格的面具，希望成为被他人认可的那一种，个体逐渐被人格面具所奴役而迷失。同时缺失个体存在感，群体中的个体也就失去了责任感。"法不责众"现象便是典型的例证。例如，当今的过度医疗行为的普遍化现象，使"看病贵"不断升级，在"科学"和"高新"技术的庇护下，很多人已完全接受"现代技术下的医疗费用增高"是正常现象，在有意无意地将医学推向负面。人们潜意识会认为所有医疗责任都是群体共有的，致使负面医疗行为便像多米诺骨牌一般一发不可收拾。

群体无意识作为原始遗传的心理功能体系，总是先于意识而存在。当行为主体处于某种特定环境下，潜意识中某些原始经验就会被唤醒，从而产生强烈甚或是非理性情绪，快速形成一种拥有共同意识的群体。集体兴奋是绝好的麻醉剂，它让理智、人性甚至自我保护很容易被遗忘。人类群体的盲目趋同现象，轻而易举地忘记自己是谁。在集体无意识强大力量下，人们极易"迷失自我"，做出连自己都感觉陌生且不可思议的行为。例如，技术主体化引发的过度医疗行为受到社会抨击，然而，仍有许多曾经很理性的医生，也逐渐地无意识地走进这一行列，当受到质疑时，他们会以"这是科学、是国际标准"为理由，坚持自己的过度医疗行为，甚至认为"使用最先进技术就是对患者最人性化医疗"。这是因为逐利或自私作为一种原型早已存在，并且可以被复制，并以一种强烈诱惑的形式，在可能的时候以一种"合理"的姿势出现，成为临床医学的一种负面趋势。

3. 正性集体无意识是医学人性的根基

集体无意识对人发展的正向促进，主要体现在两个方面：集体无意识拥有极强大的凝聚力，作为一种先在的模式，在一定范围内是普同的，因此，它是构成医学科学精神、医学人文精神和民族文化等深层结构的核心内容。因而正性集体无意识一旦形成，也很难改变，这也决定了其对个体具有强大粘合力，是医学仁学特征、医德医风培养、团队精神形成的重要驱动力。例如，崇尚科学，勇于探索，利用科学技术解除人类疾病；向往富强繁荣，扩大医疗资本，造福人类健康；开发创新，引领医学发展等，推动社会进步与和谐发展。这些均暴露出人类基因里疾病痛苦、贫穷困扰、落后受难的记忆如此根深蒂固，这种集体无意识世代相传，成为人们天生的本能。因此，积极开发和引导人们的正向意识，是医学人性化发展的根基。

传统文化中蕴藏着丰富的集体无意识，其正向传承是集体无意识典型的体现形式。如救世神医的传说、治病救人的美德、孙思邈的《大医精诚》，华佗的精术济世、白求恩的人道主义精神等，这种传授是在传递那些集体无意识内容的一种典型方式，以一种特殊烙印形式对医学仁学文化传承起着重要作用。大部分医院都有自己的标识（logo），这也是传统文化中集体无意识的一种表现形式，以及医院建筑、诊室布局、医院文化、医疗环境的人文性等很多内容，在漫长的医学历史长河中，都已成为中华民族的一种集体无意识，并使一代代的人们坚信医生就是"天使"。然而，医务工作者一定懂得天使荣誉背后是沉甸甸的责任，医学无论如何行为，都必须要顾及传统道德与伦理规范。面对现代社会常常出现的"面具"性工具，打着救死扶伤的神圣旗号，在集体无意识的境况下而有组织地进行负面医疗行动，我们迫切需要弘扬传统医学中的正向能量，守住医学本来的宗旨，坚守医学的基本道德底线。

（三）唤醒集体无意识推进医学走向更辉煌

1. 认识集体无意识是医学转型的重要拐点

认识集体无意识对人发展影响的主要机制，有助于引导人们利用集体无意识的价值促进自身发展。集体无意识的原型，在经过不断的经历、积累、沉淀、浓缩和循环往复后，以痕迹的形式深藏于大脑之中，最终在一定场合发挥其先天模式作用。所以说，集体无意识是人们心理世界中最为根深蒂固的要素，对人们行为起着潜移默化和暗示作用。"海岛理论"是荣格对集体无意识描述的一个经典比喻，"在海岛中高出水面的小岛，代表个体意识的觉醒部分，在潮汐运动时露出水下陆地部分代表个体的无意识部分，所有小岛最终以海床为基地，海床就是集体无意识"。可见，外部因素是集体无意识产生必要条件，也是刺激其从深层大脑爆发的关键因素。由于外部因素既有共性又有个别因素，因而导致人类共性集体无意识原型与区域性、民族性等不同集体无意识原型共存，外部因素引起的每一次原型复演，对其启蒙性和改造性均有重要意义。

现实的医疗环境中有积极进步的一面也有保守落后的一面，由此决定集体无意识也必然具有二重性。符合医学发展目的的体制、经济、人文与科学的思维理念，可以内化为医务人员的集体无意识，使之成为自觉而有意识的行为先导，并逐渐转化为集体意识，增进凝聚作用，促进医学领域自发地产生符合其宗旨的正向运动。当集体无意识中落后性成为医疗行为的主导力量时，就会导致个体意识、伦理道德和社会责任的淡化，甚至会给医学发展设置障碍或带来灾难。杜治政曾提出，"当今医学浮躁是我国医学科研与临床医疗中的一种不良倾向，是历史留下的、难以抹掉的时代伤痕"，在集体无意识的巨大力量驱动下，也在催生着医学的空前浮躁，对医学发展极为不利。这种集体无意识下的浮躁倾向，也是急于甩掉落后的社会心理，是民族自尊与狭义民族主义混合物，是市场诱惑和功利至上的产物。因此，要求我们有效调节集体无意识产生的机制，从而规避医疗行为失范和集体无意识负面影响。

2. 技术主体为动力推进技术道德化发展

科学与技术有很多相通之处，但也具有明显区别。科学是无限的，而技术应用则是有限的，或者应该是设限的。医学技术与人文的本质是统一而非对立的，技术在挽救生命的同时，也大大增进了医学人文性。医学技术与人文的冲突，焦点不在技术本身，而是技术的非正当使用。技术主体的无意识盲目扩张，使技术与道德产生了裂痕，技术应用失去了道德准则，也必然会导致技术对医学人性的奴役。技术主体化的弊端在于使技术从工具性走向目的性，以工具至上的理性替代医学道德的理性，造成医学价值目标的枯萎。现代技术是为已有的工具寻找目的，而技术的判断又缺乏道德等参照点，只有技术应用才能赋予其意义，于是技术就成了自己的合法性。当今技术人性化缺失的种种现象，并非都是贫穷的产物，而是伦理道德上的退化。关注技术主体，只是希望技术在道德化方向上发展。科学的价值常常是中立的，而技术应用则处处充满着价值，当医生为解除患者痛苦与患者共同求助于技术时，技术作为医学人性服务的工具；而当医生在资本利益的诱惑下，技术就可能与资本联手成为吞噬医学人文的帮凶。

医学不能没有技术，而且技术也将是未来医学发展的主力军。然而，当今技术与设备的高度发展，使医生的作用变得渺小，集体成员的责任模糊心理也促使了集体无意识的负面行为形成。人们在独处时能表现出高度的责任感，一旦人们置身于集体无意识状态下，由于感到分担责任者众多，就获得了某种"匿名性"而不再具有高度的责任感，责任意识淡化无限地加速了集体无意识的狂热行为出现。当代医学不仅是技术和信息的时代，同时也一定是伦理的时代。由于当代医学技术很多是针对未来，因而也自然地带有不确定性或不可预知性，而技术风险恰恰源于这种不确定性。推进技术的道德化复兴，就一定要坚持技术创新的从善目标；坚持技术可控性与可持续性要求，将技术创新控制在一定范围内；尊重人的价值与尊严，发展具备普及性、有效性和费用低廉的适宜技术，始终铭记医学技术是为人的生命与健康服务的根本准则。

3. 医学资本做基础促进医疗公平与可及性

医学资本主体化并非都是坏事，当今医疗发展需要大量人才、技术和先进的仪器设备，也无疑需要资本的运作。同时资本支撑下的医学可以产生更大的服务效益，能供得起人类健康和生命的需求，体现公平和公正的资本扩大也是为人类健康造福。但由于资本的逐利本性，也无疑带给医学许多消极影响。当今医学是资本行列中的一个新成员，容易受资本的诱惑而迷惑，这是可以理解的，而可怕的是执迷不悟而陷入万劫不复的境地。追求利润最大化导致的盲目扩张，也必然带来医疗费用高速增长，使低标准医疗保障的效果变得更加微弱，严重损害了医疗的可及性与公平性。正如马克思指出，"带着天生血痕，资本从头到脚的每一个毛孔都淌着血液和肮脏的东西"。作为人性的医学，其困境和危机的焦点在于医疗资本的主体化。因此，要遏制资本与技术无序运行程序，防止资本挟持医学，保持医疗职业的本性，关键在于加强技术与资本运行的道德管制，掌控资本逻辑的作用范围。

医学从不拒绝资本，而需要掌控其运行方向，杜绝资本作为医学主体，以社会共识的道德标准，规范资本进入医疗的范围和领域。例如，在公共卫生、基本和初级医疗保健、预防医学以及重危患者急救等领域应严禁资本的运作，即资本运用不能背离医学宗旨。同时，规范医学与资本合作的条件，严打参与医药股份与分红的运作。禁止企业对医疗指南及器械准入的干预；改革医疗价格制度，完善医疗激励机制。整治炫耀性消费，法制欺骗性医疗；切实加强医学道德和专业精神建设，提高企业的社会责任。希望医学在资本化道路上，明确目的和方向，走出迷雾。在当前的医疗境遇中，道德良知只是被麻醉而没有被切除，不管道德良知在政治、资本和技术权力面前多么无力，但在遵守道德底线的命令中，它仍承担着传递道德责任的使命。

集体无意识产生与一定的社会存在和人类实践经验密切相关。正如马克思所说，"不是意识决定生活，而是生活决定意识"。以往的医学不是资本，技术是为医学而生，救死扶伤是医学的天然使命；20 世纪 80 年代以来，医学进入社会资本行列，在资本运行的逻辑下，逐利成为医学的目的，突出表现在医学的手段与目的换位。医学现代性困境的根源并非是个体意识所决定，而是一种集体无意识的现代性表现。因此，要认识集体无意识的特征与机制，以正向的外界因素诱发正向的集体无意识。

[原载于《医学与哲学》（A），2015，36（12）]

二、过度医疗：集体无意识有组织不负责任行为

集体无意识的普遍性、潜在性和强制性特征，可以制造各种不可抗拒的力量，深刻地影响人们和社会的各种行为方式。当今过度医疗行为源于集体无意识，而经济利益主导下有组织的无意识则是一种对患者不负责任的医疗行为，背离医学宗旨和伦理原则，甚至是一种揣着明白装糊涂的有意识行为。区域性意识挟持了整体医学发展，将医学引入非理性的极端，无疑是对医学发展的一种灾难性伤害。因此，务必要认识集体无意识特性，掌握有组织的无意识的产生机制，坚持医学的仁学初衷，保持技术应用的价值理性，有效掌控和超越资本逻辑，让现代医学真正成为维护人类生命和健康的强大力量。

（一）医学资本中的集体无意识及其形成机制

1. 集体无意识概念及其与过度医疗的关系

集体无意识是人类群体一种自发的无意识状态，是特定时期特定社会群体所具有的、但又从未被感觉到的非理性意识。无意识或潜意识研究始于弗洛伊德，而荣格将其扩展到近代哲学意义上的"集体无意识"，他认为集体无意识源于原

始人类社会中的"原型"，具有遗传性特征，在特定环境被外界因素所激活并发挥作用。集体无意识作为人类群体的特殊心理现象，必然对人类生活和行为产生重要影响。当今技术主体化趋势、医学资本化进程均是一种集体无意识表现形式。虽然集体无意识与人类理性相悖，但其出现也具必然性和规律性。集体无意识与人类社会特定环境的互动，既可产生积极也可产生消极作用。因此，务必要认识与合理利用集体无意识，避免其对人类社会发展所带来损害。

当今过度医疗行为也是集体无意识在医疗领域的一种表现。作为一种非理性社会意识，其产生也是以特定的社会存在为基础的。随着整个医疗环境的改变，技术与资本成为医学的主体，过度医疗也悄然开始，并以一种不可阻挡的"洪流"覆盖着医学的各个领域，其蔓延速度脱离了理性所能控制的范围。荣格对集体无意识的经典描述是"海岛理论"，即水面上的小岛代表个体意识部分，随着潮汐运动而露出水面下的部分陆地代表个人无意识，而作为小岛基地的海床就是所谓集体无意识。可见，外部刺激是集体无意识的必要条件，也是刺激原型从大脑深层爆发的重要因素。过度医疗形成也是一种潜在过程，人们在初期并没有感觉到这种无意识的存在，而当置身于特定医疗环境时，人们潜意识中某些原型才被触发，以非理性形式表现在医疗过程中，从而形成过度医疗的常态化和普遍化。

2. 集体无意识特征与过度医疗干预表现

集体无意识具有普遍性、潜在性、强制性和不确定性等特征。第一是普遍性，包括超个体性和广泛性两个方面，即集体无意识是不依赖个人经验而存在的人类普遍性和集体性的心理活动。是群体共同产生的而非个体现象，而且在人类生活中无处不存在。第二是集体无意识的潜在性，是指在人类心灵最深处的超越所有意识和文化的共同基底，一切意识或无意识均源自集体无意识，而且在个体整个生命过程中它们从未曾被感知。第三是集体无意识的强制性和不可控性，即一旦被外部因素刺激而激活就具有强制性和不可抗拒的力量，它与一切意识、意志抗衡，制造出各种难以理解的现象，没有人能逃脱它的控制。第四是集体无意识的不确定性特征，是超出行为主体意识范围而自主产生的，行为主体只是被动的接受者，因此也无法确定其发生的时间与状况。

当今过度医疗干预具有集体无意识特征。过度医疗的普遍性和常态化表现是一种不以人的意志而存在的集体性医疗行为。究其根源正是技术主体化的驱动所致，尤其在医学资本化的推助下，过度医疗愈演愈烈。技术主体化的"原型"就是人类渴望技术，因此，一旦拥有技术就会极力追逐。20世纪以来的技术高速发展，技术成为主导医学各领域的核心力量，但是当技术能量积存到一定程度，就变成一种不可抑制的自主力量，自我产生和自我决定，拼命地去寻找技术发展目标。在资本逐利的诱惑下，技术主体化也将过度医疗推向一个个的高峰。技术已成为操控医学的主体，以一种独立的力量凌驾于医学宗旨自身逻辑之上，在不确定目标的追求中，人们无意识地掉入永无休止的过度技术干预的陷阱。

3. 集体无意识对过度医疗的影响机制

集体成员的认同感和从众性是集体无意识产生的心理基础。人类对社会的反应包括依从、认同、内化等心理活动。其中，依从行为的动机是迫于外界压力而产生的屈从和表面认同，但如果个体发现某个集体或者个人在某些方面对自己有吸引力和感染力，他就会因为喜欢而倾向于接受他们的影响，甚至希望和他们一样，这是真正的认同，而有了认同才会有接下来更进一步的内化。无论出于何种动机，漫长的人类社会发展史已经使现实的人们通常将自己定义为一个特定集体的成员，同时，人们会把自己和该集体的共同属性和规范联系起来，这种一致性表现为集体成员在行为、情绪和态度上的统一，并在此基础上形成集体规范。集体规范会对集体成员产生一种压力，迫使他们按照集体的目标和准则调整自己的行为，这就构成了集体行为的心理基础。

集体成员的感染、暗示是集体无意识产生的内在条件。感染是相互影响的一种方式，受集体情绪的感染，个人改变原有观点而接受他人观点，最终使原来分散的个体形成一个集体，具有更高的一致性。同样，集体中的个人也很容易受集体的暗示所影响，对自己的选择感到满意。在感染和暗示作用下，集体的力量得以强化，集体情绪迅速膨胀，集体变得浮躁和不安。极端情绪取代理性，集体行动呈现非理性甚至反理性的特征。此时，个体理性丧失，盲目地屈从于集体或领导权威，从而加剧集体无意识的形成。过度医疗初期，有人在做，有人不做，还有些人在看。然而，在无意识的潜移默化与暗示作用下，那些徘徊不定的人也逐渐融入过度医疗的集体中，使其普遍化和常态化。另外，集体成员责任模糊心理也加强集体无意识行为形成。由于感到责任是集体共同承担的，也使无意识下过度医疗行为更加疯狂。

（二）有组织无意识的不负责任医疗行为辨析

1. 有组织不负责任医疗行为的根源

有组织无意识的不负责任行为来自资本逻辑。医学资本化进程是过度医疗干预形成的基础，现代医学资本化运行的根本风险性在于，面对当今过度医疗的种种负面行为，整个医疗系统却无动于衷，甚至习以为常，这是一种典型的集体无意识而有组织的不负责任。由于资本目的是逐利，资本逻辑是整体运行无规则，各大医院漠视或否定医疗的社会性，放弃对社会医疗整体的公平与可及性的自觉调控，因而也就形成有组织的局部性医疗和医疗局部化的扩张。各大医院只对自己的经济利益负责任，而对整个医疗系统的"看病难，看病贵"等负面结果置若罔闻。这也是当今医疗改革困难重重、诸多新技术难以摆脱道德困境的根本原因。

资本对医学具有积极的一面，但也带来诸多负面作用。而问题是资本的双重性常常以集体无意识的特点展现出来。在集体无意识状态下也就出现了有组织的不负责任。资本主导着医疗方式、制度体系与意识形态，资本逻辑全面侵入和垄断了医疗系统的各个层面。例如，医院责任承包、开单提成、收入与奖金挂钩，甚至将经济指标作为管理干部的任用条件等，均是有组织无意识的具体表现。虽然现代医学价值观建立在工具理性和资本效率等基础上，但并不意味着具有必然的"掠夺性"和"物化性"。当今医疗资本化及其各大医院盲目经济扩张，不仅严重影响了医疗的公平性和可及性，使医患之间冲突问题也更加突出和尖锐化。医学需要直面道德问题，超越资本逻辑，反思自身有组织的不负责任行为。

2. 有组织资本扩张形成过度医疗常态化

当今过度医疗常态化是一种典型的无意识有组织的不负责任医疗行为。由于医疗资本化和资本对医疗资源的垄断，导致医疗系统整体的无秩序。为了追逐高额利润而有组织地扩张医疗，使许多新技术无法摆脱逐利的道德困境。当今过度医疗常态化和普遍化现象，突出表现在以高新技术取代适宜技术，复杂技术取代简便技术，在不需技术的地方使用技术。例如，我国卫计委要求 CT 检查阳性率达 80%，实际上正相反，目前 CT 检查阴性率已达 80% 以上；至于抗生素滥用更普遍和严重。这种有组织的盲目扩张，扰乱医疗资源合理分配，常态化的过度医疗严重损害患者心理和身体健康。

有组织的不负责任与医疗领域的顶层设计密切相关。在经济利益驱动下，当今医院几乎都是希望患者越多越好，经济收入越高越好。在"满足患者需求"的外衣庇护下，经济为核心的过度医疗干预仍广泛存在。即使在当今深化医改的挑战中，仍然有组织地鼓励医生创收，甚至变换过度医疗形式，以各种"新战略、新方法"招揽患者，扩大医疗干预范围。医院利用对高新技术的"易容术"，利用人们对科学和技术的崇拜心理，掩盖逐利的医疗商业化意图。简单看来这些都是一种医疗服务行为，但其真实目标仍是为了扩大资本利润。有组织无意识只对本医院局部利益负责，背离当今基本医疗服务的公益性原则，致使过度医疗干预难以根治，医疗改革举步维艰。

3. 有组织的医商联盟扰乱医疗公益性

医商联盟创造一种让健康人永远消失的运动。技术与资本的联合作用，在有组织无意识状态下，冲击着医学的道德理性，引发出一种以医药产品开发为目的的谋利性医疗，并衍生出一种人为制造的疾病，医药产业与医生联合重新定义人们的健康，在集体无意识操控下有意识、有组织地将某些人体生理现象、情感波动或单一症状判定成疾病，以此扩大医疗干预范围。这种有组织的无意识行为也是当今医院患者数量逐年增加的重要因素之一。21世纪以来，医疗系统和各大商家一直在联合上演各种"双簧"剧，利用广大群众的集体无意识心理，推行一种让健康人永远消失的诊疗技术路线。诸如早期诊断新技术发现"看不见"的癌症、癌前诊断新技术发现"不是癌症"的癌症，如今癌症预测运动也正快速兴起，可以预测一个现在健康的人什么时候会得癌症等。

医疗行业不仅是有利可图，而且也是一种垄断行业，具有全面操控价格和抵制外界影响的能力。而商业开发领域也正是盯住医学资本这种独特性，当今医疗与商业已经形成相互依存的联盟关系。商业生产什么，医院就推销什么，是新技术和新药物在决定临床医疗要做什么。在商业利益的诱惑下，创造疾病运动正有愈演愈烈之势，同时也不乏欺诈性医疗行为。例如，一片抗癌药一万元，一块止血纱布三千元，一块防粘连膜上千元，一枚可吸收钉几千元等；尤其是体内植入物的应用更是匪夷所思，其价格并非取决于材料成本，而视患者的需求度而各异。当今医药产业也正是利用人们求医心切和炫耀心理，肆无忌惮地掠夺医疗资本，医疗与商业的错位联盟日益吞噬着医学的人性。

（三）强化正向集体无意识抵制过度医疗干预

1. 构建正向集体无意识，弘扬医学职业精神

荣格认为，集体无意识来自原始人类社会中的"原型"，但是他忽略了人类后期实践活动和社会文化对集体无意识形成的制约作用。实际上，原型在世代遗传过程中也并非一成不变，而是受人们所在外部环境影响而改变。不同时代所经历的各种能够激发集体无意识的类似情景，也会不断向古老历史经验注入新的信息，从而成为新的无意识"基因"，在后代身上继续发挥作用。所以，人们对社会存在的反应和经验积累并不像荣格所说的仅局限于原始社会，而是遍布整个人类历史。随着社会和现代医学发展进程中的革命性变迁，某些曾经符合理性的反应模式，可能会变得与当代社会存在和理性相悖。因此，构建正向集体无意识模式是抵制过度医疗干预的长远路径。

集体无意识具有正负双重特性。正向集体无意识适应社会发展的政治、经济、文化和科技理念，可以内化为医务人员和公民的集体无意识，使其成为有意识的行为导向，自发地产生符合医学目的的医疗活动。集体无意识是构成爱国主义、民族精神和文化等深层结构和主要驱动力，同样也是构建医学人文和职业精神的强大基础。因此我们务必要认识集体无意识，从而趋利避害，充分发挥正向集体无意识对社会和医学发展的凝聚力量。抵制过度医疗干预需要有持之以恒的精神，始终坚持医学发展的人性化导向，坚持医疗运行的公益性原则，走向市场但不能市场化，进入资本但不能资本化，崇尚技术但技术不是医学目的，只有这样才能保持医学的仁学初衷与天使本色，维护健康，造福人类。

2. 重视应用伦理学准则，抵制过度医疗干预

应用伦理学始于19世纪，直到20世纪70年代，随着医学伦理学和生命伦理学被广泛使用，应用伦理学才真正开始兴起。应用伦理学重点是对技术行为、医疗制度的考量，主要目的是解决医疗实际的伦理纷争，以求获得伦理社会共识和集体行为选择。当今过度医疗在一定程度上反映出现代医学技术扩张和技术霸权主义，在技术万能论的驱动下，人们误认为技术应用越多越好、越新越好。但随

着医疗技术的过度应用，其负面效应也在日益显现。正如鲍曼看来，技术发展是无止境的，伴随技术的不断进步，寻找更多新问题已成为现代技术追逐的使命。然而，在未来社会中，未知、未解决和不确定性问题，并不会随时间的推移而逐渐减少。因此，修复工具理性与价值理性的裂痕是重建技术伦理关键所在，技术及其应用的人性化发展才是解决现代技术问题唯一出路。

医学技术价值指向在于应用中的伦理准则。当代很多技术后果是不确定或不可预知的，技术潜在风险也正是源于这种不确定性之中。由于人类对技术的超限度应用，也形成了技术伦理的现实性困境。因此，必须要对现代技术应用可能引发的不良后果进行伦理学评价，对技术的过度应用进行道德管控。随着传统伦理"追溯性责任"向责任伦理学"前瞻性的责任"扩展，要求人们要对技术应用做出道德选择。当技术应用的责任承担者不是个体，而是不确定的整体时，其关注的重点不再是追求达到最大医疗效果，而是要关注如何防止最坏医疗后果，这也是应用伦理学中"不伤害原则"的根本缘由。可见，应用伦理要求医学要无条件地对自己的行为承担责任。"在技术行为有很大危险时，绝不能将整个人类的存在或本质当成赌注"，要求人类技术应用必须要对未来和后代负责。

3. 坚守医学人性化导向，强化资本道德管控

"资本无道德，财富非伦理"是全球共同鄙视的经济伦理和商业道德。同样中国也绝不容忍医疗资本的无道德化发展。由于资本逻辑运行本质的无规则，使资本运行很容易陷入无道德陷阱，因为资本的唯一目的就是追逐利益，不论你愿意不愿意，无意识的强大力量都会轻而易举地操控个人或集体的思维导向，制造出各种不可思议的负面医疗行为。当今医学最显著的变化在于走进社会经济体系之中，在资本逐利的诱惑下，人们潜意识中的本能行为被激发而复活，在追逐利润的洪流中忘记本来的使命，致使医学整体陷入无秩序状态。从资本论观点来看，资本主体化带有历史的必然性和进步性。但也具有其根本历史缺陷，必然要被历史性所超越。从资本对人的统治发展到人对资本的控制，在充分发挥资本作用的基础上去超越资本逻辑，才是解决现代医学发展伦理问题的必然途径。

资本运行的道德困境与技术主体密切相关，当医生为解除患者痛苦而求助于技术时，技术是一种人性化服务的工具，当医生在资本利益诱惑下，而与医药资本联盟开发和推销技术时，技术就成为资本吞食医学人文的帮凶。医学发展无疑

需要资本，才能供得起日益增加的社会需求，但医学资本与其他资本的差别在于其所涉及的对象是生命，不论资本竞争中的胜负如何，受害的总是患者群体。当今医疗型商人也是特殊社会环境的产物，但医学务必要掌控资本，防止资本的主体化倾向。在当今医疗境遇中的道德只是被麻醉而非切除，不论道德良知在政治、资本和技术权力面前多么苍白，在坚守道德底线的命令中，仍然有能力承担其历史责任。因此，务必要使医生和医院回归对医学本质的认识，清除或减弱资本主体化的负面效应，摆脱医学现代性困境唯一途径在于资本的道德化运行。

集体无意识是一种深层次的无意识，支配着人和社会的各种行为，而有组织的不负责任更加强了无意识的操控能量。究其根源正是资本逻辑控制下的局部有规则，总体无规则。正如马克思认为，科技对人的奴役实际上是人对人的奴役，技术伦理问题根源并非技术本身，而关键在于技术的资本主义应用。虽然以资本逻辑为客观基础的现代性价值观，建立在工具理性、财富和效率等基础之上，但医学资本化运行并不能作为人文衰落的借口，我们不能阻挡资本的诱惑，但我们能够也必须要遏制资本的无道德运行，资本的道德化发展才是医学的根本之道。人类发明了技术，也在应用着技术，但人本身并不是技术，就是说技术发展是可以被控制的，并能够按照人的设计发展的，当今关注技术伦理也是宣告技术决定论的结束，面对现代技术发展对传统伦理的种种挑战，摆脱医学现代性困境的唯一良方是道德良知。

[原载于《医学与哲学》，2019，40（10）]

三、超越资本逻辑是现代医学发展方向

慢性病防控总体趋势应该是治疗为主转向预防为主，过度干预转向适宜治疗，有创治疗转向无创或微创治疗，其结果必然导致医院门诊量下降、病床减少，经济收入减少。面对如此巨大的转型，现代医学将如何迎接一次巨大的挑战呢？高速运转的医疗如何才能降低速度，如何才能将慢性病防控付诸实践，是当今医疗改革的重要课题。以下所述困境并非防控技术上不足，而是防控理念改变与具体方法实施上的困境，在某种意义上，这种非技术性困境远比技术上的困境要严峻得多，务必要引起医疗领域和整个社会的密切关注。

（一）慢性病防控中不可回避的资本诱惑

1. 资本主体化进程促使医学构架改变

以前的医学不是资本，医院是一项福利事业，医学的目的就是治病救人。患者到医院就诊，就如同遇到了"天使"，生命交给了医院，医生尽其职责，治愈患者是医生最大的荣耀。20世纪后叶，医学开始走向资本运行，并快速成为社会资本行列中的主要力量。"以药养医"政策起源于20世纪50年代的中国医疗体制，为维持公立医院生存发展，在经济十分困难的情况下，国家明确规定可以将药品加价15%。以药养医就是要以医生的医疗工作去实现高额利润的药品收入，进而维持医院正常运转。1985年中国正式启动医疗改革，从计划经济走向市场经济，医院也开始借助市场收入维持医院运营。医改核心思想是放权让利，扩大医院自主权。随着医学市场化进程，医疗服务由利用市场走向市场主导，医院经营目标发生了根本改变，利润成为首要任务。

资本化的医疗运行，让医院的发展方向与构架发生了变化。医院按照如何增加经济收入的模式设置医院科室构架，在资本逻辑的驱动下，逐利成为医学的核心目标。这一时期，医药企业与医生之间形成连带关系，在药品价格逐步提升的利益链条中，药价虚高现象也随之出现。以前医疗投入是为了治病，现在医疗投入是为了增加收入。以前医院希望患者越治越少，现在却希望患者越多越好；甚至医院也实行二级分配制度，奖金与收入挂钩，医疗费越高奖金越高，而且医院也在有组织地鼓励医生多创收、多开高费检查、多做大型手术。医院在增加经济创收的同时，也严重影响了医疗的公益性发展，过度医疗干预也成为医学资本化进程中的普遍现象，当今"看病贵、看病难"就是其最突出的后果。

2. 技术主体化成为资本逐利核心力量

技术是医学发展最基本的概念，以往医学因技术有限，而更多需要人文关怀来弥补。随着科学的发展，医学已经全面技术化，医学技术成为医学的代名词和医学权威的象征。因此，为了逐利的目的，医学资本化运行也同样离不开技术的鼎力。医院犹如一架庞大的治疗机器，由现代技术和高新设备所组成，技术决定医院的发展规模和经济效益。医院大量投入高档设备以获取高额利润，过度应用高新技术以增加医疗费用。医学技术以一种独立力量，不断追逐自身发展目标，技术因技术自身发展而发展。

技术与资本的联盟，技术成为资本逐利的核心力量。技术的强大力量刺激着医学的每一根神经，医学的目标也从治疗疾病向追逐高新技术转变，生命的概念在技术和资本主体化进程中悄然地淡漠了。然而，失控的技术应用必然引发诸多负面后果，如医患关系全面物化，医生离开病床去与那些新技术打交道，现代医学更多考虑的是技术发展和资本扩张，而对其目的和价值少有问津。这种手段与目的换位恰恰是医学现代性困境的根源。技术绝对化加速了技术过度干预，如克隆自我、混合胚胎、工具胚胎、人造生命等医学新技术，这种将人作为工具的医学，其目的在于资本扩张，其结果必将是善恶并存。同时在资本化运行中的医学，技术主体化也在将单纯生物医学引向极端，使医学偏离方向。

3. 大型医院垄断成为医学资本的龙头

当今各大医院与以往的差别在于医学全面进入资本主义化运行。资本逻辑的强大驱动和诱惑下，资本竞争成为大医院的目标，医院并购成为垄断的手段，以此扩大医疗规模和竞争实力，增加床位以扩大规模，引进大型设备以提高医疗收入等。尤其是曾经以医学教育为主的大学附属医院，也在医学资本行列中走在最前列。各大医院凭借自身的技术优势、设备优势和科研优势成为医学资本竞争的中心。大医院医疗费用快速升高，成为"看病贵"的主要根源；患者涌入大医院，基层医院冷冷清清，"看病难"也日趋显现。无序扩张行为只对自己医院负责任，而让整体医疗陷入困境。由此不难想象，大医院是医学资本垄断的龙头老大，所以大医院的动作是当今医改和慢性病防控的核心力量，抑或是最大的困境。

过度医疗是一种典型的集体无意识有组织的不负责任行为。集体无意识支配着医学的各种行为，而各大医院有组织的资本垄断更强化了无意识的操控能量。究其根源正是资本逻辑操控下的局部有规则，而总体无秩序。区域性意识挟持了整体医学发展，将医学引入非理性的极端，无疑是对医学发展的一种伤害。虽然以资本逻辑为基础的现代医学价值观，建立在工具理性、财富和效率等内容之上，但医学资本化运行并不能，也不应该成为慢性病防控的阻力。医学不能摆脱资本的诱惑，但应该能够也必须要抵制资本的无道德运行。面对慢性病防控中的资本挑战，超越资本逻辑是摆脱困境的唯一良方。

（二）慢性病防控中难以摆脱的逐利困惑

1. 警惕过度医疗干预的"易容术"

为了避免经济大幅度下降，大医院想尽办法应对"挑战"，因此也不可避免地会出现过度医疗的"易容术"，包括变换方式扩大治疗范围、想尽办法提高医疗费用等，甚至会出现患者数量减少，而经济收入仍不断增加的现象。例如，为了不让患者减少，以过度专业细化替代过度医疗干预，因为每增加一个专业或病区，就会需要有相应的患者，就如成立早产儿病房，就要增加早产儿数量一样，以此来弥补患者减少的挑战。如此的应对措施，其结果是过度医疗干预的"变异"，旧的过度干预掩蔽了，新的过度干预会逐渐增加。为了扩大疾病范围，降低诊断标准是新型过度干预的一种方式。医疗领域的这种局部有秩序地逐利，也是慢性病防控进程中的困境之一。

以高新医疗技术替代常规技术是"易容术"的另一种途径。慢性病防控中的分级诊疗政策，让大医院务必以高新技术为重点，承担疑难危重患者的救治任务。高新技术是医学的进步，但由于很多技术的不确定性，以高新技术完全取代常规技术是非理性行为。例如，腹腔镜是微创技术之一，但是为了增加经济效益，很多医院推行"外科腔镜化，内科外科化"医疗模式，这种将微创技术无选择地应用于所有科室，势必存在诸多微创技术中的危险因素。因此，如何应用高新技术仍是医学领域需要考量的课题。对于常规慢性病，应以常规适宜技术为主要手段，只有在常规技术无效时，才可采用新技术。在"科学技术"大旗下，将疾病复杂化、神秘化，让人们难以拒绝高新技术诱惑，这也将使慢性病防控受到非理性的阻碍。

2. 防止速度调整中的"刹车"失灵

在科学高速发展的时代，医学有了突飞猛进的发展，一个个医学高峰给广大患者带来希望。当今慢性病防控是一种机制改革，也是技术发展速度的调整。然而，在技术高速发展的进程中，目标转向需要控制方向与降低速度，因此刹车是否有效是慢性病防控的重要环节。从医学走进资本行列，医院已改变了曾经的运行模式，医学的功能不断扩大，治病救人已不是医学的唯一功能，现代医学与以往最大的不同在于它有一个巨大的经济意义，同时它也带动了相关产业的快速发展，包括医药业、器械和设备制造业等。现代医学影响力已超出了医疗领域本身，它也与政治和权利密切相关。在慢性病防控进程中，面对可能较大的资本减速，其困境和阻力也必将是不可估量的。

就医学本身来说，减速不仅涉及医院本身，也涉及利益链条中的各个领域。从 20 世纪 80 年代中期，国家计划经济向市场经济转轨，医疗系统也进入了市场化进程，医院借助市场收入维持医院运行。随着市场对医学的需求不断扩大，医疗从利用市场逐步走向了市场主导的道路，资本利润让医院发展如鱼得水。医院经营目标也发生了根本改变，资本成为医疗经营的主体，治病成为实现资本目标的手段。随着医疗资本扩张，在医疗资本链条中，同样也必然涉及医学领域各层次的人员的利益。因此，慢性病防控任重道远，尤其方向调整和速度降低过程中要严防"刹车"失灵。

3. 关注微利时代的"戒断综合征"

慢性病防控机制在于从治疗转向预防为主，其目标应该是医疗干预减少，患者数量减少，资本利润减少，过度干预的医学能适应如此发展的趋势吗？答案是困难重重。为了加强对慢性病的防控机制，我国医疗改革不断深化，从医药分开，药品零利润，到分级诊疗，严控医疗质量等措施出台。然而，各大医院都将"医改"和慢性病防控视为对医院经济收入的巨大挑战。各大医院面对"微利时代"的总体反应是，想尽办法、采取各种"应对措施"，其核心目标是不让患者减少、不让收入下降，要以各种合理借口维持逐利的目标。因此，法制管控下医疗改革也势在必行，让医学快速适应慢性病防控新常态。

戒断综合征是医学上的一种病态表现。医学从高额利润走向"微利"运行，也可能会出现"戒断综合征"。整个医疗系统，尤其是各大医院，在快节奏资本运行中大幅度降低速度，势必会出现诸多的不适应症状。理性适应慢性病防控机制，还是继续走过度干预的道路，是当今医学的重要课题。在资本的诱惑下，医疗改革和慢性病防控仍将面临重重困境。过度医疗干预与政策和体制相关，在经济利益和医疗转型之间的矛盾中，医院常常选择前者，如以精准医疗计划掩盖生物技术缺陷。很多人认为，精准就是要找到生物学上的精准病因，从而根治疾病，包括癌症。因此，以精准诊疗为借口，就会将诊疗方法更加复杂化，以寻找各种诊断学证据为依托，就会大量增加检查项目，以此来缓解微利时代的"戒断症状"。

（三）坚守医学理性超越资本逻辑

1. 现代医学应适应慢性病防控新常态

当今医学的主要缺陷在于坚持单纯生物医学技术，坚决与疾病作斗争。以往的医学一直在寻找特异性病因和特异性方法来应对疾病，然而，慢性病是一种全身性疾病，以应对传染病的方法应对慢性病，其效果当然是失败的。医学需要拓展思维层次，调整治疗方法和手段。适应慢性病防控新常态，就是要降低技术干预速度，管控技术扩张范围，提升民众健康质量。因此，医学务必要在防控机制上进行全面转型，从治疗为主走向预防为主，从伤害性医疗走向微创或无创医疗，并从单纯生物医学走向整体的生态医学。医学的这种新常态也是对现代医学思维的巨大挑战，只有直面问题，理性应对，才是医学可持续发展的根本途径。

现代医学在应对慢性病中的失利，反映出单纯生物医学局限性和缺陷。其根源首先在于现代技术在方向上的偏移，然后就是强大的医学资本的诱惑，使医学在单纯生物医学发展道路上越走越远。当今过度技术扩张、过度医疗干预已进入普遍化和常态化。适应新常态就是要调整过去的"常态"。新常态不是否定曾经的"常态"，而是协调、整顿、完善和提高。技术和资本是医学发展的两大力量，医学需要技术，也不能摆脱资本，新常态只是要限制技术的盲目扩张，强化医学资本的道德化运行。正视医学的现代性困境，理性超越资本逻辑，让医学真正成为人类健康的守护者。

2. 理性协调医学资本张力平衡

当今慢性病防控涉及资本、技术与人文之间的张力平衡。医学资本兼有建设和破坏两重性。资本介入使医学不断壮大，然而，资本扩张产生的负面后果也是十分严重的，技术与资本的联合作用更使医学人文雪上加霜。技术主体化让医学迷失了方向，资本主体化让医学丧失了理性。《易经》有个概念为"物极必反"。慢性病防控牵涉多层、多靶点的协调发展，对任何一个部分的绝对化都是一种极端化行为。因此，摆脱慢性病防控中的困境，需要理性协调资本、技术与人文的张力关系，让医学及其资本真正成为人类健康的得力助手。

美国哈斯廷斯中心曾提出，"医学应当是一门具有崇高宗旨的医学，有节制的医学，供得起和经济上可以持续的医学，是公正和公平并存的医学，尊重人的选择权和其尊严的医学。"资本是现代医学的动力，没有资本支持就没有现代医学的繁荣，相反只有资本而缺乏人文，医学就背离的宗旨。医学不拒绝资本，也不能没有资本，而是需要医学资本找到人性的发展方向。当今医改的意义在于修正资本运行的方向性偏差，抵制资本的非理性扩张和资本的非道德运行，担负完善医学持续发展的历史使命。因此，对医学资本的管控是推助医学更高发展的扬弃过程，让医学走出现代性困境，关键在于理性整合资本与相关因素的张力平衡。

3. 走出困境务必超越资本逻辑

美国学者文森特·帕里罗等提出"尽管自称担负拯救生灵的高尚目的，实际上的医疗保健事业仍是一种以逐利为目标的商业活动"。医学资本追求利润最大化，也必然导致医疗费用快速增长，同时更加弱化了低标准的医疗保健效果，对医疗的公平与可及性是一种严重损害。面对慢性病防控的困境和危机，其关键环节是医疗的资本主义化运行。因此，防止资本挟持医学，务必要遏制技术与资本的无序运行，坚持医学的仁学宗旨，掌控资本逻辑的影响范围，强化资本与技术运行的道德管制。当代医学要在充分发挥资本作用的基础上去超越资本逻辑，坚持资本的道德化发展，才是解决医改和慢性病防控中困境的有效途径。

超越资本就是要以医学的仁学理性，驾驭医学资本的运行逻辑，杜绝医学资本主体化进程，以社会共识的伦理道德，规范医疗资本的运行范围。就是说，资本逻辑不能有悖于医学宗旨。同时，管控医学领域与社会资本的合作条件，严厉打击参与医药股份分红等运作。改革医药价格制度，调整医疗激励机制。切实倡导医学道德和专业精神建设，希望医学能够理性超越资本逻辑，明确医学资本的目的和方向。在当前慢性病防控的新常态下，虽然医学人文在技术，资本和政治权力面前显得很无力，但在坚守医学人性化发展的进程中，医学理性必将超越资本逻辑。

世界卫生组织对健康因素总结为健康 = 60% 生活方式 + 15% 遗传因素 + 10% 社会因素 + 8% 医疗因素 + 7% 气候因素。由此可见，慢性病防控的核心并非医疗因素，而在于完善预防机制。认为医疗卫生系统承担维护人类健康的主要责任的观点已不合时宜了，人类需要在更高层次上、以更广的视野来重新审视健康概念。现代医学的巨大服务效益无疑需要资本的支持，从而能供得起人类生命和健康的需求。因此，理性的资本运作是人类健康的福祉。但医学资本的趋利行为也无疑会给慢性病防控带来诸多消极影响。表面上，慢性病防控是一种医疗机制转型，实际上仍是一种经济利益的博弈。当代医学务必认识自身的地位与责任，适应医学发展新常态，掌控医学资本非理性扩张，让慢性病防控取得既定结果。

[原载于《医学与哲学》（B），2017，38（04）]

四、医学技术、资本与责任伦理的三维审视

医疗过程既是一种技术活动，也是一种资本运营，是包含诸多非技术因素在内的复杂系统。医疗各环节都渗透着伦理价值，也必须进行道德评价。医学伦理学不仅关注技术活动本身的伦理问题，也包括医学活动中非技术性伦理问题。技术与资本是当代医学的两大主体，由此也引发出诸多不良后果，医学伦理规约与职业责任正面临前所未有的挑战。因此，医学伦理研究应包括三个基本维度，即技术伦理、资本伦理和责任伦理。

（一）技术伦理维度：医疗质量与医疗安全

1. 技术伦理价值与医疗质量安全

医疗活动首先是一种技术活动，其伦理也就成为医学伦理学关注的首要问题。技术伦理是指医学技术活动本身涉及的伦理原则问题，它产生于技术应用过程，并约束技术行为和调节内外关系等伦理规范与价值观念。实际上，医学技术伦理是以临床技术活动中的道德问题为对象的价值研究。随着科学技术快速发展，医学各个领域已全面被技术所主导，技术主体化已让现代医学呈现一种令人担忧的矛盾状态。技术已不再是简单的治病工具，它以一种独立的力量超越医学宗旨之上，依赖技术自身发展逻辑，为已有的新技术寻求目标。医学伦理价值指向技术应用中的伦理准则，医学求助于技术是为了治愈疾病，技术安全也就成为医疗永恒的主题，而忽视质量与安全的任何技术实践均有悖于医学宗旨。

当今大量工程技术已广泛应用于临床医疗，但其伤害性也在不断地增加，如放射线诊断技术对人体的伤害已众所周知，CT 扫描辐射量超出传统 X 线百倍以上。临床治疗手段也同样具有伤害性，如各类手术损伤不言而喻；抗生素大量应

用、替代性治疗、试验性治疗等均具不同的副作用。虽然诊疗技术手段的伤害性是难以避免的现实，但努力减少医疗技术对患者的二次伤害仍是医学伦理务必考量的重要方面。医疗安全与质量是技术伦理价值所在，我们务必要认识现代技术的双刃性及其应用限度，保持技术与伦理之间的张力平衡，不仅重视技术的有效性，还要考量技术的伤害性。

2. 技术伦理中的混沌与责任选择

关于医疗中的技术是否需要道德评价和干预尚存有争议。技术工具论认为技术是一种手段，本身并无善恶之分，关键取决于人用它来做什么，技术应用的目的何在。技术自主论则认为技术是独立自主的，其特征是拒绝道德判断，认为技术应用中没有道德与非道德区分。实际上，医疗活动是一个技术系统与非技术性系统互相作用的过程，也包括伦理价值评定。虽然现代技术活动具有很强的自主性，技术也在不断向高水平完善，人类需要服从它的造物要求；但人又是一个道德主体，具有道德选择的自由，说到底是人在操控技术活动，反映的是人的价值愿望。正如马克思认为，科技对人的奴役实际是人对人的奴役，技术伦理问题的核心是人的异化，其根源在于技术的资本主义应用。

在医疗活动中，出于何种价值目标，选择何种技术方案都是人根据各自需要自由选择的结果。人自主选择技术方案和价值目标就意味着选择了一种责任，"技术是人造的，人也必须为它负责"。可见，技术应用本身具有深深的伦理蕴意，技术过程离不开道德干预与调节，单纯技术工具论和绝对技术自主论的观念均是片面的。例如，技术作为治疗疾病的工具没有错误，但为了达到治疗疾病的目的而无视患者心理和生命质量，或者将治病过程作为一种技术自主发展目的，即技术手段与医疗目的换位，均有悖于医学的宗旨。医生是技术应用的最终决策者，技术评价不能仅限于纯粹的技术意义，更要考虑心理与社会综合效益。因此，要坚守技术和伦理标准，掌控医疗质量和医疗安全这道关，让医学技术为广大患者创造最大价值。

（二）资本伦理维度：医疗效益与医疗公平

1. 医学资本的运行逻辑与利益伦理

20 世纪后叶，医学快速成为社会资本中的一员，在资本逐利目的与无秩序性运行逻辑作用下，医疗领域全面被资本所垄断，医疗的社会性被现代大医院所漠视或否定，医疗整体的公平与可及性调控丧失，形成无序扩张的局部化医疗的混乱状态。经济效益成为医院之间攀比标准，并有组织地激励医疗创收，简单看来是一种医疗服务行为，但仍摆脱不了追求资本利润的真实目的。在资本哲学视野中，现代医学的发展伦理具有资本特殊性，正如马克思《资本论》中批判的"物化"与"商品拜物教"，"以物为基础的人的独立性"是现代医学发展伦理的显著特征，其伦理个性深层原因也正是资本的主体化。

现代医疗活动不仅是一种技术活动，也是一种资本主导下的经济活动，因而资本伦理也是医学伦理学必须关注的重要维度。医疗活动中两个基本价值原则就是资本效率与医疗公平。在资本伦理视域内，利益效率是医疗价值实现的表达，以此衡量其资源利用效率，特别是要通过提高技术来降低医疗成本，从而提高医疗效益等方面的水平。当今医学资本化具有双重效应，在成本和技术条件一定的情况下，道德基础就成为决定性因素。虽然工具理性和资本效率是现代医学价值观的基础，但这并非意味着医学必然具有"掠夺性"和"物化性"。因此，当今资本主导下的医疗技术活动中，务必要摆脱单纯逐利的道德困境，让资本成为维护人类生命和健康的强大力量。

2. 医学资本的道德约束与医疗公平

为了满足日益增加的社会需求，医学发展无疑需要资本助力，但资本运行务必要有严格的道德约束。医学资本的道德困境与技术主体化密切相关，现代技术发展伴随医疗费用的高涨，使医疗卫生事业的公平性和可及性面临危机，尤其是医疗与商业的错位联盟正日益吞噬医学的人性。所谓"资本无道德，财富非伦理"是一种被鄙视的经济伦理和商业道德，同样中国也绝不容许医疗资本无道德化发展。以资本论观点，资本主体化既有历史必然性和进步性，也有其根本的历史缺陷，因此必然要被历史性所超越。要根本解决现代医学发展伦理问题，务必要将资本对人的统治转化为人对资本的控制，在充分发挥资本作用的基础上去超越资本逻辑。

资本伦理的研究开始于20世纪80年代，重点阐释马克思自身伦理的内在精髓，探讨资本与道德之间的内在关系，以及揭示资本运行与建构和谐社会的内在性。在经济全球化时代，医学资本流动也带来前所未有的现实问题，拓展资本伦理研究空间和范围也势在必行。在利益伦理视野内，医疗实践中的权利与义务、利益与风险的公平分配是医疗公平的关键所在，这些伦理原则可以用来衡量医疗机构在尊重和保障各方基本权利、协调各方基本利益等方面所具备的水平，从而进行医疗利益分配是否合理的评判。可见，医学资本伦理坚持公平原则的一个基本要求就是利益合理分配，这不仅涉及医疗本身的质量与安全，而且关系和谐医患关系、促进心理与社会安定等方面的建设。

3. 医学资本主体化与个体责任模糊

医学资本主体化不仅加速技术应用，医院运营模式也发生颠覆性变化，与此同时各类负面医疗行为也悄然出现，如过度医疗常态化，炫耀性医疗与商业开发性医疗不断升级。究其根源与医学资本化运营相关，医院相当于一架大型机器，设备先进性代表医院的水平，医护人员只是大型机器中的小零件。在这种"大规模"作业模式下，个体医生作用变得渺小，个体存在感缺失，集体中的个体也就失去了责任感，"法不责众"现象便是一个典型医学资本化例证。每个医院都有自己规定的诊疗程序，甚至做哪些检查、费用达到多少都有相关规定，在这种医疗模式下，常常会导致医生的责任意识模糊。

个体责任模糊的负面效果在于忽视医生个体经验和患者个体化的考量，资本逻辑与技术目的成为医学的最终追求，在标准化技术程序框架下，常会使人无意识地产生责任意识模糊，好像只要遵循医院规定的医疗程序，就没有医生个体的医疗责任风险。很多医生在置身于集体的医疗活动中，常常感觉责任是集体分担而忽略职业责任感。这正反映出在资本逻辑控制下，各级医院有组织地扩大资本运营利益，却无意识地远离了医学人文精神。个人责任意识模糊也必然导致医学伦理原则淡化，由于道德与资本领域分离和异化状态，一种无责任的伦理空白状态可能会悄然出现。因此，加强对生命资本的伦理考量也是社会对医学的基本伦理需求。

（三）责任伦理维度：责任主体、限度与困境

1. 医学责任伦理中的责任主体

责任伦理是医学伦理学研究的关键问题，它贯穿医疗活动的各个领域和环节，是医学伦理的灵魂。医学责任伦理的内容比较复杂，首先，主体责任涵盖职

业责任与共同责任两部分，当今医学责任主体不仅包括医疗活动的主体，而且包括医疗活动内外所有相关者。一般地说，医疗的主体是有组织的集团或群体（医院），在医疗活动中各个部门既有严格分工又有整体统一，分别承担相应的职业责任。在很大程度上，医生责任是最关键的成分，因为这是医疗质量和安全的决定因素。滥用抗生素引起的"超级病菌"、过度应用新技术引发的负面后果、商业性医疗行为等均是职业责任衰落的具体表现。

医院及医生是责任主体的主要部分，而医疗内外所有相关者包括政府、医药集团、医疗机构以及广大公民，也要一起承担医疗的共同责任。以过度医疗为例，医生无疑要对医疗带来的负面后果负责，但医生又不是唯一的责任主体。除医生外，医疗管理机构、政府也负有相应的责任，甚至应负有更重要的责任。正如汉斯·约纳斯（Hans Jonas）所言："我们个人所做的与社会行为整体相比几乎等于零，谁也无法对事物变化和发展起到本质的作用。从严格意义上讲，当代大量问题是个体性伦理所无法把握的。"这就是说，在医疗活动的责任问题上，医院、政府负有更重要的责任，是更大的责任主体。

2. 医疗责任伦理中的责任限度

医学责任伦理限度涉及"近期与远期责任"或"有限和无限责任"。具体而言，近期或有限责任是基本的责任伦理要求，是医疗行为主体对医学技术本身应承担的责任，包括对自身负责、对患者负责以及对医疗安全负责等。远期或无限责任则是指医疗活动对整个人类与现实社会所应承担的普遍责任，也包括承担对医学可持续发展的责任。从宏观上看，医学伦理实践在不断发展，其内涵已经上升到自觉承担对人类健康、社会安全和生态平衡的责任。早期医学伦理准则主要强调医生对患者的义务、忠诚以及职业良心，而后来则发展到更加重视对人类健康、社会可持续发展，并对整个人类的福利负责，这反映医学责任伦理正从"有限责任"向"无限责任"转化和延展。

现代很多新技术是面对未来的，在应对复杂慢性疾病过程中，诸多以假设为基础建立的新技术也必然带有很大的不确定性或不可预测性，这也是很多技术后遗风险的根源所在。面对不确定性医学和不可预知性结果，医生只好将技术干预这张网拉大，为了防止癌变很多器官作为"嫌疑者"被切除。据统计，美国加州近一半妇女在去世前没有了子宫，实际上子宫肌瘤癌变仅是 2.4/10 000，而相当一部分子宫切除是不必要的。德国统计乳腺切除手术，约每年10万次手术是盲目的，尤其通过乳腺癌筛查，可能患有乳腺癌的妇女约1/10，而实际比例却仅0.2%，这反映了当今医学在很多方面仍是不确定的。

3. 医学责任伦理的困惑与实践

作为一种新的道德思维，责任伦理承担的是一种预防性或前瞻性责任，一种道德责任而非法律责任，这也正是责任伦理面临的理论和实践困惑的原因所在。责任伦理的复杂性主要源于人类社会活动性质发生了巨变：现代医疗活动的行为主体是一个涉及多环节、多层面、多主体的"联合体"，行为主体的复杂性和多元化使承担责任的主体不确定；现代人活动目的和结果之间也往往具有无法预测的复杂联系，如基因改造技术就有可能在几百年后对人类的利益产生影响，但责任伦理的道德判断却只能靠当代人的意象进行预测。在现代价值多元化的社会中，道德选择也具有多种可能性，人们已经很难获得一个精准、确定性的价值标准。如一种新研制药物可能会杀死"癌细胞"，但其负作用也很大；一种病变有可能危及生命，但更可能是"惰性癌"，这种冲突性难题是医疗活动中最常见的道德困境。因此，责任伦理实践的核心在于主体条件，即行为主体具有道德选择的自由，人们可以在多种可能性中依据自己意愿进行选择，并为此承担责任。

对人类未来和自然持续负责的思想是责任伦理所倡导的精髓。在现代医学伦理规约中，尽管技术应用的未来风险并不确定，但我们也要以自身的"责任感"，尽量选择那些有把握的、其副作用和技术风险比较确定的技术，因为我们能够决定自己能做什么和不能做什么。例如，基因治疗技术是医学发展的希望，但目前很多基因研究并没有取得确定性结果，在临床实践中也务必要审慎选择应用，只有在常规治疗方法无效时方可考虑。其他技术应用也应如此，在传统技术有效的情况下，就不要过度应用不确定的新技术。汉斯·约纳斯曾号召，通过预测技术对人类产生不利信息，唤醒人们的风险意识，从而妥善调整行动。在技术行为有很大危险时，绝不能将人类生存或本质当成赌注，要求人类技术必须对未来和后代负责。责任伦理要求对自己进行自愿的责任限制，并无条件地对自己的行为承担责任，不要让医学拥有的巨大技术力量最终却摧毁人类自己。

总之，医学伦理研究因医学技术快速发展而兴起，技术活动的每一项伦理规约出现都是一种社会进步，而每一次进步中也都会有不足。由于现代医学的复杂性，技术结构的不确定性，致使医学伦理学研究面临诸多困境。因此，我们要注重医学伦理中积极向上的一面，以宽容的伦理思维正视伦理实践中的不足。技术责任伦理是科技大发展时代的新伦理，在协调技术应用、资本利益和医疗责任关系中具有重大意义，是化解个体伦理困境与社会冲突的理性力量。虽然新的伦理规约还有很多方面有待进一步探讨，但其仍然不失为一种伦理智慧，在全球医学技术应用与医学资本运行问题日益突出的今天，更需要以人类的智慧解决医学伦理中的复杂问题。

五、保持医学技术、资本与人文的张力平衡

随着新技术发展和医学资本的介入，现代医学在不断壮大，但同时引发的负面效应也很严重，过度医疗就是最主要特征之一。在技术、资本与人文的交割之中，医学正经受前所未有的抉择。技术发展越深入，就越需要人文精神；医学的资本化越强势，也更要有道德支撑。因此，迫切需要医学各个方面的理性整合，协调技术、资本与人文的张力关系，坚持技术的人文性方向，促进资本的公益性发展，以人为本构建医学的理性精神。

（一）技术与资本主体化的现代困境与危机

1. 技术主体与医学目的的错位

当今技术成为医学的主体，技术几乎等于医学，完全忽略了心理、社会与人文等因素。作为一种独立力量，技术遵循其自身逻辑发展，而失去理性顺应医学的发展需求。相反，为了适应技术发展，医学不断改变自身的建制，为技术扩张而设置相应科室，医学理性完全消融在技术需求之中，医学仁学特征也日益被技术主体化解。由于技术象征着权威和权利，致使医学在技术扩张的道路上慢慢迷失自我。人们相信技术可以解决一切，包括技术本身带来的问题。然而，新技术引发的问题越多，就需要更多的新技术。如此循环往复，作为医学对象的人或人体就越来越被碎片化，整体的人或完整的人变得模糊不清。究其实质是技术在以工具理性替换价值理性，致使现代医学在很多方面陷入两难境地。

技术理性包含工具理性、应用理性和价值理性三个要素。技术主体化的缺陷

在于工具理性与价值理性的对立。工具理性是将原则的普遍有效性还原成规律的客观性。在医学领域中，这种客观性验证就是以技术在临床实践中的有效性为准绳。然而，如果将价值原则普遍有效性还原成与客体相对应的客观性，在逻辑上已经被证明是不可能的。因为形式上的合理不一定是价值的合理，相反价值合理的也未必均是有效的。这种对立使现代医学在很多方面陷于两难境地。应用理性是联系两者的理性，然而在技术工具理性实践过程中，应用理性只遵循理性的工具性需求，而忽略对理性的价值呼唤。技术手段与医学目标发生错位，医学的宗旨在追求经济效益的技术目标中消融。满足和实现技术过程成为技术活动的根本目的，人变成技术的奴隶，医疗成为实现技术目的的手段，就此导致技术的工具与价值理性彻底决裂。

2. 医学资本与资本道德的分离

20 世纪末期，医疗保健业迅速成为资本行列的主要成员，医院也成为资本竞争的主要对象。医学资本推进了医学的发展与更新，同时也开拓出一条新的生意之路。现代医学的资本主义化运行表现为医院都仿效企业管理模式，推行科室层次的二级核算制，医疗业务量与个人奖励挂钩，但将医疗这种关于生命的崇高事业简单地进行数量化管理，实际上就是在将医疗服务事业变成商品式的交换。

医学走进资本运营的主要证据在于各大医院营运目标发生了根本性的改变。马克思"资本论"曾指出：商品生产模式是商品-货币-商品，而资本生产的模式则是货币-商品-货币的过程。就是说前者卖是为了换钱买自己所需要的东西；而后者买是为了再卖出去，并从中得到更多的货币，这种流通的货币就转化为资本，并且在其规定性上也已经是资本。很多医院盲目购买大型高费用设备，其出发点和目标并非是为了满足与本单位相适应的医疗需求，而是为了换取更多的盈利。虽然当今医疗市场化激发了医院活力，但也因资本的诱惑而常常导致道德的缺失。当今医学资本与资本道德之间的矛盾正是医学现代性困境的根源之一。

（二）医学人文衰落表现在过度医疗干预普遍化

1. 过度医疗干预是全球性医学问题

过度医疗是当代医学深受世人指责的问题之一，正如美国社会学家文森特·帕里罗所言，"批评家对美国当代医学的批判就是对生命过度治疗"。尤其是过度手术治疗，大量研究表明数以百万计的外科手术是没有必要做的。美国 1992 年一项研究发现不必要的手术包括 50% 剖宫产、27% 子宫切除、20% 心脏起搏器、16% 扁桃体切除术等。我国因过度医疗引起的医疗费用增加也是当今主要社会问题之一。70% 患者存在过度医疗，费用占总费用 30% 或更多。据中国卫生统计年鉴 2010 年数据显示，从 1990 年到 2009 年间，总卫生费用从 747.39 亿元猛增到 17 204.81 亿元，医疗费用高速增长严重威胁着我国医保基金平稳运行。

过度医疗主要表现在小病大治大养、重复和过度诊断，扩大手术指征和范围、滥用介入治疗、过度综合治疗如一个慢性胃溃疡患者一周做了三次胃镜以排除胃癌；美国 2004 年一项调查发现，约 1000 万已经切除子宫颈的妇女还在做巴氏子宫癌检查；忽视基本检查而滥用 CT、MRI 检查等；我国规定 CT 检查阳性率应达 80% 以上，而实际正相反，CT 检查阴性率已超过 80%。我国冠状动脉支架术（PCI）应用率达 90%~95%，而 WHO 规定约为 20%；我国 20 世纪 50 年代时剖宫产率为 1.5%~2.0%，90 年代上升为 40%，少数医院达 60%，个别医院甚至达 90%。过度用药、滥用抗生素和激素、过度输液治疗、对不可逆濒危患者过度治疗等更是普遍严重。

2. 从医疗双重标准透视过度医疗实质

德国海德堡大学曾做一项针对医生群体的问卷调查，即医生自己有病时将会如何处理。他们向全国整形外科医生发出问卷，包括对 11 种不同科室手术的处理态度。分析总计问卷 169 份，结果惊异地发现，医生对预定的手术程序普遍采取有节制的接受，同意所有程序可信度比例仅占 41%；其中很多手术医生采取明显的摒弃态度。以腰椎间盘突出为例，受访整形外科医生仅有 17% 表示接受手术。多明尼杰帝与苏黎世大学合作，在近 6000 例病例中，比较了 7 种常规手术频率，包括扁桃体切除、肠切除、刮宫、胆囊切除、疝和痔疮手术等，除阑尾切除术外，一般患者接受手术治疗概率明显高于医生本人接受手术。其中扁桃体手术高出 47%，疝气手术高出 53%，胆囊手术高达 84%。总结果显示，不懂医学的人手术频率平均高于医生群体 33%。就是说，在积极为患者进行手术的病例中至少约 1/3 的手术是不必要的。

德国弗里德里希·希施瓦兹团队探讨了教材中经常实习的 23 种标准疗程，对各地区 1000 名专科医生进行调查（包括外科、内科、泌尿科、妇产科、耳鼻喉科医生各 200 名）。结果显示，整体医生宁可依赖自身免疫能力，也不愿意接受标准疗程的治疗方案。在调查的 23 项疗程中，医生存在疑惑的近 50%，医生对其 11 种治疗程序只有少许的接受度。在受访的妇科医生中，即使子宫长了较大的良性肿瘤，50% 的医生不愿意手术切除；另外，前列腺影响排尿时，不愿接受前列腺摘除的医生占 56%。在一项肺癌新治疗方法询问调查，万一你得了肺癌，你是否愿意参与此项研究性治疗，结果 79 位受访医生有 64 位拒绝参与。他们认为，此种疗法毒性较大，而且疗效不确定。如此看来，在医学领域似乎存在双重的治疗标准，医生群体爱惜自身的标准与信息不足的患者治疗标准。调查中还意外发现，除医生群体外，律师群体接受手术治疗的比例也很低。多明尼杰帝认为，面对律师病例时医生会很小心，因为不必要的治疗带来不良结果时，律师比一般百姓更能保护自己。可见，过度医疗的实质是一种明知故犯不负责任行为，根源在于技术扩张和资本利益的驱动。

（三）走出困境在于人文与技术、资本张力平衡

1. 技术理性与医学人文的张力调节

技术理性与医学人文的张力平衡，就是要实现工具理性与价值合理性的统一，就医学技术本质而言，是满足人类健康需求的手段，技术理性应该是实现这种医学目标价值的行动准则。但在现代技术价值活动中，主体与客体尺度并不总是具有内在统一，而是有时统一，有时又背离或冲突。原因之一就是现代技术结果的不确定性，人们对技术的价值评价也各不相同。例如，癌症早期诊断与治疗很好，但不一定有效，在治疗效果与治疗价值评定上存在选择的争议。因此，在临床实践中，不仅要关注技术能做什么，怎样才能更有效、更有利，还要考虑技术价值、生命质量和医学目标等医学人文问题。保持技术发展与人文精神之间的张力平衡，既要推进技术的发展，又要对技术给予人文性约束。

技术理性与医学目的偏离，使技术应用脱离医学控制的范围。由于当今技术本身的道德评价缺乏参照点，技术只有在应用过程中才显示出其意义，技术也就为自己取得合法性。因此，现代医学务必要控制技术的方向，遏制技术成为主体。医学不能没有技术，而需要技术与人文结合。当今强调人文，只是寄希望技术能在自主化发展中冷静下来，掌控自身发展方向，使其与医学目的相适应。同

时加强技术的人文性，找回医学的根基。在医疗实践中，为了治病救人而借助技术支持时，技术作为工具体现出医学的人性特征；然而当技术作为逐利的工具，技术就成为蚕食医学人文的傀儡。技术与人文不仅是相互依存，而且也需要保持适度的张力，人文支撑下的技术发展越高越好。

2. 资本化运营与公益性原则的协调

现代医学发展需要新设备、新技术和医学人才的支持，医学也需要资本支持，以满足人们日益增长的健康需求。但由于资本逻辑的逐利诱惑，医学在资本化运营过程中许多方面产生资本的道德缺失。面对资本逻辑与医学公益性之间的不协调困境，摆脱这一困境也存在诸多现实性困境。例如，我国公立医院的目的是实现公益性的政府职能，包括保障公共卫生服务和基本医疗服务，但医院的主要收入并不是来源于政府预算和社会捐赠，而是需要在医疗中自行获取。各级医院在追逐经济效益的过程中，其公益性就很容易被弱化。目前公立医院的"公益性"定位已成共识，而如何回归和保持公益性问题，在学术界仍存在各种争议。当今医疗改革主要借助企业改革经验，虽然两者都具有社会公益性，但企业目标是追求利润最大化；而公立医院主要目标则是社会福利最大化。因此，医学资本化运营环节中，务必要以医学理性遏制资本无限扩张，加强对资本的道德管控，限制资本逻辑涉及的范围，保持医疗卫生服务的公益性精神。

关于医学是否应按资本逻辑方式营运，在什么程度上进行资本运营问题，需要在对经营体制的经济和法制研究基础上给予科学判断。从医学本身特性出发，医学资本与其他资本运营不同，其他商品可以售出概不退换，但医学不能；商业公司可以是责任有限，但医学不行。例如医生不能只负责把肿瘤切掉，至于有多大价值与医生无关，对能否延长寿命和提高生命质量不负责任。由于医学资本运营所面对的是医疗消费群体需求及其医疗消费过程，因此，医疗机构不能将这些对象当成赚钱的工具，这是医学资本与其他资本运营的主要区别。虽然当今医学进入了资本行列，医院也在吸纳社会资本支持，但资本化运营需要在保障基本医疗的公益性基础上进行。也就是说，医学可以有资本运营，关键在于如何操作。在目前阶段，非营利性资本营运比较容易理解，但以谋取高额利润为目的的资本是不适合的。资本趋利性与医学公益性是一对矛盾，如何在医学宗旨基础上的资本运营也是当今医改的焦点问题。

3. 认识医疗边际效应递减律的实践意义

很多人可能认为，过度医疗只不过是让患者多花点钱而已，也许还会带来意想不到的好处呢。其实这是对过度医疗的错误认识。我们可以从医疗边际效应递减律来诠释这一问题，它可以回答生活在设备先进地区的人是否比明显缺少先进医疗设备地区的人会更健康这个问题。美国一项调查研究显示，过多享有先进医疗服务并不一定会带来相对应的健康效果，如条件优越的曼哈顿居民并不比医疗欠缺的波特兰地区居民的寿命更长。而 Elliott Fisher 团队的研究更令人震惊，他们在调查肠癌、心梗患者病史时发现，医疗费用较低地区居民的寿命比医疗支出较高地区居民的寿命更长。此研究阐明，包括医疗设备和就医次数在内的医疗效果，当达到一定密集程度后就会逐渐降低，并开始产生损害，即医疗边际效应递减。

加拿大的 Leslie Roos 的一项调查结论，高新技术和高额费用完全未收到较高的医疗效果。虽然德国医疗投资平均比其他工业国家多出 30%，但德国公民并不比其他国家公民健康，如德国支出明显高于日本，但德国妇女平均寿命 80.7 岁，而日本妇女却是 84.6 岁。边际效应递减律的要旨提示，医学和产业联合体的投资深刻影响这个体制。例如，设立早产室就会增加早产儿；增加一个心外科医生，就会增加心脏检查，增加手术次数，但很少考虑手术是否被需要，而当手术超过实际需要时就会出现一系列不良后果。这种边际效应也表现在医疗方案中，如以腰间盘摘除术来解除腰椎病痛，曾经一度进入一个热门时代，因为它确实对某些患者有效。但随之而来的就是很多不必要的腰间盘切除出现，实践证明这种手术的四成是不成功的。英国的一次脊椎疾病研讨会上，对现场 220 名医生问卷表明，没有人愿意接受这种手术。可见，诸多医疗方法都有一个边际效应，超过这个边际可能就会走向负面。边际效应规律不仅深刻揭示了过度医疗的弊端，而且也在提醒我们，医疗设备和服务项目绝对不是越多越好，而是要有效利用技术优势，让医疗效果达到最佳状态。

4. 医学理性整合关键在于人的转变

医学理性整合就是要改变观念，适应发展新常态。当今医学正处在发展的过渡阶段，各种思潮和理念相互交汇，理性整合牵涉多层、多靶点的转型发展，绝对强调任何一个部分都是一种极端行为，势必会将整合引入另一个歧途。医学人文与医学技术、资本不能截然分开，也不能相互代替，三者之间是一种互补关系，并要保持一定的张力关系。医学需要在巨大的成就面前沉淀反思，人文也不能只有批判的眼光，更要以欣赏的眼光促进医学的成长。如果对一个事物只看到正面和反面，而看不到侧面，其思维仍然是片面的。人文对医学的意义在于修正医学中的方向性偏差，抵制技术与资本的非理性扩张，承担完善医学正向发展的使命。因此，需要以和谐的理念，保持技术、资本与人文的张力平衡，也可以说"张力就是理性"。

当今技术化与资本化医学所涉及的诸多人文困境都与人本身相关。医学创造的很多成就均是以人的异化为基础，以人的"丢失"为代价的。因此，理性整合的关键在于人的根本转变。技术异化通过对医学的影响来强化对人的控制，影响人的意识和认识等方面。医学的异化导致异化的医学，人也在资本和权利的追逐中异化。美国社会心理学家阿历克斯·英克尔斯提出，"如果一个国家的人民缺乏广泛的现代心理基础，执行现代化制度的人本身没有在思想、心理、态度和行为上经历一场现代化的转变，那么，就会不可避免地导致畸形和失败的发展悲剧。"医学发展离不开其仁学宗旨，人的价值观念的现代化程度，决定着人的医疗态度和方式选择，人的价值偏移将导致医学方向的扭曲。当今医学困境原因，在很大程度上不是现代化制度和结构的不健全，而是人缺乏适应医学现代化发展的现代化精神。因此，人的现代化程度是现代化医学领域稳定、持续和健康发展的基石。

医学在不断发展，矛盾也将永远存在。医学理性整合体现出医学发展过程的螺旋式上升规律，在医学超速发展的历史阶段迫切地强调人文复兴，也是推助医学更高发展的扬弃过程。《易经》有个概念叫"物极必反"，任何事物走到极端后一定是反向的，就如抛物线原理一样，到达顶点后一定往下走，没有例外。当今医学技术视乎已经接近了极点，医学资本也在与日俱增，要想不下落，就一定要借助另一个平台的支撑，才能向另一个高度发展，而这个平台就是医学人文和道德良知。钟南山院士曾说，医学人文精神核心不是态度好，而是想方设法治好病、防好病。医生不只是技术的产物，也是情感的产物，行医不是交易，而是使命，只有让医学走出商业交易和技术崇拜的误区，医患关系才能回归常态。实践医学理性整合，务必理性保持技术、资本与人文之间的张力平衡，协调并进而造福人民，让医学真正成为保护人类健康的神圣领域。

[原载于《医学与哲学》（A），2017，38（07）]

第七章

医学科学精神与现代医学教育

我们切莫忘记，仅仅凭知识和技术并不能给予人类的生活带来幸福和尊严。人类完全有理由，把具有高尚的道德标准和价值观的宣教置于客观真理的发现者之上。

——爱因斯坦

在当代，资本与生命伦理学有着内在的必然联系，生命伦理学的对手是资本，生命伦理学困局难解的焦点也在于资本。生命伦理学面临的种种问题，正是资本逻辑演绎的结果。因此生命伦理学应当研究超越资本逻辑的伦理课题。

——杜治政

一、SCI 怪圈问题并非 SCI 本身问题

据英国皇家学会的一份报告显示，近年来，我国科技论文数量连年大幅度增长，SCI 论文数已飙升至世界第二，并有可能取代美国而成为全球最多产的科研大国，然而，由此引发的论文造假、论文泡沫等话题更是被炒得火热。面对我国高等医学院校出现的一股 SCI 论文热的倾向，如何看待 SCI 论文热及其对我国科研工作的影响，已成为我国医学与教育界普遍关注的问题。要运用哲学的观点去辨析 SCI 问题，任何事物都是矛盾的统一体，SCI 论文本身并没有问题，问题是 SCI 论文的价值和目的。让 SCI 论文价值回归到学术本位，就必须转变科研评判标准和考核机制，将"数量扩张"向"质量效益"转型，才是维护学术风气的治本之策。今天探讨 SCI 的价值问题，其目的不是否定，而是为了维护 SCI 的价值意义，使其真正成为我国科研创新发展的正向动力。

（一）医学资本的介入是现代社会的主要特征

20 世纪 70～80 年代以来，医疗保健服务业及其相关医药产业已经成为社会资本的主要构成，成为当代社会的重要产业之一。无论新技术设备的研制，还是药物开发与生产，以及由各种医药技术组合而成的现代化医院，没有巨额资本的支持都难以实现，因此形成了医生、医院与医药产业的联盟，它加速了医药科学的发展，也加速了医学技术的更新，但同时也开辟了医疗与医药产业各方面获取颇高利益的新领域，而首先进入医疗资本行列的就是附属医院和大多数三甲医院。医生是医学资本链条中的一部分，"钱在哪心就在哪"这是不可回避的事实，由于论文数量和质量作为可以量化的评价指标，可以与科研人员的职称晋升、学位申请、荣誉地位、奖金待遇等挂钩，也不可避免地成为医生追求的动力。

资本的天性就是最大限度追逐利润，只要它能嗅得到的地方，它都会毫不犹豫地冲进去分一杯羹，而不管那些已经在其中的同类如何对它侧目而视。不可忽视的是，资本最大限度追逐利润的前提，就是最大限度地降低投资风险。因而，哪个地方投资风险最小、收益最大，自然也就成为资本投向的首选。医院是救死扶伤的地方，具有一种天然的神圣的化身，有病就要去医院，就是说，医疗保健

不仅是一个有利可图的行业，也是一个垄断行业，它可以全面操纵价格和控制外来的影响。恩格斯说，人是从动物进化而来的，这就注定他永远不可能彻底摆脱兽性，而只能是摆脱的多少。医学资本主体化倾向具有"推进"和"阻碍"的双重特性，问题的关键在于人类的驾驭和控制能力。医院或医生追求利益并不是问题，问题是如何才能把握正确的发展方向。

（二）SCI 不是问题但为什么会成为问题

SCI 论文反映了在专业领域中的影响程度，也是我国科研与国际接轨的重要环节，只要目的明确，SCI 论文可以成为一种正向动力，然而，将 SCI 指标绝对化、标准化，甚至某种目的化导向，则是使 SCI 问题化的根源所在。

1. 资本利益的诱惑使 SCI 变成问题

当今大学附属医院与过去的最大不同，在于它在总体上或主要部分已经变成了资本，我们并不否定医学的资本主体化作用，医学需要资本，医学也并不拒绝资本。但由于资本追逐利润的本性，也不可避免带来诸多消极影响。在资本运作过程中，医院投入不仅仅是高新技术设备，更主要的是掌握技术的人力资本，因此，SCI 也就成了"人才"的标志物，医学的资本运作也变成了"人才"竞争。由于资本和利益的驱动力也是人类社会不可回避的基本特性，SCI 相关问题也逐步成为人们关注的焦点。从辩证的角度来看，赚钱不是问题，问题是如何赚钱；扩大医疗不是问题，问题是如何进行扩大。

2. 科学的绝对化倾向使 SCI 成为宠儿

以科技创新为动力提升医院核心竞争力，已是各个医院管理者的共识。科学是现代医学发展的精髓，SCI 论文则是科学的化身，因此，追求 SCI 的权威性和影响力也是一种变相的资本利益追求。近年来，SCI 逐渐成为大学附属医院科研绩效的重要评价指标，SCI 现象和影响因子神话已是全球性的，并呈现逐渐蔓延和加剧的趋势。由于高新技术给医院和医生带来的巨大权威与声誉，引发了对技术的无限追求，医生的兴奋点已由患者转向对各种高新技术的探索，转向自然科学基金与各种荣誉奖励，医学的仁学理念在他们心中悄然地淡漠了。由于在转型后的中国社会中弥漫着一种十分浮躁的氛围，这种习惯也逐步侵袭着医学学术界的清净，影响着部分医生和学者的良心和操行。因此，许多医生抛弃了科学严谨的学风，某些人的投机心态无限滋长，科研欺诈之风日盛，从而导致学术腐败。例如，为了扩大市场或追求个体利益，科学造假、权威落马等事件时有发生，科学的信誉在不断受到质疑，这是科学为自己打造的一个"枷锁"，因此，需要对SCI 的可行性价值和影响力进行重新审视，以促进科学技术的更高发展。

3. 科研为龙头引发的"被科研"倾向

一般而言，发表 SCI 论文有两种情况，一是开辟新的研究领域，从事医学的创新性研究，取得更多的成果；另一种就是为了发表论文而发表，低水平的跟踪与模仿。据一项调查显示，66.67% 的临床医生曾有过"被科研"现象，80.26%的被调查者认为身边的同事存在"被科研"现象，这种为了科研而科研，或为了晋升而"被科研"则是背离了科研为临床服务的宗旨。科研转型的实际就是向临床应用转化，不能服务于临床医疗的科研成果是毫无意义的研究，转化医学实质是理论与实践的结合，基础与临床的结合，它倡导以患者为中心理念，因此，科研能力并不是仅限于直接从事科学研究的水平，更重要的是能借助全球可利用的科研资源，具备将先进科研成果应用于临床实践的能力，从而在本岗位实现先进技术的临床转化。当今不加批判地将所有科研成果强行应用于临床，是对转化医学的理解误区，转化是将有益于患者治疗的成果转化为临床应用，而绝不是为了验证成果去实施临床医疗。不能严肃地对待和处理"被科研"的行为，不仅会使中国学术界丧失信誉和尊严，而且也会阻碍中国学术传统和学术评价体系的建构，更会摧毁学术以及学术界本身存在所具有的意义。

（三）直面问题和解决"SCI 怪圈"问题

1. 将 SCI "退火"处理，以提高 SCI 的价值意义

科学技术的高速发展也必然会形成自身的"瓶颈"效应，而技术绝对化就是这个"瓶颈"的根源，因此，要使科学技术向更高层次发展，必须打破这个瓶颈，这是符合事物发展的否定之否定规律的。在科技高度发达的今天，技术降温可以提升质量，而人文升温才是技术的道德化发展方向。SCI 作为现代科学技术的高层代表，也应该给予"降温"处理，其目的是通过"热处理"过程使科学更加坚韧。例如，SCI 不应做为医院或医生的绝对考核评估标准，但仍可以是重要的"竞争"条件，SCI 数量是重要的能力体现，但并非是绝对指标，即只有在同

等条件下具有优先选择权。目前，中国内地的基础科学研究水平不断提高，但基础科研的产出率仍然很低，反映在每年发表的高质量和高影响力的研究论文数量很少，即我国 SCI 论文数量在国际上名列前茅，但平均被引频次却远远靠后。因此，不能仅以 SCI 论文数量评价科学水平，而应该建立更科学的评价标准体系。

2. 科学主体与人文社会的结合是现代转型的核心

现代医疗务必履践生物—心理—社会医学模式，单纯的技术模式已经不能解决现代的医疗问题，必须与医学人文、医学社会学相结合，才是现代医学发展的必然方向。比如，评价医院或医生的水平，不仅仅需要科研论文，更应该重视人文教育论文，SCI 不仅仅是科研论文，也包括人文教育 SCI 论文，医学不仅要在技术上与国际接轨，而更重要的是应该在理念上接轨。医学的现代转型务必将人文及社会学研究列入人才培养目标，而且应居于首位。德本才末是选用医学人才的金标准，未来的经济不完全是掠夺经济，而是道德与博弈经济，追求效益没问题，问题如何追求效益，以高新技术扩大医疗范围不是问题，问题是为什么扩大医疗项目和如何运用高新技术，医院在给患者医疗过程中包含着营利，但为了营利而进行医疗的行为则有悖于医学宗旨，医学人文的融入将是医学资本运行的方向盘。

3. 转变 SCI 神话现象的关键在于医学的顶层设计

在相互依存的世界里，实现科研提升和资源共享，迫切需要医学及其学术界的观念转型，而这种转型的启动需要大学教育机构和附属教学医院的顶层设计。就 SCI 本身而言，最重要的功能是帮助科研人员获取最需要的文献信息，使研究人员能够跟踪国际学术前沿，在科研立项等方面能及时了解国际动态。科技论文数据统计是为科研管理决策提供依据，但其事实上的导向作用却可能背离 SCI 的初衷，甚至适得其反。科学并非是一项比赛，而是一个高度协作的过程，从而建立一个不断提升的知识共享平台。论文发表数量不是科学家炫耀的资本，而应该是大家彼此借鉴、共同协作的纽带。如何走出科研学术界的功利怪圈，真正提高自主创新能力，值得每位领导及科研人员深思。

发表论文不是目的，提高科技自主创新能力才是终极目标。因此，坚定医学和医学科研的根本目标，才是医疗技术和科研能力发展的真正动力。在技术高度发达的今天，人文必将成为医学发展的主流力量，坚持技术的道德化是其唯一发展方向。高等医学教育并不等于高等教育，其目的在于培养具有中华民族优秀文化的卓越医生，而不是医疗"机器"，一个技术精湛而道德败坏的医学生绝对不会成为一名好医生。因此，医学教育必须是精品教育，而非"精英教育"，务必守住医学的道德底线。脱离仁学的医学是一种方向性错误，所有的行径都将是"问题"的源泉，其结果将是"误在当代而恨在千秋"。

总之，现代大学的竞争实质就是大学科研能力、创新水平的竞争，世界一流水平的大学必然是具有世界一流水平的科研。只有真正提高大学的科研水平，才能真正提升大学的教学和医疗服务的能力，从而真正提高国家的竞争力。因此，SCI 论文质量的提高有赖于科技实力的整体增强，同时更要遏制以追求功利、物欲为目的的各种学术不端行为。当下 SCI 问题也从另一个侧面反映出科学的人性问题，SCI 现象的表面是学术问题，但其背后则是深深的伦理问题，尤其在这个利益交汇、文明冲突、市场驱动的现实中，遵从伦理道德应该是科学家们回归人性的最终底线。科学可以是一种信仰，但科学主义到达极致就是一种迷信，忽视"SCI 学术泡沫"危机，将会使我国科技界陷入难以自拔的困境。萨顿的理想与目标就是科学的人性化，而科学人性化面临的现实困难，则是科学与人文的严重分裂甚至对立。在萨顿看来，科学的精神价值是科学的生命，而人文主义者必须理解科学的生命。一方面要加强和完善学术规范，另一方面应注重学术评价的导向作用，坚守科学的人性化方向，促进我国科研创新的可持续发展。

[原载于《医学与哲学》（A），2014，35（07）]

二、转化理念下的科研创新与临床决策

当今临床科研的主要方向是将基础研究成果向临床应用转化。临床科研创新首先要具有转化意识，将符合临床需求的成果有效地应用于临床实践。因此，临床科研起源于临床实践，为解决临床问题而科研创新，努力开发新的应用领域，新的转化方法和手段，最终实现科研成果的临床转化。临床诊疗决策是一个确定何人何时用何种诊疗方法的过程，决策制订必然涉及创新技术的选择、满足患者心理和社会需求，以及技术与伦理风险的考量。务必要坚守临床科研创新中的道德底线，践行临床诊疗决策中的人本原则，理性规避科研中的创新误区，防止临床诊疗中的决策失误，使科研技术成为诊治疾病和维护健康的有效工具。

（一）临床科研创新中的转化理念

1. 创新意识是临床科研的动力

临床科研是以患者为对象的医学研究，通过有针对性的临床观察与分析，揭示疾病及其并发症的发生、发展规律与预后相关因素，旨在提高诊疗水平，改善对病因的宏观研究。临床实践与科研是相辅相成的，临床为科研创新提供研究方向，也是对科研成果的检验；科研为临床实践提供新理论和新方法，有助于提高临床医生的分析和决策能力，从而改善医生的临床思维方式。临床科研对提高医疗水平，加强学科建设都具有重要意义。临床科研是医学科技创新的重要手段，其主要途径就是要将临床基础研究紧密结合，根据临床需求开展创新技术。尤其在当今以科研创新为动力的医疗服务领域，科研实力在很大程度上代表着医院的地位和对外影响力。

科研创新是提高医院核心竞争力的基石，也是临床科研的生命和动力。但如何创新则是科研留给人们的一个哲学思考。创新意识既是一种动力，也可以是一种障碍，取决于对创新概念的理解。创新是一种科学精神，要以遵循客观规律为前提，创新具有创造的意欲，单纯"新"的不一定是创造，而创造一定是新的，也就是说，具有临床意义和价值的创新才是科研的终极指向。就临床医学来讲，绝大多数的传统医疗原则是不变的，而完全改变的只能是很小部分。虽然基因组计划给人类带来无限希望，但如何将基础成果有效转化为临床实际应用仍有很长路要走。当前临床科研的自主创新或引进技术的再创新，其目标价值必须要指向临床实际，要体现出"用得起"（affordable）、"易得到"（accessible）、"能接受"（acceptable）的 3A 理念。

2. 转化理念是临床科研的核心

转化医学（translational medicine）是国际医学领域近年的一个新理念。其内涵在于快速有效地将基础研究最新成果转化成临床应用技术或产品，并通过反馈对临床实际问题进行深入研究。当今临床科研的核心是"转化"，就是将已证明对临床有益的成果，转化为临床诊疗新技术。因此，临床转化研究并不是要创造新理论，不是探索新基因、新功能，而是探讨基础研究成果如何应用的方式，就是从已有的研究成果中选出有病理生理意义、有临床应用前景的成果，并将其实用化，最终转化成临床及社会有用的产品和服务。这是现代医学研究模式的反思与变革，也是对社会需求的理性回应，以此最大限度满足人们不断提高的医疗服务需求。

转化医学是一种理念，也是一项研究策略。首先涉及的是转化理念的解读，其重点并非是转化本身，而更是通过这种转化过程，使有实际意义和价值的基础研究成果，真正转化成临床医生有效诊治疾病的手段，并在后期效果评价中获得满意的结果。就是说，转化医学的目标指向不在于"要转化"，而在于"能转化"。临床科研是从临床到实验室再回到临床的循环过程，"能够转化"是临床科研工作的出发点和最终落脚点。因此，务必要避免那些仅流于形式的"从临床中来，到临床中去"的表面过程，甚至是"为了科研而科研"，而将未达到转化的技术盲目应用于临床。临床科研创新要清楚地认识到，目前转化医学在全球范围内仍然处于探索阶段，虽然很多针对临床的基础研究在不断更新，但真正能在临床实践中应用的却微乎其微。

3. 科研转化是长期系统化工程

从科研思维方式来讲，转化医学从基础理论证实、到临床循证研究、再到人群健康研究，涵盖医学实践所有领域，因此需要有更系统、更全面的科研技术团队。临床科研转化困境在于以非人类模型为基础的研究结果在人体内不能完全重现，很多研究仅是存在于研究模型中，没有临床所对应的病理生理过程，是一种人为制造出来的假设，其理论与临床实际之间仍存在巨大的鸿沟。目前人类在DNA水平对疾病的理解及研究仍处于初级阶段，即使目前已检验到的部分基因，仍需要一个实践验证的过程。而且有研究认为，与疾病相关的基因中，仍有5%~10%可能是错误的认定。由于转化研究耗时长，平均需要24年之久，很多研究者缺乏动力、缺乏能力和条件去实现成功临床转化，而且也很少有人愿意长时间探索一项可能失败的研究。

缺乏长期探索的科学精神，转化医学有可能会偏离医学科研的方向。诸如当今基因检测预测疾病项目，更多的是一种艺术，而非真正的科学。仓促地将这些还不成熟的基因检测医疗化、市场化，不仅没有起到解决和预防疾病的效果，反而扩大了疾病领域，将大批无病人群判断为有病，其后患无穷。它不但给人们心理增加不必要的忧虑，而且会让整个社会处于基因技术的恐惧之中。同样靶向治疗也是当今医学的热门之一，即通过基因或分子选择，有针对性地早期发现变异细胞，针对明确的致癌位点，特异性地杀灭恶性肿瘤细胞，而不伤害正常细胞功能。然而研究证明，许多疾病并非只有一个靶点，很多肿瘤同时存在几个或几十个靶点，靶向指向何处仍需长期探索。而且靶向治疗本身仍是一种着眼于局部治疗的思维，忽视全身整体治疗是难以收到很好的持续效果。因此，临床科研转化任重而道远，需要具有持之以恒的科研精神。

（二）临床科研转化中的创新误区

1. 单纯"求新求变"，脱离临床转化实际

转化医学是生物医学发展，特别是基因组学和蛋白组学以及生物信息学发展时代的产物。转化医学中心环节是生物标志物的研究，开发和利用各种组学方法，以及分子生物学数据库，筛选各种生物标志物，开发新治疗方法和新药物。然而，这一过程并非是一朝一夕就能实现的，单纯地追求成果转化率，而脱离临床实际是一种背离医学人性的行为。"转化医学中心"是当今国内推崇的一项计划，目的是促进转化医学的快速发展，然而，明确规定 3~5 年必须完成转化过程，似乎很不切合实际，如果未能完成转化，而强行限时转化，势必存在严重的伦理风险。求新求变另一侧面就是对新技术应用的过度追逐，无限放大新技术的适应范围。例如，微创是一种先进理念，但并非是什么都要微创，谁都能使用微创手术。诊疗创新是基础研究理念的一种变形，并不是要以新技术替代适宜有效的传统技术，单纯追求形式上的新颖，是一种脱离实际的转化行为。

"求新求变"不是目的而只是一种手段。现代技术主体化使"求新求变"成为科研创新的中心，认为新的就是好的，旧的就是坏的，这是一种很可怕的思维。很多医生过分迷恋技术的新颖，而轻视常规技术的适宜性；极力追求变化，而忽视科研的根本目的，临床技术创新始终在"混沌"中徘徊。当今很多临床科研是脱离实际的"半吊子"研究，不能实现临床直接转化，甚至有人将不切实际的"创新"成果盲目临床应用。例如，基因治疗是医学的创新，但在众多基因治疗研究中，还很难确定任何一项技术是毫无疑义地具有临床应用价值。我们承认科学探索的曲折性，但也应当警惕单纯"求新求变"思潮的负面影响，警惕炫耀性承诺，干扰正确的临床诊疗决策倾向，甚至做出有悖于医学科学和患者利益的

错误决策。

2. 追逐"急功近利"，忽视人性化考量

临床科研创新与转化是一个复杂、多因素参与的可持续过程。然而，当今却存在着急功近利的转化误区。某些医生借所谓"创新"的名誉，谋求名利地位，将不成熟的技术强行"转化"，背离了医学基本的道德伦理，无限夸大某种干预手段效果，掩盖其潜在风险与伤害，无视患者意愿和经济承受力，将处于"不确定性"的研究成果盲目应用于临床，故意将严格控制性技术手段作为临床诊疗常规，如过度的介入检查、放大支架的适应证、增加不应做的检查、使用不应使用的药物、做了不应做的手术等。当今外科系统存在着一种异常的激进现象，即只要发现肿物，不论肿物大小和性质如何，外科第一选择是手术切除，而且手术范围逐年扩大，手术治疗效果不断提高，而手术患者人数逐年增加；尤其是外科手术已全面走向"微创"化，而麻醉风险却日趋走向挑战。诸多现象反映出当代新技术转化中的一种非理性倾向，急于求成而忽视伦理考量。

杜治政曾提出，"当今医学浮躁是我国科研与临床诊疗中的一种不良倾向，是历史留下的、难以抹掉的时代伤痕"。在科学与技术快速膨胀的现代化医疗境况中，也在催生着医学科研的空前浮躁，对医学科研创新发展极为不利。这是一种典型的集体无意识状态下的急功近利倾向，也是急于甩掉技术落后的社会心理，是资本逐利的诱惑和功利至上的产物。然而这一切却无意识地将医学科研及其临床转化引入歧途，导致医学人性的衰落。尤其是加上医疗机构的系统性干扰因素，一些医院为追逐效益的最大化，鼓励应用高费用的新诊疗手段，这种盲目追新、推崇高消费的暗流，扭曲了转化医学的理念，也严重干扰临床决策的制订。

3. 滥用"灰色技术"，缺乏伦理风险意识

临床医学存有很多"灰色技术"，就是指在安全性、有效性等不确定或涉及巨大伦理风险的技术。虽然这些技术对探求某些疑难杂症有一定意义，但并不适合常规临床应用。然而当今却有很多医生在滥用"灰色技术"，甚至是一种有组织地盲目医疗行为，蓄意跃过"试验门槛"，急于"转化"为临床应用，其结果必然会给患者带来潜在而严重的伤害。例如，2000年兴起的戒毒手术，采取开颅切断脑内毒瘾记忆细胞而达到戒毒目的，由于其严重并发症引发的争议而被卫生部禁止应用。与此类似的"灰色技术"还包括克隆治疗技术、基因治疗技术、自

体干细胞和免疫细胞治疗技术、人工心脏植入技术等。

萨塞克斯大学保罗·奈廷格尔曾说，"有关基因治疗说法完全是夸大其词，客观证据并非支持有关生物技术革命的假说，要关注现实世界和决策者不现实期望之间的巨大差距"。现代许多技术均是针对未来的，如基因调控、基因增强、人体干细胞应用等，其特点是技术应用后果不能当即显现，需要长时或几代人的实践才能得出定论。既然这些推测不是已经发生的现实，而是对未来的预测，就必然存在不确定性特点。但由于这种预测对医学发展又是绝对必要的过程，因此，就需要医生具备正确的临床思维与决策能力，对现代新技术应用给予必要的伦理考量。

（三）临床科研创新与临床诊疗决策

1. 临床科研思维有助于临床诊疗决策

临床决策就是为达到同一诊疗目标，在众多可用方案中选择最佳方案的过程。现代临床决策基本要素包括科研证据、患者情况、患者意愿和社会承受力，以及社会卫生保健等。其特征除了具备正确逻辑思维和循证原则外，还要具备诊疗手段的伦理性和经济性，坚持依法行医和确保患者安全等内涵。临床决策与科研创新有着内在的联系，医学技术时刻影响着医生的临床思维方式，有什么水平的技术，就会有什么样的思维方式。临床医生运用什么样的思维来认识疾病，并非由医生主观意志所决定，而是取决于医生用什么水平的技术来诊疗疾病。现代医学技术对医学科学具有导向和支撑作用，而科学技术的研发过程和成果，对临床诊疗决策也同样具有支撑作用。临床医生只有了解科研创新过程、相关知识结构、技术发展方向等，才有能力制订正确的临床诊疗决策。

临床诊疗决策以循证医学原则为依据。转化是循证医学的发展和延伸，即转化医学将循证医学延伸到临床前研究和技术优化，为基础研究的临床转化寻找临床证据。临床诊疗决策过程就是要将临床科研证据、个人诊疗经验与患者实际情况和愿望等合理结合在一起，以此获得更敏感和可靠的决策方法，更安全、更有效的治疗方案。临床科研不仅研究某种技术的"可用性"，而且也要研究其"不可用性"，从科研中培养批判性思维能力，对临床诊疗决策将具有重要的指导意义，从而使技术的应用更加符合医学准则。例如，临床对各类新药的选择决策，要严格评估患者整体风险，而不能以药物新旧为依据，对具体患者来说，新药可能并不一定比旧药效果好。

2. 临床诊疗决策中的创新技术选择

临床诊疗决策必然涉及创新技术的选择。首先要对技术不同情况加以区分，每项新技术的转化均具有利弊双重特性，弊大于利并难以克服的技术要严禁滥用；利弊各半的技术一般不用，仅在无其他选择并获得患者认可后谨慎选择，并在转化中不断完善。例如，鉴于基因治疗还不成熟，有人提出基因治疗只有当其他疗法无效时，方可考虑使用。利大于弊的技术可作为临床选择，但亦应尽可能降低其副作用，并做好应对风险的准备。其次是要充分估计技术风险、成本风险和伦理风险。例如，基因疗法面临安全性担忧、有效性不确定、技术复杂而效率低、技术不完善及费用昂贵等困境，因此，务必要根据患者情况实行个体化选择。有严重风险的技术一般不用，具有成本风险的技术，一定要根据患者的不同情况而慎用；存在某些伦理风险的技术，要制订伦理风险防范的条件下，遵从伦理原则使用；背离基本道德准则、对人类尊严有伤害的技术坚决禁止。

我们崇尚技术但不迷信技术，因为技术不是医学的全部。医学的非技术性因素对生命健康有着重要意义。临床诊疗决策中，要优先发展适宜技术，坚持长期实践证明有效和价格低的老技术，维护医学可持续性和公平性。例如，外科微创技术应用要有严格的适应证，对伴有严重心肺疾病的患者应谨慎应用，对常规技术有效、要尊重患者意愿选择适宜技术。对未经长期实践证明的高新技术，视技术不同情况给予跟踪、评估，并以此调整临床决策。优先发展迫切需要的诊疗技术，开发紧密结合临床实践的技术；对出自商业利润动机的技术或个人兴趣与想象的技术，国家不予提倡和支持。

3. 临床诊疗决策中的人性化选择

临床医学决策的每个环节都渗透着伦理与道德。这是确保决策科学、合理及符合患者利益的基本保障。以转化医学为主导的临床科研创新不仅是学术问题，而且是社会问题，面对复杂疾病谱和健康保障带来的挑战，尽快把成熟的生物技术转化为预防和治疗决策，已成为当今临床科研发展的方向和重要任务。科学的价值常是中立的，而技术的应用则处处充满着价值，当医生为诊治疾病而求助于技术时，技术是医学人性的工具；而当医生在利益的负向驱动下，技术与资本的联盟会成为侵蚀伦理道德的帮凶，临床诊疗决策务必要坚守医学宗旨，人性化选择和应用各种高新技术。

在当今技术主体化的医疗境况下，坚持技术道德化发展是医学发展的唯一方向。尤其在科技创新与临床决策过程中，要不断进取并逐渐超越技术。适应新医学模式的临床医疗，要大力提倡自然疗法，尽力减少人工干预，逐渐压缩技术空间，尤其是不确定技术的应用。充分发挥心理与社会因素作用，强化对疾病的健康管理和教育。采取有力措施管控技术，一切技术应用都应遵循医学伦理原则，不能让利润和个人名利主宰医学技术，从而减弱技术主体带来的负面后果。由于现代医学技术大量接受工程技术的应用成果，使医学的面貌在逐步改变，人性的医学有演变成医学机器的潜在风险。因此，医学务必要坚守人性的宗旨，务必要去考量"现代技术应用引发未来的伤害谁之责"的问题。

4. 不确定条件下的临床诊疗决策

由于对科学过度迷信的心理，医疗领域存在一种"宁可也不能"的极端倾向，即"宁可过度治疗，也不能让任何危险疾病漏网"。这是医学的"不确定性"和"不可预知性"所决定的，医生暂时没其他特异性的方法，也只好将医疗干预这张网拉大。例如，子宫肌瘤是女性常见病，为防止极少的癌变，有多少"子宫"被无辜地切除了。根据统计，德国每年子宫切除的女性有 12 万~14 万人之多，美国加州近 50% 的妇女在去世前失去了子宫。而实际上子宫肌瘤癌变比例仅 2.4/10 000，相当一部分子宫切除是不必要的。乳腺切除也是如此，德国每年约 10 万次乳房切除被证明是多余的。尤其通过乳腺癌筛选普查，1/10 的妇女可能患有乳腺癌，而实际比例却仅有 0.2%。其实，这种"宁可过度"常常并不能达到"也不能漏掉"的预期作用。这种以拉网方式寻找极小的可能性，反映出医疗中的偏激思潮，也是临床诊疗决策中值得审慎思考的问题之一，而掌握"做与不做"的适宜时机，体现了一名医生的临床决策能力。

过度应用新技术是当今临床普遍现象。基于癌症早期发现、早期治疗的理念，人们对癌症的探究逐渐升级，从肿瘤早期发现、癌前期诊断技术，到癌症预测技术，因此也很容易产生"发现癌症迹象就必须坚决消灭"的概念。而实际上，即使普查发现早期肿瘤，若不能改变其自然进程，则肿瘤仍将按照自身发展规律进展，直至出现症状和最终导致死亡。当今临床所谓的肿瘤"根治术"，实际上并非能"根治"肿瘤；而且手术范围从广泛切除到少部分切除，放化疗时机和时间长短的选择等，从来很少有事先预测的确定性规程。尤其是当今的治疗指南也在无止境的修订，始终处于不稳定状态中，如高血压病是危害健康常见病之一，其诊疗指南更是经常处于修订状态，在不到十年时间内，我国和其他国家对高血压治疗指南就曾多次修订。其根源在于医学本身的不确定性，医学技术进步是永无止境的，今天的新技术明天或许被淘汰，每一个技术出现都会给诊疗带来变化甚至是革命性转变。这一切都显示当今医学是一种"摸着石头过河"的医学，面对现代医学技术应用的许多不确定性因素，临床诊疗决策中务必要考虑技术对患者的远期后果，回归医学"救死扶伤"的神圣地位。

总之，21世纪医学已经进入预测性（predictive）、预防性（prognostic）和个体化（personalized）的"3P"时代。每一个目标都要求医务工作者具有创新性思维和整体化理念，并以科学持之以恒的精神探求生命奥秘，为临床诊疗决策奠定坚实基础，从而提高临床保健、预防、诊断、治疗等过程的水平。当今临床科研主要目标在于科研成果的临床转化，而如何转化则涉及多方面、多层次的考量。不同时期医学技术水平形成不同时期的医学理念，正确的临床决策建立在正确的临床科研思维基础上，临床决策中务必要坚持"以患者为中心"基本原则，并对诊疗决策过程的技术风险和伦理风险进行考量。

[原载于《医学与哲学》（B），2015，36（07）]

三、从实践角度浅释医学与科学的关系

正如混沌理论对经典科学的挑战一样，医学中的科学争议也不足为奇。医学与科学都是人类生命与健康的守护者，其目标一致，但各有差别，不能混为一谈，更不能截然分开。有关"医学是科学、医学不是科学、医学不是纯科学"等解释都有自身的理由，其根本原因是人们观测的角度不同，可谓是众说纷纭，人人有理。然而，如此用太多精力去解释那些没有答案的问题，其结果只能是永无休止的"论战"，而对医学本身不一定有利。面对现代医学的现代性困境，医学是不是科学并不是问题的焦点，关键是医学将走向何处，科学应如何在医学中作用。也许从医疗实践的角度审视科学与医学关系问题，将有助于医学与科学的共同发展。

（一）医学与科学的历史变迁

1. 医学是什么人们早已心知肚明

这里所指的医学是人们心中原始的、固有的和渴望的概念，它深深植根于人类的心灵之中。全世界的人们都认同医学是一种仁学，在没有科学的时候就有了医学，医学从诞生那天起就是以治病救人为宗旨，至于它何时诞生的我们无需过分考究。古老的医学是在实践中发展的，医学的任务也很简单而清晰，那就是抵御致命性疾病、保证婴儿出生后能存活，以及控制疼痛等。随着社会进步，人类对健康的需求也在不断扩大，不仅需要摆脱疾病，更需要提升健康质量。因此，治疗疾病和维护健康成为医学的主要任务。现代医学的社会功能在不断扩大，包括预防疾病、促进公共卫生、增强体质和延长健康的寿命。总之，医学与生命相关，虽然我们不能明确地回答生命是什么，但可以肯定地说，生命并不仅仅是活着。

随着现代医学发展，医学的概念已经发生了变化。当医学中的技术成为医学的主体时，技术有了自身发展的逻辑和目标，临床医疗也逐渐成为提高技术水平的手段，从而医学的目的与手段也发生颠覆性的换位。现代医学与以前大不相同，以前医学不是资本，而现在医学全面走向资本主义化，利益成为核心目标；以前医院希望患者能越来越少，而当今医院却期盼患者越多越好。如此种种变化，在百姓心中形成强烈的反差。因此，医学应该是什么，在人们心中早有定位；医学不应该是什么，人们也是心知肚明。

2. 科学是什么人们心知未必肚明

有人说，所有科学最早都起源于"神学"，给人以神秘、崇拜的感觉。人们把远远超越人类自身能力的自然现象视为"神"。也许神是客观真实的、也可能是科学的，只是人们对其了解甚少而已。随着时间推移，逐渐出现了哲学，中国的哲学起源于《易经》，蕴含着东方的智慧和理念，通过逻辑推理、辩证分析来认识自然规律。哲学对于百姓来说很难理解，因而也就孕育出了"科学"。科学是用已知的知识来探寻和证明未知世界的学问。因为科学似乎可以把事情分得一清二楚，人们一看就明白，因此也深受人们信赖。如今科学对生命体的探究接近极致，但是科学研究越精细，发现的未知问题就会越多，科学最终可能走向"混沌"，或者说走向"神学"。诸如历史上很多著名的科学家，如牛顿，既是科学家，又是哲学家，而且后期都成为神学探求者。

医学也是一样，最早的医学也起源于神学，然后进入哲学，就如传统医学中的"辨证施治"，运用整体思维诊治各种疾病。随着科学引入医学，让医学有了突飞猛进的发展。然而，科学到底是什么呢？抛开迷离不清的概念问题，目前人们所认识的科学主要是指自然科学，如物理、化学、天文、数学等，而对社会科学和人文科学仍认识不足。科学研究对象可以用理性计量方法进行描述，以假说推论事物普遍法则或规律。然而，医学又是一种人文与社会的科学，涉及对人的内在心理和社会活动研究，因此不能简单以量化方法来进行描述。一般说科学即是实证的，然而实验室内的实证，未必就是临床实践中的实证。当今科学成果让人们震惊和兴奋，然而有多少证实是对临床治疗真正有益而无害的方法呢？纵观全球仍是寥寥无几。可见，医疗中的科学是什么，人们似乎心知，但未必肚明。

3. 科学成为现代医学的核心构成

关于医学发展阶段的划分有很多解释，我们不做详细探讨。一般来说，以20世纪50年代为界限，以前称为近代医学或实验医学，代表性理论如"人体之构造""心血运动论""论疾病的位置和原因""组织病理学"等。20世纪50年代以后即为现代医学，其代表性标志是1953年发现了DNA双螺旋结构，1972年电子计算机X线断层扫描仪（CT）的问世，其发明者获得了诺贝尔生理学和医学奖，也标志医学工具的革命性改变，从而进入计算机时代。科技发展大大激发了人们对科学的追逐，科学成为时代的代名词，科学的地位也一跃成为医学的顶峰，医学这个神圣舞台上也从此换了主角。科学及其技术成为医学的主体，"是科学决定我们要做什么"，在科学理念的指引下，医学有了长足进步。

尤其是近几十年发展起来的各种科学新技术，包括材料技术、激光技术、原子能技术、电子信息技术、航空航天技术，对现代医学造成极大的影响，并将医学推向更高层次的崭新阶段。生物医学快速向纵深发展，一系列新学科不断涌现，如分子生物学、系统生物学、生物医学工程学等，医学在逐渐将生命、疾病和健康等概念联系在一起。纵观历史，任何科学原理、科学发明常常伴随一系列的技术出现，如细胞理论科学催生出一系列检验技术。一般说来，医学科学是医学技术的基础，现代科学对现代医学至关重要，没有基因科学的重大突破，就很难有一系列基因技术的诞生，19世纪后期以来，科学一直走在技术之前，成为医学技术创新的先导。因此，在人们的心中，科学就是医学发展的核心成分。

（二）医学与科学的争议溯源

1. 辉煌的科学铸就医学就是科学

由于科学发展及科研成果大量引入医学，医学取得前所未有的辉煌成就。除前面所述的医学基础理论和技术的快速发展外，20世纪医学成就的重要标志是一系列威胁人类生命的传染性疾病被遏制。科学发现了微生物和寄生虫，使很多传染病、流行病等得到控制，包括疟疾、斑疹伤寒、黄热病。化学药物和抗生素的出现，包括在20世纪中期，青霉素和磺胺类等一大批抗菌药物的临床应用，使许多曾经危害人类生命的疾病得到有效治疗，包括肺结核、肺炎、痢疾、梅毒等。在医学的巨大成就之中，科学的力量不可估量，没有科学的进步，医学也不可能有如此长足进展。

20世纪最令人鼓舞的医学成就还有诊疗手段的现代化、精密化、自动化和信息化。医学在与自然科学及其技术结合的过程中，医疗设备越来越先进、诊疗技术越来越精准。可以说目前临床诊疗的各种仪器和设备均是20世纪的伟大成就，使诊断技术有了革命性的变化。治疗上的新技术也不断涌现，如透析机、体外循环机、起搏器，以及各种介入性治疗设备、辅助生殖技术等。近年来的微创技术几乎覆盖医学各个领域；基因诊断与治疗、克隆治疗也逐渐进入临床。如此众多科学成果的临床应用，给医学带来信心，给患者带来希望，辉煌的科学成为医学神圣的基石，"医学就是科学"也逐渐成为人们的习惯性认识。

2. 问题的科学引发医学不是科学

现代医学遵循可实证性、可重复性原则，在认识生命现象和征服疾病方面，取得了一个个胜利，人们不会怀疑科学的这一基本原则。然而，随着心理与社会环境变化，疾病谱也发生了改变，单纯科学的医学出现了问题。现代医学历史显示，以单纯生物医学原理来应对慢性病的威胁，其结果是失利的。主要表现在科学进步与疾病控制效果之间的不匹配，新技术不断涌现，但人类慢性疾病却不断增加。尤其是科学引发的医学科学主义，形成了科学化的医学，将涉及心理与社会因素的复杂医学简单化，医学本质被修改，医学仁学特征淡化。究其根源，是医学方向出现偏离，还是疾病性质发生改变呢？有人锁定"科学"这股最强的医学力量。因此，有人提出"医学是不是科学，科学是否等同于医学"等疑问。

现代医学是否能废弃科学这个基本标准呢？一些批评者认为，科学的现代医学在很多方面仍显得苍白无力，如在生命与生态、躯体与精神、疾病与健康等方面的关系，仍未能给出清晰的解释。同时认为，现代科学的决定论、还原论和非线性论，在认识复杂的人体生命现象方面已经过时。尤其20世纪70现代兴起的混沌科学理念，不仅对牛顿的决定论是一种挑战，也是对医学科学的挑战。混沌学认为，绝大多数事物是非决定性、非线性和不可逆的，因而现代医学对生命的认识是极其有限的。后现代医学观和混沌医学观反对用实证的标准化、线性化和客观化标准来审视人体和疾病，认为现代化的科学仍不能解释人和生命的奥秘或规律。

3. 概念混淆决定争议将永无休止

医学研究与自然科学一样，都是面对自然层面，都有客观存在物质，因此也要遵守科学的一般规则。但是医学科学也确实有其自身的特殊性，包括人作为研究对象的特殊性、研究的目的、价值、标准和方法学的不同。因此，当人们以不同角度审视医学与科学关系时就会产生差别，理论和概念上的争议也是不可避免的。随着后现代理论的发展，以二元论为基础的现代科学正面临严峻挑战，医学科学也是如此，医学中有很多事物具有不确定、非线性特征，不能以目前自然科学原理给予解释。因此，科学本身也需要不断扩展和整合，以弥补现代科学的不足。科学探索将永无止境，一个问题解决了还会有更多问题出现，医学与科学都要在"混沌"中前行，在批判和论争中成长。

概念上混淆也是"争议"的原因之一。人们通常容易将科学与技术相提并论。虽然科学与技术在很多方面具有相同之处，但两者之间仍然有很明显的区别，技术不能等同于科学，将二者混同起来会导致诸多方面的偏差和不应有的危害。科学与技术追求的目标不同，一般而言，技术发展的力量是与社会背景和需求相关的治疗需要，而科学与此并不直接相关。因此，将技术应用出现的问题或不适应性，完全归结于是科学问题是一种误解，也是不公平的。另外，从价值意义上讲，科学作为知识体系，其价值常常是中立的，而技术则处处渗透着价值。由于现代很多新技术都是面对未来的，因此技术应用必然具有双刃剑效应。由于技术与科学之间的种种连带关系，技术引发的诸多负面影响，也必然牵涉到科学的名誉，医学与科学的争议也将会因此永无休止。

（三）医学与科学的关系浅释

1. 理性捋顺医学与科学的辩证关系

医学是治病救人、维护健康的实体，科学是推进医学发展的助力器。没有科学的医学也是医学，而有科学的医学则是更加辉煌的现代医学；科学没有医学也是科学，但却不是医学科学。因此，医学与科学是相辅相成，相互促进，共同发展。从经验医学走进现代医学，科学功不可没；但医学仍有很多很有效的经验性东西，这也是众所周知的事实。医学是不是科学并不重要，重要的是如何处理好两者的关系，我们要用科学理论帮助医学，但不能束缚医学；用科学方法研究医学，但不能误解医学，用科学数据协助诊断疾病，但不能取代医生；用科学共识制订指南，但不能以偏概全。让医学借助科学，让科学渗透到医学，让本来的医学在科学的鼎力下，更好地为人类健康服务。

医学科学是医学发展的一个特定阶段，科学的医学是医学进步的体现。事物发展遵循螺旋式上升模式，否定之否定原则提示，发展的后者不是完全否定前者，而是包含前者在内的全面发展，完全否定前者就是后退。因此，现代医学应该是科学的，同时涵盖哲学甚至神学。尽管它有很多非科学的成分，但并不影响医学的总体目标。当今医学现代性滞后于医学现代化是医学困境的重要原因，因此，现代化医学需要构建现代性的精神和气质。不仅需要对已取得的认知保持批判性态度，还要关注医学科学的多元多样性，更要体现出开放性和宽容性，接纳其他医学形式，以新科学理念去创新和完善医学。

2. 医学中的科学仍是现代医学基石

科学注入了医学才有了现代医学，而且科学仍将是现代医学发展的核心力量。虽然当代科学对人体的研究还有很多未解之谜，甚至很多科研成果在临床应用中是失败的，但是证明"失败"本身也是科学的结果，至少证明单纯生物医学技术在治疗慢性病是不可行的。实践证明，科学也是在不断失败的过程中成长的，以前医学面对传染病，科学发现了青霉素，结果病治好了，医学是科学；而现在科学发现癌症与某些因素相关，临床应用了，结果癌症没有根治，但也不能说明科学没用。事实上，我们不能简单地认为以科学方法研究医学是错误的，正如任何事物都有正面、反面和侧面，如果人们只看正面，不看反面和侧面，那就是片面的、偏激的。虽然医学中的科学仍存在很多不足，但科学仍将是现代医学发展的基石。

经验对医学十分重要，临床有很多未被科学证明的经验性东西，可以解决很多科学暂时不能解决的临床问题，这似乎是医学与科学的争论之一。科学仍不能阐述很多慢性病的真正机制，但是经验能说清楚吗？经验能做到对95%以上的慢性病都有效吗？不能，现在不能，以后也不能。传统医学的经验是要通过辨证而施治的，"病万变，药亦万变"。然而，如今医学面对几亿人的慢性病，经验能做到对每个患者选择同一种有效治疗方法吗？即或选择了，但一定能治愈吗？很显然，所有这些问题对经验来说，仍然是困境重重。经验是当今医学的重要部分，但经验也不能替代科学。虽然经验可以出现在科学之前，但不论经验如何有效、有用，最终发展还是应该走向科学的证明。虽然科学的未来可能会走向"神学"，但也绝不应该返回到经验医学为主导的原始状态。

3. 医学与科学问题主要是人的问题

医学问题并非医学本身问题，科学问题也不是科学本身问题。不论医学是什么，关键要看它做什么。从医学与科学的论战中，我们隐约感到，现代医学似乎缺少了一样东西，那就是医学人文。由于人的异化，导致医学的宗旨偏移，科学技术应用的方向有误。例如，科学的基因理论本身没有某种特定价值，但以此形成的基因增强、基因修饰等技术，以及克隆技术、干细胞技术，则是一种善恶并存的现代技术。实际上，科学技术仅是一种医学工具，技术异化主要是由应用技术的人的异化所致，因为技术本身没有能力编写并执行自身独立发展的逻辑，而是人决定着技术发展的路线和方向。技术以何种方式应用于临床实践与科学无关，而是取决于人的意识、价值观和人所制订的政策。

随着技术自主化发展，当今很多科学研究在很大程度上也是受技术手段制约和社会经济需求所引导。长期以来人们认同科学对技术的支撑作用，然而，20世纪以来，科学与技术传统关系似乎发生了颠覆性的换位，技术也在逐渐成为科学的先导，即技术决定着科学的地位，技术需要什么，科学就研究什么，甚至虚假地应付技术的需求。难道病没治好是科学的错吗？科学没有说癌症一定是什么原因，只是在探索中发现可能与什么相关，科学也没有说哪个技术一定有效，而是人迫不及待地将没有确定的科学理论、未成熟的新技术强行应用于临床治疗，错应该在人而非科学。因此，医学中的科学问题源于人的问题，人的问题解决了，科学及其技术方向也可以摆正了，从而推进现代医学的可持续发展。

人们对医学科学的质疑往往是忽视了某些关键成分，首先是将人的心理和社会现象当成自然科学研究内容，同时把那些暂时不能被解释的现象看成必然的决定性，因此也必然产生对科学原则的怀疑或否定。抛开诸多概念或定义上的困惑，我们应该从医学实践角度来审视医学，把医学看成是一种"异质综合体"，生命科学和相关科学是医学的基础，并与实践经验、医学技术、组织管理等融为一体的学科体系。虽然现代医学有很多非科学成分正起着十分重要的作用，但医学仍需在科学的方向上前进，而且要超越传统科学理念，以现代性精神纠正医学科学化的缺陷，让医学科学更加顺应时代发展特点，推进医学在更高层面上的持续发展。

[原载于《医学与哲学》，2019，40（07）]

四、警惕临床中科学决策的"陷阱"

科学决策是决策科学化的前提，既有过程，又有手段。科学决策是一种复杂体系，包括科学思维、科学程序、科学方法、科学手段以及对决策结果的科学处理等方面，而绝不是单指其中的某一方面。认为包含科学成分的决策就是科学决策，是对科学决策的一种误解。决策介于科学与非科学之间，因此决策便会存在很多陷阱。所谓陷阱者，陷人于无防备之场所也。由于很多失误的决策其形似"科学"，因而令决策者或实施者深信无疑、毫无防范而跌入陷阱。仅仅采用科学程序而没有科学方法、仅仅采用科学思维而没有科学手段、仅仅有科学方法而没有科学思维等，这些都不是本质的科学决策。面对当今医学生临床思维存在的缺陷，有必要进行思维整合，拓展思维层次，防止陷入科学决策的陷阱。

（一）循证医学决策中的"偏执性"陷阱

从循证医学角度，临床决策既不能单纯依赖科学证据，也不能单纯凭借经验进行决策。但如果仅将科学当作一种形式，将医生个人经验甚或是主观想象当成内容，将会产生临床决策中的陷阱。主要表现是：①仅有科学的决策程序，而没有科学的分析方法；②仅有科学的理论，而应用的仍是经验的措施；③套用科学决策公式，而数据是经验性的。在临床诊疗决策过程中，有科学诊疗计划，但却缺乏科学实施方法；表面采用循证医学原则，但制订诊疗方案却又常常简单沿用过去经验方法，甚至个人经验处理；运用决策树法进行决策分析时，其中主要参数或主观概率却是仅凭主观经验，即拍脑袋定的。例如，单纯"个人经验主义"就是仅凭个人经验而忽视科学证据的行为，尤其是个别医生常常将某些无效或有害的方法当成经验应用，是一种错误而危险的医疗行为。

证据是循证医学的核心，但如果只是简单地将某些证据相加，所得的结果是难以成为临床决策的依据。临床医疗中，完全依赖证据就能彻底治愈的疾病是很少的。如果无视长期积累的临床经验，单纯依靠科学证据就可能会产生陷阱。例如，循证医学曾证实很理想的药品，尽管上市后经济效益很大，有很多却因发现了致命性毒副作用而一夜之间就被退出市场。偏执性决策可以导致决策虚化、机械化，甚至不可行。同时，经验缺位可使某些既非科学又非经验的主观想象或愿望等因素乘虚而入，使科学决策中的"科学＋经验"衍变为"科学＋意志"；不正确使用临床经验，也可能将"科学＋经验的决策"转变为"科学决策＋经验决策"的简单复合式决策，而科学临床决策应该是医学科学与临床经验进行科学有效结合的决策。

（二）临床诊疗中的"标准化"与"精准化"陷阱

1. 临床诊疗中的"标准化"陷阱

临床科学决策或临床规范化治疗是当前临床医学面临的主要课题。然而只考虑"标准化"的科学过程，甚至以标准化为借口，忽略对个体化诸多因素的考量就会走进"陷阱"。医疗标准化关键意义在于形成可重复性标准，从而避免重复沟通、重复检查、重复治疗，并防止重复失误或遗漏病情，达到节约医疗资源、提高诊疗效率的目的。相反，对不可重复的情况采用标准化就是过度医疗和浪费资源。例如，肿瘤标准化疗方案为三个疗程，而一个疗程后患者已经衰竭，还要坚持三个疗程吗？标准化冠脉支架应该置入 3 个支架，但患者没有钱还要坚持"标准化"吗？很多资深临床专家曾说，"看了一辈子的病，即使同样的疾病，但却没有完全一样的。"这说明即使疾病整体上看似一样，但在具体或局部上是不一样的，这一部分是不可重复的部分，泛泛的标准化方案不一定适应个体化的患者。因此临床决策中要清楚认识标准化的局限性，协调标准化与个性化的内在关系，更不能让标准化变成医学创新发展的障碍。

标准化是医疗的重要部分，但绝对标准化方案不一定是患者的最佳治疗方案，需要进行多方位考量。首先治疗目标是为患者提供最佳疗效，包括达到预期的健康效果、尽可能减少损伤和降低经济耗费；其次要有备选治疗方案或替代治疗方案，并对每一方案的优劣与后果给予评估，包括方案的风险性、副作用、便捷度、费用考量以及患者心理的承受能力等；同时要对生命质量和远期效果进行评估，最后务必要对医疗的社会学、伦理学和法律等诸多问题进行考虑和选择。基于现代医学技术对人体的干预越来越大，对单纯科学技术以外诸多因素的评估是不可缺少的，因为医学本身并非是一种纯科学，不要把科学当作文档格式来刷，不能认为通过科学格式一刷就具备了科学的属性，否则医学本质的东西就会统统被刷掉了。

2. 临床决策中的"精准化"陷阱

科学决策方法使用上的不正确或不完善，也会在决策技术层面上产生陷阱。方法本身是有条件的，但决策过程中又常常会忽视这些条件，将决策方法的应用机械化、唯方法而方法。其中包括两种循环状态，一是为了使决策更精准，所使用的方法就要更加复杂，这样也会降低方法的可靠性，最终导致决策不正确；二是为了使决策更符合实际，需提升决策方法的精准性，这样就要将决策更加细化，然而决策细化又可能降低决策的灵活性，局部的科学决策有时会是全局的非科学决策。因此，当决策应用的临床实际环境发生变化时，如果决策未能随之变化，就会导致决策结果脱离了临床实际。科学决策重视客观存在的证据，还要重视主观获取的第一手资料。如果单纯按照科学证据进行临床决策就会遇到困难或陷阱。

人们为寻求决策精准而寻找各种诊断学证据，放射线、检验学、超声学等，而这些证据是有条件的、间接的、近似的、有假设的、有认定的。虽然这一系列证据的重叠效应，会使人们对其科学性更加深信无疑，但却会使决策反而不够准确。人们常常追求最优决策方法，但在具体处理决策问题时又常常求最合适。因为最优决策常常只是理论上的、有条件的最优，在特定范围内的最优不一定是实际上的最优化，甚至有时可导致决策不适合。预测是临床决策的前提，将预测结果作为决策依据是二者的基本关系。但是如果将预测直接等同于决策，简单将预测结果作为决策结果，常常会使决策失去临床意义。例如，有些患者检查结果显示病情很严重，但患者却毫无临床表现；反之，临床症状很明显，但却缺乏实验室证据支持。因此，临床需要综合考虑和审慎进行临床决策，使精准的科学证据与临床实际情况相吻合。

（三）临床决策中的"框架性"与"时空性"陷阱

1. 临床决策中的"框架性"陷阱

决策中的框架是指一个连续、稳定的认知结构，是通过组织并简化后，以供决策者在处理复杂事件时主观解释和思维结构的框定。决策框架通过简化决策问题的方法来控制决策者的思维方式，更会因缺乏对决策框架的了解，让决策者陷入过度自信的陷阱，或相反，陷入过分谨慎的陷阱。美国学者高夫曼（Goffman）认为，框架一方面来源于过去的经验，另一方面来源于经常受到的社会文化意识的影响。现代临床决策中也有很多"框架"，也很容易产生框架性陷阱。由于现代医学中的很多问题是不确定的，因此就需要有"权变"意识，对于不连续的变化就需要不连续的思维。否则，当情况已发生变化时，而决策者仍依赖过时的框架模式来评估现在的情况，就会误入框架的盲区，最终导致框架的负效应。决策者深受框架的禁锢，不仅会使决策框定于错误的框架内，而且会引发"定势效应"，迫使决策者遭受过去成功框架的诱骗，而产生框架依赖性偏差。

框架效应是行为经济学中的一种现象，普遍存在于消费、政治以及医学等领域中。框架的改变可以导致个体对同一问题的备选方案产生偏好现象。逻辑上相似的两种见解可以导致不同的决策判断，即同一选择的不同表达方式可能会使人们对问题关注的侧面不同，在寻找决策的真实目标时出现错误。由于框架本身容易让决策者只看到有利而忽视不利或危险的一面，从而形成框架的"选择性失明"。在决策过程中，人们会常常表现出对个人判断过于自信，过高肯定自己的知识和技术优势，夸大自我控制或预期结果的能力。过度自信让决策者省略去搜集相关信息，认为自己掌握的信息是足够的，因而忽略那些与现有假设不相符的信息。相反，当过分自信导致失败后，又可能转向过分谨慎的极端状态，过于重视问题的危险概率发生，甚至不相信自己控制危险因素的能力，因此也常常会陷入决策框架的过度谨慎陷阱。

2. 临床决策中的"时空性"陷阱

科学决策涉及决策思维问题。决策思维层次欠缺，则即使其他环节均很科学，也会产生陷阱：首先某些临床的"科学决策"是静态决策，是相对历史或目前情况来说比较科学，但对未来情况并不一定是科学决策。由于很多高新技术的不确定性，现在认为有益的技术，在未来可能是有害的。因此，这种以确定性的思维应用不确定性技术的决策中极易产生陷阱。例如，基因治疗、生物治疗等，现在认为有效，但在未来是否一定无害仍不能确定。其次临床很多"科学决策"是在短期内相对科学，而在长时间治疗时可能就不很科学，或者说是短期行为决策而非长期行为决策。另外由于患者或医生不了解决策的潜在"风险"特征，往往认为决策越确定就是越科学，而其实不然。从混沌学角度，确定性系统常常存有不确定性因素。现代技术应用决策恰恰又都面临诸多不确定性和风险性，以确定性的诊疗决策来应付不确定的医学问题，便会产生各种陷阱，特别是在人们对医疗风险防范意识薄弱时，陷阱的危险性便可以增大。

由于思维层次不足，很多临床决策是建立在局部空间上的决策，是根据疾病局部空间的信息而给出的决策，即使能够适应局部治疗范围，但由于局部情况又往往受到整体或外环境因素的影响，暂时适应局部治疗的决策会因为整体变化而不再适应该局部状况。只着眼局部而忽略整体治疗目标，包括在多目标体系中只考虑单一目标，从而忽略综合整体考虑，将导致顾此失彼，其结果是以牺牲其他局部利益或整体利益而获得该局部利益，而其他组织或器官损害也会直接影响和制约本局部治疗效果，使本局部治疗不能达到预期目标。比如，治疗血压低只考虑强心、升压，而未考虑心脏功能与血管容量，过度缩血管和扩容导致心脏功能衰竭，最终进一步加重低血压。另如很多专科治疗只考虑局部脏器功能，而忽略其他脏器功能及其相互作用，结果肺炎治好了，但肝脏功能因药物毒性而损伤，保肝治疗结果加重了心脏与肾脏负荷等。

（四）临床决策中的"行为性"与"习惯性"陷阱

1. 临床决策中的"行为性"陷阱

决策行为涉及决策的手段与目的之间的关系问题。临床决策中，常常会有人打着"科学决策"的旗号，采取非正当行为以达到某种个人目的。包括以非正当的手段来获取合理的决策目标；以科学手段来取得不正当的决策目标；以非正当的手段来达到非正当的决策目标。尤其在方案的可行性研究当中表现更为突出，该类研究的目的是证明某个方案的可行性，或从几个备选方案中选择一个最佳方案。正当的可行性研究应该符合最基本要求：首先结果应该是多样化的，即可行性论证的结果应该是"可行"与"不可行"两种情况，而如果论证结果全部都是"可行"的，这种现象应该是不正常的；其次论证应该是客观化的，务必要从生理效果、生命质量、经济学与社会学效应以及患者个人意愿等方面客观地、综合地做出评价，得出最适宜的诊疗决策。

把不可行的方案论证为可行性方案是一种非正当行为，极易将诊疗决策带入陷阱。为了证明一项不可行的决策是可行的，有些人就会有意设计决策过程，提出大量决策有效的证据，而对于决策无效的情况只字不提；只强调技术的有效性，而省略或掩盖技术的不良作用，忽略技术的经济与社会学考量。当今很多过度医疗行为就是典型的例证。例如，经皮冠脉支架术是治疗冠心病的有效方法，但并非所有冠脉狭窄的患者都需要支架术，而是应该严格掌握其适应证。很多医生为了开展这项技术，有意将适应证扩大，以各种"科学"理由支撑自己的不可行决策。尤其是对于一个没有经济承受能力的患者，即使技术是可行的，但决策对患者并非是最适宜的。在外科手术决策中也是如此，在术前讨论或告知患者时，为了强调手术是唯一方法，医生会列举很多手术有效的病例和未手术很快死亡的病例，而对替代性治疗方案提及甚少。所有这些均是一种不正当行为产生的陷阱，值得广大医务人员深思。

2. 临床决策中的"习惯性"陷阱

在还原论的理念引导下，人们很容易进入"二分法"思维，常习惯于将一个事物经过科学分析，分成正确与错误两个部分，然后从中选择一个正确的，看来似乎很科学，但却有很多弊端。因为真理并不在二者之一，而是存在于二者之中。决策中最大的陷阱之一是验证性偏见，假设我们在理性决策过程中应该客观地收集相关信息，但实际上却不能做到完全客观公正，人们常常是有选择地收集有关信息。验证偏见是选择性知觉的一个具体例证，人们习惯性地去寻找那些能够证实过去成功的信息，而很少考虑与此判断相反的信息。同样人们也习惯性接受那些具有表面价值、又能够证实先前指定观点的信息，而对那些具有对抗性的信息持批评和怀疑态度。

人类群体的盲目趋同现象，很容易在决策中形成习惯性陷阱。在判断某一事件时，行为个体很容易受到第一印象的影响，形成先入为主的态势，而对其他信息显得淡漠。在组织临床决策时，第一发言者常常有选择地过滤某些信息，致使其他人形成某种一致性的看法。从众效应或羊群效应是临床决策中另一种陷阱，即人们经常会受到多数人意见的影响，习惯性顺从大众的决策行为，常常趋向同意大多数的意见，并对事情本身不加思考。习惯性认为从众既不得罪别人，又不用承担责任，决策正确有自己的功劳，而出现问题则是集体的责任。尤其在集体无意识的强大力量作用下，医疗决策的责任似乎都由集体所承担，而医生个人责任意识淡化，羊群效应也就因此获得一种"匿名性"。

总之，临床医疗最大的失误就是决策上的失误。由于医疗的复杂性，临床决策常常建立在多种因素的交错之中，绝对精准的决策是难以实现的，因此务必要做整体把握，修正决策中的偏差，以求在个体化层面实现精准、科学的医疗。正如樊代明院士指出：科学是医学的组成部分，但科学不能等同于医学，科学可以帮扶医学，但不可束缚医学；技术可以协助诊疗，但不能取代医生；医学研究可以用科学方法，但不能以此误解医学；科学共识可以形成医学指南，但不能以偏概全。临床决策是多因素参与的复杂系统工程，需要人与科学的完美结合。可以说聪明是一种智慧，善良是一种选择，"没有最安全的决策，只有最安全的医生"。

[原载于《医学与哲学》（B），2016，37（12）]

五、在临床中如何应用不确定型决策

决策是一种方案选择的行为，普遍存在于经济、政治、技术应用和日常生活中，同时决策也是各种管理中广泛进行的一种活动。决策就是决定应对策略，其正确与否都会给个人、集体或国家带来相应的效益或损失。在所有失误的情形中，最大的失误就是决策失误。美国著名管理学家 Herbert Simon 曾说，管理就是一种决策。依据决策环境的不同，决策理论将决策分类为确定型决策、不确定型决策和风险型决策。普遍存在于现实生活中并很复杂的一类决策就是不确定型决策，也是研究风险型决策的基础。当今医学存在很大的不确定性，尤其是临床诊疗决策中的失误或偏差，将会造成医疗质量下降和患者身心严重损害，并进而成为医患冲突的风险隐患。

（一）不确定型决策概念及其对临床决策的启示

1. 不确定型决策概念与决策条件

面对决策问题，人们常常会针对预定决策目标选择不同决策方法，希望获得正确的决策效果或对决策结果正确性的验证，然而这种解决问题的思维与方法对实际的不确定型决策问题并非完全适应。不确定型决策是对环境条件不确定、可能出现不同情况，而情况发生概率也无法预测的决策研究。此时，决策者对即将发生的结果毫不知晓，只能靠决策者主观意向去进行决策。构成不确定型决策问题的基本条件包括：①对现有问题具备一个确定的目标；②可选方案或替代方案具有两个以上；③每一备选方案均有两个以上的自然状态；④不同自然状态下各方案的损益值或效益值是已知的。一般来讲，不确定型决策问题由状态、方案和支付空间所组成。当前普遍采用的不确定型决策原则有 5 种类型，即最大最大决策、最大最小决策、折衷主义、等可能性原则和最小机会损失原则。

2. 医学不确定性与不确定型决策

临床医学具有很强的不确定性，不确定型决策也十分适用于临床决策。影响临床医学决策的主要因素包括治疗效果、选择方案和患者承受能力等方面。由于现代医学很多技术是面对未来的，技术的效果常常不明显，尤其是远期效果不确定，因此，也对临床诊疗决策提出挑战。例如，早期诊断与早期治疗决策，尤其是健康普查、肿瘤筛查出来的"疑似"病例，是否应该采用像对抗癌症一样的决策，见一个杀一个或"宁可错杀，也不放过"的决策目标呢？同样，由于现代技术在治疗中带来的副作用或附加伤害，也常常让患者心有余悸，后悔当初的决策，甚至引发医患之间的利益冲突。因此，由于每个人的价值观不同，医疗的期望值、满意度也不一致，临床诊疗中就需要根据不同人群、不同情境进行不同的决策。不确定型决策中的各种决策方法的出发点是不同的，并直接受到决策者主观意愿的影响。因此可以说，不同的决策原则所指向的决策目标也是不同的。

（二）不确定型决策在临床决策中应用浅释

1. 最大最大决策原则及其决策目标

最大最大决策原则是首先选出每个方案中的最大效益值或称损益值，然后将各方案中最大损益值进行比较，并从中选择出最大效益者，由此确定具体决策方案。在临床决策过程中，就是要比较各种治疗方案的利弊关系，将效果最好的作为选择方案。例如，在肿瘤治疗方案选择中，期望获得根治效果并防止复发，虽然有严重潜在的风险或损失，还是要采取广泛扩大切除肿瘤的方案，希望获得治疗的最大效果，甚至可以将有可能转移的器官切除。可见该目标是以决策方案和自然状态同时处于最理想情境下为假设，是一种极端性的目标，体现决策者的冒险精神和乐观情绪，因此也称为乐观法或冒险法。

最大最大决策原则的决策目标就是效益最大化。在临床实际中，由于很多患者对肿瘤的恐惧心理，该原则常常带有侥幸心理，只要能达到目标，不管损失有多大。例如，当肿瘤诊断明确，而手术风险也较小的情况下，人们常常选择手术治疗方案，以此获得快速治疗、效果良好的最大效益目标。然而，当选择扩大肿瘤切除方案时，其风险也是很大的，甚至危及生命的情况下，该原则决策就具有较大的冒险性，需要根据个人愿望或心理需求而抉择。

2. 最大最小决策原则及其决策目标

最大最小决策原则首先在不同方案中选出最小效益值或称最小损益值，然后比较不同方案的各自最小损益值，从中选择最大值者，作为决策方案。根据该原则进行决策时，表明在各个事件发生概率不清楚，决策人首先考虑的是如果决策错误可能导致的经济损失，然后决定最优化的方案选择，因此该原则也被称为保守法或悲观法。最大最小决策原则体现的是一种从最不利结果出发却又不希望接受最不利结果，即使不能争取最大效益，也要避免最小效益的倾向。例如，肿瘤治疗决策中，宁可选择效果一般而风险最小，而不选择效果最大但风险也极高的方案。

最大最小决策原则的目标指向损失最小。虽然该原则以损失最小为目标，但却并非完全是消极悲观的。其所追求的是实际诊疗过程中常用的争取损失最小的策略。在各种治疗方案的最坏自然状态均为有风险或损害时，该策略的目标就是选择损失最小的一种，一般情况下也均能获得一个比最小损失略好的医疗效果。由于医疗效果的不确定性，真正可以确定和作为限度的只有损失最小，此时该决策的最终目标是损失最小，同时也是在最小医疗效果中选择一个最佳效果。

3. "介于收益最大和损失最小"的折衷主义原则

折衷主义原则就是将最大最大和最大最小决策原则的结果进行综合考量的决

策。其中引入一个乐观系数 α（$0 \leq \alpha \leq 1$），根据各种诊疗方案的最大和最小损益值，通过乐观系数得出一个折衷损益值，最后比较各方案的折衷损益值，并从中选择最佳方案。该原则在于消除冒险法和保守法的两种极端倾向，以获得一个更适合于普通决策者心态的决策方法。例如，既不愿意接受效果最好而风险最大，也不愿意接受效果最差而风险最低的两种结果，而是选择效果较好而风险可承受的折衷状态。可见，折衷主义原则的目标介于损失最小与收益最大之间的地带，并随乐观系数变化而变化的满意水平或次最佳状态。

4. "机会成本最小"的最小机会损失原则

最小机会损失决策原则也称后悔值法。该原则与经济学常用的机会成本概念密切相关，首先计算出不同自然状态下各个方案的机会成本，即后悔值，然后选择最大后悔值中最小的决策方案作为选择方案。这种原则的决策目标在于让方案的后悔值最小或机会成本最小。经济学上的后悔值是在特定市场需求状态下的最大损益值与各个方案在同一需求状态下的损益值之差。然而在临床医学中，某一治疗方案的"后悔值"是很难用数字计算出来的，只能靠决策者主观意向所决定，如对某种治疗结果是否后悔，取决于个人对待效果的角度。

5. "期望收益值最大"的等可能性原则

一般来讲，等可能原则运用了期望值这一概念，该决策原则是以未来各种自然状态的发生概率相等的假设为基础，即在等概率条件下，将损益期望值最大的决策方案列为最佳方案。等可能性原则的决策目标是期望收益最大。实际上，本原则采用的是一种反证求解的思维方式。即在各种自然状态的可能性基本相等或差别很小的时候，在此基础上进行等概率假设是可行的。等可能原则考虑到各种状态下可能出现的各种结果，是一个很全面的决策原则，也表明决策者十分重视全局状态，希望追求最大化的平均效益。

（三）不确定型决策原则应用中注意问题

1. 不确定型决策误区与可靠性考量

不确定型决策原则对临床诊疗具有指导作用，但原则本身并非是完全普适的，在具体应用中常常会产生某种错误或不适应性。其原因之一就是运用不确定型决策原则的时候，决策人忽略各原则决策目标的实现可靠性因素。因为预测达到的最大效果，在临床实际情况下未必一定能达到。仅有科学程序而没有科学方法并不是真正的科学决策，局部的科学决策有时也可能是整体的不适宜决策。决策应用取决于决策者本身的理念与意愿。由于治疗效果的多义性，决策中对最大效益的评定也不确定，临床医学中决策的结果并不像经济学那样可进行量化预测，其效益值、后悔值和期望值等并不能准确以数字计算出来，只能根据个人价值进行模糊分类。因此，临床诊疗决策中需要考量决策原则的可靠性因素。

由于不确定型决策是在决策者对环境情况一无所知的条件下进行的决策，这时决策者主要是根据个人主观倾向进行决策。不同的决策者具有不同的主观倾向，从而将采用不同的决策原则，而不同的决策原则对一特殊问题可能反映出不同程度的不适应性或决策错误。例如，方案 1 采取广泛性扩大手术治疗，理论上可以达到根治肿瘤效果，但同时伴随的组织伤害和风险很大；方案 2 选择姑息手术治疗，将肿瘤及其周围浸润组织切除，而不过度清理淋巴结或易感器官切除，在病理学上可以达到基本根治效果，而伴随风险却大大减少或没有风险，应用最大最大原则决策时本应选择方案 1，但实际上人们常常会选择方案 2，其主要原因是方案 2 基本没有风险，即其可靠性为 100%。可见，最终的临床决策并非是选择最优方案，而是最满意的方案。从经济学和统计学角度得出的最优方案，在医学临床中不一定是患者认可的最满意方案。因此，临床不确定型决策过程中，需要综合考虑多层面关系，把握决策风险，做出科学而有效的选择。

2. 决策中的健康经济学与成本效益

临床诊疗决策不仅要考虑生理治疗效果，更要考量生活质量和医疗费用等因素。近年来，健康经济学逐渐引入医疗卫生服务体系，并越来越受到广泛关注。健康经济学是对生活质量的研究，也称为健康与疾病经济学（economics of health and disease）。经济成本效益分析主要是临床治疗决策的成本和健康效果的检测与评估。健康成本与经济成本效益是广大患者希望追求的最佳治疗，既要消除生理上的病患，又要在最低医疗费用下确保患者健康和生活质量。因此，医生在拟定医疗决策时，需要充分考虑患者的治疗成本效益和生活质量问题。

当今临床医生进行决策选择的主要根据是治疗指南。然而在针对具体患者诊治决策上，则显得过于标准化与规范化，尤其对患者经济成本问题、预后生存质量问题并不能给予适宜的指导作用。例如，对某些患者来说，标准化的扩大手术治疗或化疗，常常得到的效果是"手术很成功，而患者却可能是终身不能自理"。因此在临床诊治过程中应制订个体化诊治策略，与治疗指南相结合，为患者提供最优化的卫生保健服务。当今对治疗指南的质疑，主要在于医疗费用显著增长，而医疗质量并未相应大幅提高。例如，很多患者在生命终末的 1~2 个月内，不惜花掉自己一生全部钱财，渴望医学能带来起死回生之术。然而面对"人财两空"的结局，常常让人难以接受。临床某些所谓的"积极治疗"，其效果只是延缓死亡的过程，但却完全丧失了生命的价值意义。

3. 医患共同参与式诊疗决策的选择

由于治疗效果的多义性，决策中对最大效益的评定也不确定。就治疗效果来讲，医生认为效果很好，而患者可能感到不很满意；反之，对于某些没有临床意义的肿物切除，医生认为不必要，但患者却积极要求切除治疗。临床很多时候，医生和患者的决策并非一致。医生认为是最佳决策并不一定是患者的最佳决策。因此，医生务必提高对医患共同参与诊疗模式的重视，积极主动、及时地与患者沟通，告知相关风险，在信息对称的基础上，协助患者做出适宜的诊疗决策。临床实际中，医生做出的诊疗决策常常是主观和易变的，更没有对患者做出详细的解释。据一项对 12 所医疗机构麻醉医生的调查显示，麻醉医生通常会告知高发生率的风险，而很少告知低发生率的风险，如永久性后遗症或死亡等，常常有意或无意地忽略那些严重并发症的告知。这在不确定型决策中很容易误导患者思维，做出不适宜的选择，从而也种下医患冲突的隐患。

Pattee 等随机选取 60 名产后两个月的产妇进行问卷调查，结果显示，在拟定进行剖宫产手术前，产妇希望了解有关椎管内麻醉的全部并发症，其中 66% 的产妇表示，如果麻醉主要并发症的发生率高于 1/10 000，包括死亡或残疾等，她们可能要拒绝椎管内麻醉，而选用其他风险较小的麻醉方案。而另有 Jackson 等针对孕妇产前调查研究发现，虽然分娩过程中的产妇想知道所有椎管内麻醉并发症，但对并发症发生率的高低来讲，52% 孕妇认为并非十分重要。从这两项研究结果的差异提示，患者的决策常常受到个人感受和信息不对称因素的影响。如病痛引起的情绪波动，癌症恐惧心理、疼痛难忍等，患者常常也会忽略对危险因素的考量。医患共同参与式决策对患者依从性和治疗效果均有促进作用，重视患者在决策中的作用和地位，可以让医生在决策方面有更多的选择余地，在医患互相信任的基础上，有助于选择最佳临床诊疗决策。

　　经济学决策分析将风险视为一种经济现象，把决策行为完全视为一种经济行为，其决策原则就是要在经济上取得最大收益和达到最大效用。而心理学决策研究则认为决策过程并非是完全的理性过程，强调在决策整个过程中决策者心理和行为规律，其中情感情绪、价值权衡、心理偏好、动机与品德等诸多因素均对决策产生深刻影响。现代临床决策是一个涉及心理和社会诸多因素的复杂过程，不确定型决策的应用仍需要多层次、多因素的考量，需要拓展决策者的智慧层面，建立整体理念，运用辩证思维，在不确定条件下，探索适应现代医学复杂环境下的科学决策之路。

［原载于《医学与哲学》（B），2016，37（09）］

第八章

面对后现代医学走向的医学教育

那么上帝到底掷不掷骰子呢？如果这个上帝指的是客观世界本身，那么上帝是不掷骰子的，客观世界的规律是决定性。但是如果这个上帝指的是试图理解世界的人、科学家，那么它有时就不得不掷骰子了。但由于人们认识客观世界的局限性，会暂时有引入决定性的必要。在某种局限性下出现的决定性问题，在更高层次中又会变为非决定性的。

——钱学森

一、医学中的混沌与混沌中的医学

21世纪的医学充满着混沌，深奥而简洁、浑然而有序。混沌是一种复杂、难以理解、难以操作的思维理念和方法论，混沌研究是对人类智慧的一种挑战。当今医学领域存在诸多混沌现象。在还原论的推动下，医学科学对生命的探索已近乎极致，但仍无法清晰地阐明生命活动的内在规律；医学技术与人文的结合、医患关系的协调也面临诸多困惑。混沌学的目的就是寻求混沌中的规律，并以混沌理念适应现代医学实践，建立混沌医学观，拓展动态思维理念，为现代医学的发展奠定理论基础。

（一）混沌学兴起及其医学启示

1. 混沌学发展的历史背景

19世纪末20世纪初孕育的量子论和相对论是现代科学的旗帜。科学发展的内在逻辑引导人们返回古代的自然观或宇宙观上来。现代宇宙学的发展对混沌概念的深化和科学解释做出了贡献。真正发现混沌现象的是法国科学家亨利·彭加勒（Henri Poincaré）。三体问题和多体问题曾困扰几代数学家和物理学家，彭加勒在研究天体力学、特别是三体问题时发现混沌。牛顿力学解决的是二体问题，而在地球和太阳之间再加上月球，就成了三体问题。彭加勒就是以太阳系的三体运动为背景，证明了周期轨道的存在性，通过对周期轨道附近流的结构研究，认识到仅仅三体引力的相互作用就能产生出惊人的复杂行为，而确定性动力学方程的某些解具有不可预见性，这就是所谓混沌（chaos）现象。

20世纪50年代末60年代初，科学战线发生了巨大的变化。混沌现象越来越多地出现在不同领域的学者面前，越来越多的问题已到了非混沌学方法不能解决的地步。1970年美国科学史家Kuhn T. S. 的《科学革命的结构》一书，对混沌理论的发展起了重要推动作用。尤其是1975年，中国学者李天岩和美国数学家Yorke J. 发表的"周期三意味着混沌"一文，深刻揭示了从有序到混沌的演化过程。"任何一个系统必然给出其他任意长的周期三，同一系统也必然给出其他任意长的规则周期，以及完全混沌的循环"。此外，法国的茹厄勒（D. Ruelle）与荷兰的塔肯斯（F. Takens）也证明，"只要系统出现三个互不相关的频率偶合，该系统必然形成无数个频率的偶合而走向混沌"。1976 年美国生物学家 R. May 在《自然》杂志上发表了"具有极复杂的动力学的简单数学模型"一文，表明混沌理论的惊人信息，简单确定的数学模型居然也可产生看似随机的行为。1983 年伯瑞提出混沌学（chaology）这一术语，并被人们接受。

2. 混沌学基本概念与内涵

混沌是关于世界起源的一种概念，混沌是一种演化形态、混沌孕育并创造出宇宙，此乃古代东西方哲人们共有的看法。实际上，庄子的聚散混沌就与现代非线性动力学的混沌不谋而合。古人常用混沌描述宇宙的自然状态。易家认为"元气未分，混沌为一"，把混沌视为一种整体状态，即元气未分的统一体。西方文化中的混沌概念起源于古希腊，称为卡俄斯（chaos），指的是一种原始的、混乱的、不成形的自然状态，但又是一种可以从中产生次序和规则的世界状态。混沌的探索对现代科学的影响是极其广泛的。在经典科学取得良好成果的研究领域中，以混沌观重新考察，将会发现新现象和提出新问题，并做出新解释和建立新原理；而在那些经典学科方法面临困境的领域，运用混沌学知识，可以解释很多过去无法解决的问题，形成新的学科分支。

混沌理论是一种质性思考和量化分析相结合的方法。对于动态系统中那些不能用单维数据关系解释的问题，必须采用连续数据关系分析才能得以解释和预测。复杂系统是一个动态的系统，是简单与复杂、有序和无序、确定与随机的统一整体，复杂系统的各种变化具有不可预测、非线性特征。混沌学中一个很重要的结论，即简单系统可以产生复杂行为，复杂系统可以产生简单行为。从存在与变化的根本规律上看，世界是一种多元交叉、差异协调的关系；是多元、多层、多方位的混沌协调，相异共生而非对立、质性相异可以同源、相反也可以相成。从确定与随机、有序与无序、线性与非线性等多种科学范畴分析中可以看出，混沌中的许多现象和规律是传统的辩证法所不能完全概括的。面对充满着混沌的 21 世纪，单纯的二元思维是远远不够的。只有运用混沌思维才能解释复杂的混沌现象和千差万别的事物。

3. 混沌学理念对医学的启示

混沌是复杂有序之源，有序产生起码要有三个原初的要素。混沌学中发现了许多与三体相关的简单系统，这些简单系统可以产生出混沌的复杂行为。在21世纪的今天，人类思维层次缺陷对个体及医学发展将是一道障碍。因为医学领域的很多事物不仅具有两极，还有二者共同形成的中间成分，在这个混沌灰色的地带中包含确定与随机、有序与无序、线性与非线性、简单与复杂的内在规律，也是对未来医学不可回避的智慧挑战。从混沌的起源不难领悟，任何涉及三个以上因素的事物就会引起混沌，而处理混沌事物则必须采用三维以上的混沌思维才能有效。当今医学的诸多现代性困境均涉及三体或多因素的介入，故属于混沌学研究范畴。诸如，新医学模式践行、循证医学原则、医患共同参与诊疗模式、大学附属医教研关系问题，以及生物医学局限性困境、医患关系紧张问题、技术与伦理的张力问题等，均是非混沌学理念和方法所能解决的问题。

混沌是一种内在成分未分离的浑然整体，不能通过简单分析和还原的方法加以认识，而只能通过直觉去领悟，并从整体上加以把握，这就是当今哲学家所称的混沌思维。在21世纪的医学进程中，混沌学理念有可能更加接近生命本质和活动规律。在混沌学视域下，生命物质会永无停止地自我进化、自我重组，永远存在差异。临床医学就是一个不确定性科学，人体就是一种复杂动态系统，在看似确定的、遵循基本规律的机体，同时也是一个复杂、无序、无法预知的有机整体。随着非线性动力学技术与概念的应用，临床医学的很多混沌现象将会得到更好的解释，对单纯线性分析方法难以奏效的问题，可以在混沌中找到合适的协调办法，运用混沌理念建立长期有效的控制机制。

（二）医学中的困境与混沌现象

1. 单纯生物医学的局限性困境与混沌

生物医学始终致力于疾病的认识和探索，并取得了令人鼓舞的辉煌成绩。医学在生物医学及其技术的发展道路上载誉前行，其诊疗手段也更加现代化、自动化、精密化和信息化。然而，20世纪后半叶，慢性病和非感染性疾病成为人类健康的主要威胁。疾病谱的改变使单纯生物医学面临局限性困境，医学一直努力与慢性病抗争，但效果却不尽如人意。当今技术成就与临床医疗效果之间形成鲜明的反差。近40余年慢性病非但没得到抑制，反而逐年增多。如癌症发病数每年增加2000余万人；中国2012年报告，高血压2亿余人，糖尿病9240万余人，比20

年前增加 4 倍以上。虽然各种新药不断研发和应用，但似乎仍无法阻挡病菌变异速度。能够编码 I 型新德里金属 β-内酰胺酶（NDM1）的"超级病菌"就是一种能耐受迄今为止所有抗生素的病菌。可见，当今单纯生物医学正面临自身的局限性困境。

现代医学对疾病的认识仍未摆脱单因致病的线性分析观念，仍困于单纯还原论的局限之中。当今医学一直徘徊在寻找"特异性"病因和"特异性"治疗方法上。通过科学的细化分析，从细胞、分子、亚分子等无限制追逐，但这些方法应对慢性病仍效果甚微。例如，虽然有报道肿瘤患者存活率略有提高，但这只是早期发现和生活方式改进所致，而非癌症治疗效果改进的结果。面对现代性困境，医学在混沌中徘徊，人们最终将期望寄于基因工程技术上，但迄今为止，全球近百项基因工程项目，仍没有任何一项毫无疑义地转化为临床应用技术，医学在混沌的探索中仍有很长的路要走。

2. 现代技术应用的伦理学困境与混沌

技术是科学与临床实践的中间环节，因此技术的应用过程中必然处处涉及伦理和责任。关于早期诊断中的混沌，荷兰科学家对甲状腺癌研究发现，具有临床症状的甲状腺癌概率约 0.1% 。他们将检体放大，每 2.5mm 取一块标本，结果发现恶性肿瘤可能性达 36% 。一般肿瘤颗粒直径约 0.5mm，如果组织切片间距足够密集，可能每个腺体都能检出肿瘤细胞。由此引发一个耐人寻味的现象就是，癌细胞存在于绝大多数人体某个角落，或者说大部分人体内均有少许肿瘤细胞而不自知。另有前列腺癌研究，将非癌症死亡的男性解剖发现，60 岁层面检出有少许前列腺癌的比例为 50% ，70 岁层面为 80% 。然而具有症状的却很少，60～70 岁男性仅有 1% 有明显前列腺癌症状。乳腺癌研究也是如此，对 40～50 岁死亡的女性进行尸检，发现乳房组织有少许肿瘤的约 25% ，而该年龄段诊断有乳腺癌者仅 1% 。这就产生了如何看待早期诊断的两难境地。

"宁可"与"也不能"中的伦理审视。早期发现癌症固然有助于康复，但若干不必要的治疗甚至手术也带给人们更多的恐慌和伤害。针对美国加州死亡女性的一项调查发现，有近 50% 女性因子宫肌瘤子宫被切除，而实际子宫肌瘤癌变者仅为 2.4/10 000，说明绝大部分子宫切除是不必要的。乳腺切除术也是如此，德国每年约 10 万次乳房切除被证明是无意义的。尤其通过乳腺癌筛查，可能患有乳腺癌的妇女约 1/10，而实际比例却仅 0.2% 。这种宁可多挨一刀也不能让肿瘤漏网的倾向，反映了当今医学技术在很多方面仍是不确定的，技术进步与技术应用仍存在诸多伦理困惑。尤其是面对以慢性病为主的医学，目前所有技术均没能消除特异病因而根治疾病。虽然基因技术取得辉煌成就，但迄今为止真正被临床转化却很少。早期诊断和早期治疗理念也为医院和医药开发商所利用，由此引发的过度医疗、商业性医疗甚至欺骗性医疗等，更使医疗环境变得越发复杂。当技术完全控制了医学理性，医学就可能在混沌中失去自我。

3. 医患关系现代性困境与混沌

患者有病就需要看医生，也就构成了医患关系。单纯生物医学以疾病为核心而形成医患关系，而新医学模式下的医患关系则是以患者为中心。因此，仅关注疾病而忽视患者，也必然会产生医患矛盾。当今临床医学中的存在很多混沌现象，例如，技术越来越高而患者越来越多；服务项目越来越全而患者越来越不满意；医疗覆盖越来越广而看病越来越难。在混沌的医学中，很多医生感到困惑，为什么疾病治好了，医患关系却日趋紧张了？以前医院很少有医患纠纷，现在却随时都可能发生医患纠纷？医学的神圣地位在混沌的医患关系中出现动摇。医疗纠纷相关调查显示，80% 的医疗纠纷是非技术性因素所致，如沟通不足、责任心不强、管理失误等，尤其是医生"不会说话"加剧了医疗环境的复杂性。医学的诸多困境提示，医患关系并非是简单线性关系，而是涉及社会、环境、经济等诸多因素介入的非线性关系。虽然有很多应对医患关系困境的措施不断出台，但其效果并不理想。如何调整医患关系是一项值得深思的问题。

除技术和资本主体化巨大作用外，医疗领域也存在着很多内在的混沌地带，制约着医疗发展和医患关系的契合，突出表现在法律与伦理的冲突。单纯的依法行医和从事不触犯法律的医学仍是远远不够的，而简单的同情与仁心也有可能违背法律。医疗条例规定，"在诊疗活动中，应当向患者如实告知病情，要以适当方法避免造成不良后果"。也就是说法律要求医生"既有告知义务，也有不告知的义务"，尊重患者知情权还要实施保护性医疗规范。然而，临床实践中这种"适当方法"让医务人员难以掌控。从法律上讲，对于可查可不查的项目一律都要查，以防误诊；对于不能保证抢救成功的患者一律不抢救。而从伦理上讲，只要有一线希望的患者一律要抢救，可有可无的项目就不要查了。医疗中的混沌现象让医生进退维谷，面对医患关系的现代性困境，寻求一个适宜而有效的双赢之道势在必行。

（三）混沌医学中的混沌医学观

1. 维护人类健康需要与疾病共存

达尔文进化论提示，疾病将永远伴随生物进化全部过程。无论社会及医学如何进步与发展，人类都不可能实现只有健康没有疾病的理想，这也正是混沌共存的医学文化观念所在。混沌医学观通过维持人体自然的混沌状态，对医学及人类生命本质进行再认识，并对医学的终极价值进行重新审视。从混沌学角度来看，健康与疾病不是单纯的对立和统一，也不能用线性分析来处理，而只能用混沌的思维来分析。现代医学在疾病认识上的缺陷在于始终致力于与疾病做斗争，而对疾病有利于健康的一面完全没有考虑。例如，医学承认小病不断可使免疫力增加，从而减少患其他疾病的概率。痛风由尿酸水平增高所致，而尿酸又具有抗氧化、抗衰老作用。因此，如何利用疾病对人体有利的一面是值得现代医学深思的问题之一。人类应该懂得与其他生物种群共存，维持生物的多样性也是对人类自我保护。

生物系统永远处于运动状态中，在确定性的宏观边界内部存在一个巨大的运动空间。从整体上看，运动中的系统是稳定的，没有超出边界。然而在微观上看，局部运动可以在限定的任意空间内变化，形成一种无法计算、无法预测的混沌状态。这种系统内部的变动是内部多因素之间持续、复杂的互相作用所致，从而赋予系统具有可变功能，以适应系统所处的环境变化，这就是生物系统的适应能力。希波克拉底说："治愈是通过自然力而实现的，而自然力是生命所创造的。治疗的目的就是帮助恢复这种自然力。"人类机体具备抵御疾病侵袭的神秘自愈力或自然力。生命体需要与自然不断交换物质和能量，才能保持与自然和谐共处的混沌状态。人体是一个由内部各种相互对立的因素组成的整体，也正是这种功能各异的因素之间相互制约和协同，保证整体的稳定或正常。在一个平衡的机体系统内，去寻找相互"对立"的因素，并加以干预，其结果不一定是有利，也可能是有害的。具哈佛医学院专家分析，人体内部具有天然防范癌症的机制，虽然有少量癌细胞，但并不一定发展为癌症。因此，疾病与健康并非是绝对敌对的，可以同时并存于混沌之中。医学应学会从"混沌"角度去对待疾病与治疗患者，更应在人类机体自然属性中寻找治愈疾病、促进健康的自然药物和技术，让医学回归其本真的混沌状态。"治疗是为了不需要治疗"应该成为临床医学终极理念。

2. 促进技术道德化需要张力平衡

医学不能失去技术，我们不能也不应该阻止技术发展，面对技术主宰医学的困境，只能着眼于技术道德化进程。现代技术与伦理困境主要根源在于许多技术都是以未来作假设，因此天然地带有不确定性或不可预测性，现代医学技术风险也就植根于这种不确定之中。如基因技术、干细胞技术应用等，其后果需要长期实践而定论。鲍曼曾提出，建立新的伦理就是以那些针对未来技术远期可能出现的问题为伦理评价依据。然而，由于现代技术存在的不确定性，使技术的伦理判定也面临瓶颈。例如，一项技术既有治疗作用又带有伤害作用，技术结果的善恶并存而且界限不清，人们不能确定某项技术一定有效，但也不能确定一定有害，面对未来的技术后果不确定，伦理责任界限也十分模糊。马克思认为，技术伦理问题的根源是人的异化，技术伦理问题的根源并不在技术本身，而在技术的资本主义应用。因此，面对技术的伦理困境，需要运用混沌理念协调技术的现代性困惑。

技术是医学的载体，尽管技术面临诸多伦理风险，但我们不能阻止技术的进展，人类健康仍需要技术支持。理性处理技术与伦理关系，需要保持两者的张力平衡。既不能让技术无限制扩张，又不能限制技术的自然发展；既强调技术道德化，又不能将道德简单化。首先不能过分迷恋技术的绝对化，尤其应对慢性病务必与非技术因素相结合。其次以道德引领技术，优先发展适宜成熟技术，维护技术的公平和可持续性；区分技术利弊关系，弊大于利并难以克服的技术不用，利弊相当要谨慎应用，应用利大于弊技术也应尽量减少其副作用。严格审视技术风险，具有严重风险技术不用，存在伦理风险技术应制订防范措施后应用；背离伦理道德准则的技术禁止应用。对新技术建立长效评估机制，跟踪技术结果。同时医学应该学会从混沌中寻求出路，以医学理性超越技术统治，大力发展自然疗法，减少技术干预，压缩技术应用空间；让正义和良知主导技术，推进技术的道德化发展是修复技术理性消融的光明之道。

3. 协调医患矛盾的关键在于化解

医学现代化发展中的医患紧张问题使医疗环境变得复杂，如何协调是当今医改的重要部分。和谐的医疗环境需要和谐的应对方法。当今许多医学变革都是遵循和谐原则，如新医学模式中的生物—心理—社会因素的结合；医患共同参与式诊疗决策模式需要患者的积极配合；重新修订的循证医学原则也将患者意愿纳入决策过程，所有这些变革是适应现代医学发展的重要举措。然而不论多么科学的模式、多么完善的制度，人是所有行动的执行者，如果没有人的根本转变，所有的模式和制度都是不完善的。医患关系的根本转变仍有赖于全民整体素质提升。正如杜治政所言，包括美德在内的医生专业主义精神是现代医疗体系运动的基本支柱，医生本身是什么样的人，决定了医生能做什么事。可见，医生的美德和专业精神是协调医患关系的重要部分。

医患关系中的混沌正是源于人们心中缺少混沌，忽视异质同源、相反相成、混沌共生的自然原理。当今医患关系的重点不在于如何"解决"问题，而是如何去"化解"矛盾。因为如果没有医学内在的改变，一个问题解决了，还会有几十个问题出现，而化解就是和谐地解决，兼顾医患双方愿望，遵从异质同源，混沌共生原则。医患关系不是简单的对立统一关系，而是同一混沌体内相互依存、相互促进的两个方面，相互对立但不是对抗。随着社会环境变化，单纯的二分法思维远远不能满足人们对物质世界的认识，对立只是事物的两个极端而已，而更多的是两者之间的混沌地带。临床医生务必要领悟混沌理念，以符合自然和人类发展规律的方式协调新环境下的医患关系。虽然医患可以共同参与诊疗决策，但两者之间天然存在不公平，医患之间人格是平等的，而地位是不平等的，当今临床医生应做到"合理的不公平"，运用临床共情伦理，将心比心寻求共识，医生要站在患者的立场上对待疾病，患者也要站在医生的角度上审视治疗，尤其要以积极心理学理念协调医学中的消极情绪，促进和谐医疗环境的构建。

系统论是描述存在于系统中的静态情况，混沌论则是研究系统的动态变化。医学对生命和疾病的探索正进入混沌地带，处于定量化与模糊化的统一、标准化与变量化统一。既要求精准和定量，又试图在模糊和混沌中认识疾病和生命本质。医学正努力探索平衡与不平衡、确定与不确定的统一，从而深入揭示生命的动态特征。长期以来，医学一直以线性观点来分析临床问题，但实际上90%以上是非线性的现象，当今医疗系统就是一个典型的、具备混沌特性的非线性系统，因此就需要用非线性理论与方法进行研究。混沌是一种理念和方法论，其进展正在深刻改变着医学以往的很多观念。然而，混沌的实践与探索仍有很长的道路要走。

[原载于《医学与哲学》(A)，2016，37（09）]

二、不确定条件下的"混沌"临床决策

现代科学高速发展的同时也引发自身的"瓶颈效应"，当代医学必须重新寻找新的发展方向。混沌理论（chaos theory）是一种兼具质性思考与量化分析的方法，用于探讨动态系统中无法用单一的数据关系，而必须用整体、连续的数据关系才能加以解释及预测之行为。混沌学认为，复杂系统是一个动态系统，是简单性与复杂性、确定性与随机性、有序和无序的统一，复杂系统的演变具有非线性特征，是不可预测的。临床医学是一种关于不确定性的科学，也是存在于混沌中的医学，探索不确定条件下的混沌诊疗决策是对医学的一种智慧挑战。在充满混沌的新世纪医学发展中，了解和掌控混沌是医学发展的必由之路。

（一）临床医学是关于不确定性的科学

1. 生物医学的单一性决定疾病认识的局限性

生物医学一直致力于对疾病的认识和探索，并取得辉煌的成绩。同时也必须承认，这些"成就"仍然是很有限的，其发展必然带有很大的"不确定"特征。现代医学对疾病的认识有两个显著缺陷：第一，医学致力于与疾病做斗争，而对疾病有利于健康的一面完全没有考虑。例如，人类已知病毒有60万种之多，只有4500余种会影响哺乳动物，其中仅0.4%具有人类致病作用，多数病毒是无害的，甚至有些病毒具有治病功能；低密度脂蛋白胆固醇，很多人认为是"坏"胆固醇，因为高"坏"胆固醇与心脏病相关，但"坏"胆固醇过低对老年人并非有益。因此，如何利用疾病对人体可能有利的一面是值得现代医学思考的问题之一。

第二，对疾病的认识仍未摆脱单因致病的线性分析观念。现代医学承认很多疾病，尤其是慢性病是生物、社会、心理及环境因素所致，但当今医学仍未能适应多因果疾病的发生与发展规律，而仍停留在寻找"特异性"病因和"特异性"治疗方法上。现代医学仍困于单纯还原论和线性论的局限之中。医学主要任务是细化分析，从细胞、分子、亚分子，无限制地追逐，但这些方法对慢性病仍效果甚微。例如，原发性高血压与遗传性相关，可能原因是 DNA 或 RNA 缺陷，但从分子或亚分子角度能使这种缺陷修复吗？几亿人的缺陷都能真正改变吗？继发性高血压为后天获得的，与个人生活行为方式相关，而单纯生物学方法对行为生活方式相关疾病有效吗？至少目前仍无特异药物或手术方法能治好高血压。

2. 现代技术的盲目性引发技术后果的不确定性

现代技术主体化倾向，使医学仍摆脱不了技术的绝对统治。人们对现代医学高新技术寄予无限期望，盼望技术能创造出起死回生之术、长生不老和永远健康之方。但是不论医学技术有多么高，不论还会创造出多少新技术，但抱有这种痴迷想法的人注定会失望。由于医学的不确定性和不可预知性，促使医生只好将技术干预这张网拉大。例如，为了防止极少的子宫肌瘤癌变，有多少无辜的子宫被无情地切除。据统计，德国每年切除子宫的女性有 12 万 ~ 14 万人之多，美国加州近一半妇女在去世前没有了子宫。实际上子宫肌瘤癌变仅是 2.4/10 000，而相当一部分子宫切除是不必要的。这反映了医学在很多方面仍是不确定的。

人体是一个有机整体，内部存在各种相互对立的因素，也正是这种功能各异的因素之间相互制约和协同，才能保证机体整体系统稳定和正常。单纯针对某种"致病因素"的技术是科学的，但"不一定"是维持机体正常最好的手段。例如，糖尿病是代谢障碍性疾病，单纯降低血糖显然是治标不治本。但除了某些人工降糖手段，如胰岛素，还没有能真正纠正糖代谢紊乱的药物。当今癌基因敲除技术盛行，也取得了一定成绩，但研究证明某些"癌基因"可能是另一种癌的抑制性基因。可见，科学越深入细化，数据越精准，问题也就会更多、差距也会更大。在一个平衡的机体系统内，去寻找相互"对立"的基因，并加以干预，其结果不一定是有利，也可能是有害的。由于现代技术的很多方面均是针对未来的，在短时间内很难证明其最终的效果。因此，现代技术的盲目应用，势必会引发技术后果的"不确定性"弊端。

3. 不确定性是"摸着石头过河"医学的特性

现代医学的不断探索，尤其是生物工程进展，人们似乎感到已经破解了人类疾病与健康的密码。然而当今技术成果与临床效果之间却形成鲜明的反差。从 20 世纪 70、80 年代开始，医学就一直在控制慢性病，但效果却不尽如人意。近 40 余年慢性病不但没有被遏制，反而逐年增多。据统计，每年癌症死亡率从 20 世纪

70 年代的 70 万人增加到 20 世纪 90 年代的 117 万人，2003 年 150 万人，2005 年 188.36 万人；癌症发病人数每年新增 2000 万人；从 20 世纪 50 ~ 80 年代，我国高血压患者每年增加 100 万人，至 20 世纪 90 年代每年增加约 700 万人。我国 2012 年报告，高血压 2 亿人，糖尿病 9240 万人，比 20 年前上升 4 倍。其原因就在于单纯生物医学的局限性，导致对疾病的认识的"不确定性"。由于慢性病是多因素参与的复杂疾病，涉及生物、心理、社会和生态等多方面，没有特异性的病因，因此也就没有特异性治疗。正如杜治政主编所言，当今医学，尤其是临床医学仍是一种"摸着石头过河的医学"。

世界卫生组织曾公布 4000 余种疾病，明确病因的仅 1000 余种；对肿瘤认识更是如此。医学不断发现与癌相关的物质，从物理致癌、病毒致癌、生物致癌、化学物质致癌等学说到基因致癌学说，但所有这些致癌理论仍是停留在"可能"致癌的假说上。许多疾病原因仍不明、机制不清，因此也必然导致诊疗方法的不确定性。当今临床医学中居高不下的误诊率，也是医学"不确定性"的反映。相关调查显示，近 20 年误诊率没有下降，始终波动在 26%~31% 之间。在治疗效果上也是裹足不前，虽然有报道肿瘤 5 年存活率略有提高，但癌症专家认为，这是癌症早期发现和生活方式改进所致，而非癌症治疗效果改进的结果。虽然在物理、化学等自然科学领域，人类可以实现精准的预测。但在生命科学领域，尤其临床医学中却很难实现这种精准预测。因为医学对象是有意识、有主观能动性的人，受社会、心理、环境等多因素制约。当今医学探索也只是不确定性、模糊性、非线性的概率，医学仍然需要摸着"科学"这块巨石，不断探索和进步。

（二）现代医学是存在于混沌中的医学

1. 还原论向系统论转型中的混沌

系统论是描述系统中存在的静态情况，混沌论则是对系统的动态研究。生物系统永远处于运动状态，该运动具有确定性的宏观边界，而其间存在一个巨大的空间。从整体来看，运动中的机体是稳定的，没有超出边界范围。然而在微观上，局部状态可以在限定的任一时空范围内变化，形成一种无法预测、无法计算的混沌状态。系统内这种大范围的变动是内部多因素之间不断地、复杂地相互作用所致，使系统具备可变的功能，以适应系统所处环境的改变，这就是生物系统的适应能力。混沌是指在确定性系统中貌似随机的无序运动。简单可产生复杂，复杂中表现为简单，有限包含无限，无序存在有序，稳定和不稳定同时共存。现代医学是一种混沌医学，在还原论的推动下，医学科学对生命的探索已近乎极致，但仍无法清晰地阐明生命活动的内在规律。混沌学的目的就是寻求混沌中的规律，掌控混沌和应用于医学实践。

在 21 世纪的医学中，混沌学理念可能更加逼近生命活动规律的本质。混沌学让我们认识到生命物质永无终止地自我重组、自我进化，因此永远不同。临床医学是一个不确定性的科学，人体本身就是一个复杂的动态系统，一个确定的、遵循基本生理规则的、简单的机体，同时也是一个无序的、复杂的、不可预知的整体。随着一些非线性动力学概念和技术被用于解释人体的生理过程，使人们能更好地解释临床诊疗中的"混沌"现象，并可以在"混沌"中寻求和谐的解决办法，利用混沌建立有效控制机制。临床医疗的对象是人群或患者，人是随心理和社会环境而随时变化的个体，而医疗的过程基本遵循一定的原则和规程，符合混沌理论架构。因此，医疗也容易产生无法预期的结果，但不论其结果是正面的，还是负面的，重要的是医疗决策和效果除近期观察外，更需要积累长远数据，从中分析出可能的脉络，以增强医疗效果的可预测性，获取更广泛的医疗效果。

2. 医学文化观念转化中的混沌

混沌医学观是一种医学文化观念，是通过维持人体本来的混沌状态，进而重新认识医学和人类生命本质和重新审视医学的终极价值。人类在漫长的延续与进化过程中，受到自然、社会和疾病挑战和筛选，也正是这些侵袭协助人类物种的自然选择。人体器官的生命功能也是不断经受残酷环境和疾病考验，才能始终保持其功能处在不断的进化中。然而，现代医学技术的进步却是不断地以人工手段改善人类的生活及环境，这种对现代文明背景下的人类机体的过度干预并非完全是好事。希波克拉底曾言："治愈是经过自然力而获得，而自然力乃生命所造成。治疗的目的是帮助恢复自然力。"人类机体具备抵抗疾病侵袭的神秘自然力或自愈力。人类生命体需要与自然不断地交换物质和能量，从而保持与大自然和谐共处的混沌状态。达尔文进化论提示，疾病将永远伴随生物进化全部过程。无论社会及医学如何进步与发展，人类都不可能实现只有健康没有疾病的人间理想。这也正是混沌共存的医学文化观念所在。

当今临床对癌症的治疗主要沿用西方医学的传统救治手段和理念，即以手术、化学及放射治疗为主，而现代技术主体在治疗疾病的同时，也给正常组织和机体带来附加毒副伤害。因此，很多国内外专家呼吁，应用过激或过度手段治疗疾病，尤其是恶性肿瘤，不一定是最佳方法，即或病治好了，也不见得符合患者长期和最大健康利益。当今临床对某些危重患者、癌症晚期患者等的"姑息治疗"理念，将延长生命与提高生活质量相结合，这也体现疾病与健康并非是绝对敌对的，可以同时并存于混沌之中。人们务必清醒地认识到，坚持单纯依靠高新技术来彻底根治疾病终究会是一种失望，绝对"与疾病相抗争"的医学思维并非是医学的最佳选择。医学应学会从"混沌"角度去对待疾病与治疗患者，以保护受疾病侵袭的患者为中心，而不是以对抗疾病为中心，考量患者整体的生理与心理情况，增强机体自身抵御疾病的能力，"治疗是为了不需要治疗"应该成为临床医学的目的。

3. 现代医学技术应用中的混沌

现代医学技术已成为医学的主体。"消除病原就治愈疾病"的理念一直是医学的目标，医学在不遗余力地创造"杀伤性武器""毁灭性的技术"，其更新速度也越来越频繁。例如，人类不断研发和应用新药物，但似乎永远无法阻挡病菌追赶的脚步。英国科学家发现的"超级病菌"，能够编码Ⅰ型新德里金属 β-内酰胺酶（NDM1），对迄今为止所有抗生素均产生耐药性。可见人类自身并非是自然的主宰，也没有权利以主宰者的姿态保留或毁灭其他生物物种，包括微生物。人类应该学会与其他生物共同生存，保存生物多样性就是保护人类自己。因此，我们应以混沌之心看待病毒，更应从人类机体的自然属性特征中寻找治愈疾病、促进健康的自然药物和技术，强化技术与人文的结合，让医学回归其本真的混沌状态。

当今医学高新技术应用是全方位、多角度的覆盖，它控制了很多严重疾病，并破解了诸多生命难题。但科学技术也是把一把双刃剑，高新技术在造福人类的同时，也给人类带来很多麻烦和困扰。例如，人们对癌症的攻坚战不断升级，从肿瘤早期发现、癌前期诊断技术，到癌症预测技术，高新技术已经让"癌家族"陷入毫无栖身之地，同时整个医学也笼罩在癌的恐怖之下。人们心中的"混沌"正是源于心中缺少"混沌"，忽视"异质同源、相反相成、混沌共生"的自然原理。即使早期发现肿瘤，如果不能改变其自然进程，则肿瘤仍将按照自身发展规律进展，直至出现症状和最终导致死亡。当今临床所谓的"根治术"也并非真能"根治"肿瘤，广泛大扫荡的结果并非能如人所愿。目前临床很多诊疗指南一直在不断修订，始终处于不稳定状态中，其原因不仅在于医学本身的不确定性，同时也是医学理念不断进步的体现，这也从另一个侧面反映出医学发展也在不断地走向混沌。

（三）不确定条件下混沌诊疗决策探析

1. 不确定条件下的"混沌"决策理念

混沌学中简单与复杂的关系启示人们在分析问题时，既不能小看简单的系统，也不要被复杂的系统所吓倒，这给人们用简单办法来求解困难问题带来了希望。由于客观事物的复杂性、不确定性和人类思维的模糊性，有关不确定多属性决策的问题在人们的现实生活中已经越来越重要。由于确定性的临床决策会因诸多因素而随时变化，诊疗决策的最佳方案就是遵循"不确定性"理论。1927 年由德国物理学家海森堡（Werner Heisenberg）提出的不确定性原理（uncertainty principle），陈述了精确地确定一个粒子的位置和动量是有限制的。换言之，对粒子位置测得越准确，对粒子速度的测量就越不准确，反之亦然。海森堡不确定性原理对我们世界观有深远的影响。如果人们甚至不能准确地测量宇宙生命当前的状态，那么就肯定不能准确地预言未来结果。面对不确定性条件下的临床医学，最好是采用奥卡姆剃刀原理，将理论中不能被观测到的所有特征都割除掉。

奥卡姆剃刀定律是由 14 世纪逻辑学家奥卡姆（Occam）提出。这个原理提出"切勿浪费较多东西去做，能用较少的东西同样可以做好的事情"。让事情变复杂很简单，而让事情变简单则很复杂。今天，这把剃刀也向复杂的医学提出挑战，临床医疗中也存在很多有害而无益的东西，人们正在被这些自己制造的麻烦所压垮。事实上，由于医学的不确定性，迫使人们需要"奥卡姆剃刀"，采用简单管理，"混沌"决策，将复杂的临床决策变简单。因为复杂容易让人迷失，只有简单化后的决策才有利于理解和操作。随着社会的发展，心理因素也越发复杂，时间和精力成为医生最稀缺资源，许多终日忙碌的医生看似很有成效，但医疗失误和医疗纠纷也在不断增加。究其原因正是缺乏简单管理思维和能力，分不清决策中"确定性"与"不确定性"问题，结果常常让医疗陷入诸多困境之中。因此，临床决策之道应该是简化之道,简化才意味着对决策过程的有效掌控。例如,医疗效果的不确定性,临床决策可以"剔除"那些不确定的部分,不必过分强求"精准"的治疗结果。临床实践表明,对于临床现象最简单的解释常常比复杂的解释更正确,使用最少假设的解释才有可能是最有效的诊疗决策。

2. 不确定条件下的"混沌"语言应用

传统的语言学研究深受还原论的影响。倾向把整个语言系统按层次划分成块,忽略"次要"细节或变量的"控制",从而进行线性的因果分析研究,存在着难以逾越的局限性。混沌学的系统论是对还原论的巨大挑战,从混沌这面镜子中可以窥探和获得语言的全新阐释。"模糊"或"混沌"一词往往带有贬义感觉,人们常常会把它与"含糊不清"甚至"欺骗"等同起来。但是随着国内外对混沌理论、混沌语言等研究的深入,"模糊"或"混沌"的贬义意味在逐渐淡化。混沌语言作为语言学新兴分支,在许多领域得到广泛应用。认知心理学认为:人的意识是各种不同程度的知觉和情绪反应,从低层次未形成语言的模糊感觉到高层次清楚表达的理性思维。模糊语言的临床应用,表面上看似模糊的语言信息,实质上是相对准确地表达人们动机或潜在意识;是相对客观、严谨地表达某种观察、观点、预测或理论,从而含蓄地表达真实思想和内心世界,或提供合乎逻辑、正确可靠的信息。由于客观事物本身的不确定性,有时用模糊混沌的语言来表达反而更准确。

在医患沟通中,准确性语言是必不可少的;而模糊混沌语言的作用也是不可低估。例如,因为病情重,所以需要调整治疗方案。"重"是个模糊词语,范围限定不明确,何种情况才算重,重到什么程度等都很模糊;另一类是限制性混沌词语,如手术后"可能"会好、"一般"情况下是有效的、"也许"会有"类似"的反应等。混沌语言作为一种弹性语言,是指外延不确定、内涵无定指的特性语言。与精确语言相比,模糊语言具有更大的概括性和灵活性。例如,开胸手术需要全身麻醉,如果手术顺利,患者很快就会苏醒了。这句话表层意思是全麻是明确的、定向的;而深层意思则是能否很快苏醒是不明确的、无指定性。完整的意思就是说"如果手术或病情出现异常情况,患者不一定能马上苏醒,要视不同情况而定"。既全面概括又运用灵活。由此可见,模糊混沌的语言具有双重性特点。在本质上是明确的,在表象上是混沌的;在定性表述上是肯定的,在定量表述上是变化的；在内容上是确指的，在形式上是灵活的。然而，当今某些医生为了自身利益，故意"炫耀"技术的绝对优势，将不确定的事情赋予确定性的承诺，必然种下潜在医疗决策风险。

3. 不确定条件下的多元交叉差异协调考量

混沌学的最大成就之一就是将确定性和随机性统一起来。医学中的确定性可以让医生准确地找到疾病的证据和应对方法等；而随机性则不能让医生准确预测治疗的最终结果，两种现象会同时出现在混沌系统之中，这也是辩证法中的对立双方互相包含着对方而统一的理念。有序只是事物的表面，只有借助混沌理念的支撑，才能打破单纯科学决策的瓶颈。从确定和随机、有序和无序、简单和复杂、线性和非线性等科学范畴的分析中可以看出，混沌中的许多现象和规律是传统的辩证法所不能完全概括的。从混沌角度来看，世界是一种多元交叉、差异协调的关系，是多元、多层、多方位的混沌协调，相异共生而非对立、质性相异可以同源、相反也可以相成等，只有这样才能解释复杂的万千现象和千差万别的事物。面对非对称性、多元交叉、异质异性、非线性构成的医学领域，需要充实和扩展对立统一规律的内涵和外延。因此，临床决策务必要以混沌理念对不确定条件下的多种相关因素进行多元交叉差异考量。

经典科学一直把混沌当作反面角色，人们只看到混沌的破坏性，而忽视混沌的有益性，其中更包括对疾病的"仇视"心理、对癌症的深恶痛绝、对科学的无限崇拜、对技术的绝对迷信等。这些有悖于自然生态发展规律的过激的心理、极端的行为是值得现代医学深刻反思的问题之一。当今临床决策涉及范围广泛，包括循证医学的扩展、新医学模式的内涵、医患之间内在心理的探究以及社会环境对医学领域的影响等诸多方面。实践证明，单纯寻找精准确定的决策是临床决策中的最大失误。基于科学证据和技术指南的决策不一定适用患者的诊疗需求、经验证明有效的方法不一定是最佳方案、局部有效的不一定对整体也有利、法律允许的不一定是符合伦理原则的行为，诸多因素反映临床医学的不确定性特征，医生不仅要警惕科学决策中的"陷阱"，更要寻求混沌理念的支撑。人类需要从适应自然发展的角度，弄清哪些混沌是有益的，哪些混沌是有害的，趋利避害，方为对待混沌的正确方式。

混沌理论标志着一场波及所有领域的科学革命，长期以来，人们一直用线性的观点来分析问题，而自然中90%以上的现象则是非线性的，人体和其他生命系统是最为典型的具有混沌特征的非线性系统，这就需要用非线性的理论和方法进行研究。混沌学深刻地改变人类原有的许多观念，而且更重要的是向人类本身的智力提出了最严峻的挑战。西方医学高速发展，不但是掌握技术，而且是学会混沌。东方医学也并非是技术落后，而只是在混沌中被迫标准化了。混沌"不可不知，不可多知"。未加控制的混沌很可能是一种可怕而邪恶的东西；一旦得到控制，混沌也就变得温和、有用，甚至迷人。伴随人类走进21世纪的步伐，东方理念与西方科学的混沌结合将是医学未来发展的方向。

[原载于《医学与哲学》（B），2015，36（12）]

三、重建疾病与健康的混沌共存关系

疾病早在人类出现之前就普遍存在，如今更是遍及整个文明历史。达尔文的医学观表明，生物进化离不开疾病，疾病是生命进化中必然付出的代价。疾病是生命的一部分，是生命的另一种常态，是伴随人类甚至整个生物系统最重要的生命状态之一。疾病与健康共同构成了生命存在的必然维度，对人类生活的影响也必然是多维度和多层次的。疾病是人类生命的灾难，人类一直在与疾病做顽强的斗争。然而，面对现代医学在应对慢性病，包括肿瘤攻坚战中的失利，人们也正进行着深刻的反思。单纯生物医学发展似乎走进了瓶颈地带，强势的医学将人体完全人工化，医学发展偏移自然方向，生物医学发展背离生物自然进化规律，生物技术干预打破生态的自然平衡。人们需要对疾病与健康的关系重新审视，对医学的目的和价值给予重新定义。

（一）自然生物进化对医学发展的启示

1. 生物系统的多样性与自组织

系统自组织理论兴起于20世纪70年代，以耗散结构理论的诞生为起点，80年代混沌动力学发展给自组织理论注入新的活力。生命系统是一种典型的自组织系统，因而具有一般自组织系统的共同特征。宏观行为是自组织系统的主要特性之一。生命的多样性和复杂性也是生命系统的宏观行为之一。多样性是指互异、多形态、有差异或不相同的状态。这些互异事物可以相互联系，能够同处于一个系统中。多样性是生命系统的基本特征，随着生命系统这一自组织系统的进化，生物多样性和复杂性自发地增加。因为自组织系统是一类开放的系统，随时与环境进行物质、能量和信息交流，系统也要不断适应环境，才能存在和发展。

实际生物多样性由环境决定。达尔文明确了生物的自然选择对生物进化有重要意义，优胜劣汰的原理不仅对生物系统有效，而且对自组织系统也有一般性意义。没有环境选择，就没有系统进化。环境选择压力对多样性有很大影响。一般认为，低选择压大于高选择压下的生物多样性，强选择压下物种多样性明显降低。例如，抗生素的应用不仅杀灭了致病菌，而且也会使正常菌群濒临死亡。只有降低抗生素的过度应用，才能恢复物种多样性。从生态学角度，强化某一物种在系统中的优势地位，同时也会降低生物多样性和复杂性，其结果相当于对自身生存环境的自毁。由于人类越来越强势地干预自然，干预人类自身进化，已经成为系统中的主导因素。在某种意义上说，生命系统的未来命运是掌握在人类手中，维护生物系统的多样性，也是在维护人类自己。

2. 生物进化的竞争与协同现象

竞争和协同普遍存在于生物之间。自达尔文（Darwin）以来，生物学家认为，在自然选择的作用下，生存竞争推动了生物进化，即遵循"优胜劣汰"的基本原则。但实际上，协同在生物进化过程中更为普遍。自然中生物与生物之间、生物与环境之间的协同则是生物进化的关键因素。生物之间产生协同作用的前提是必须共存。生物通过相互竞争与协同，驱使对方提高自身性能和复杂性，从而实现种群之间的协同进化。生物之间既相互竞争，又相互协同，形成一种"和谐"的共生共栖关系，生物进化就是要具备与竞争者之间的相互适应能力。今天的"超级病菌"和"耐药性癌细胞"，就是人类强势压力下的"疾病"生存选择的结果。

自然中存在许多协同进化的关系，如捕食者与被捕食者、草食动物与植物、寄生物与宿主等之间关系。表面上是生物之间相互对立，从整个生态系统上却体现了自然的和谐与协同。基于生物多样性的协同进化，竞争的双方都是对方的选择力量，因而在进化中形成相互适应的特性。疾病与健康之间也是如此，也需要在相互对立中协同共存，坚决彻底消灭疾病的最终结果，只能是疾病越治越多、病因越来越复杂；病菌越杀越耐药，种类越来越繁多，最终必将让人类自身也陷入困境之中。可见，协同和竞争是普遍存在、相辅相成的，并可在一定条件下相互转化。从整体角度来说，协同作用是主导的，"优胜劣汰"的竞争是从属性的。因此，竞争是生物进化中的阶段性现象，而生物之间或生物与环境之间的协同才是生物进化的最终发展方向。

3. 自然力是机体修复的重要机制

人类在漫长的延续与进化过程中，受到自然、社会和疾病挑战和筛选，也正是这些侵袭协助人类物种的自然选择。人体器官的生命功能也是不断经受残酷环境和疾病考验，才能始终保持其功能处在不断的进化中。我们可以看到很多疾病可依靠机体的自然力修复。例如，普通感冒，不论是否医疗干预，都需要约一周时间恢复；肩周炎有自愈现象，环境和行为调整对各类关节炎都有好处；腰椎间盘突出也是如此，良好的习惯可以促进自行康复。可见，很多临床病例的治愈是由于患者自愈力的功劳，只是人们很难对治疗效果的价值进行评估。美国经济学家布顿·韦斯布罗德表示，人体生理系统本身具有适应力，因此有时不需要医疗干预就能自行修复。人类机体具备抵御疾病侵袭的神秘自愈力或自然力，只是人们不知道或不能肯定这种修复是否是医疗干预的结果。例如，安慰剂的临床应用，就是一种典型的唤醒机体自愈力的有效手段。

在很多情况下，疾病的最佳治疗方法常常是不予治疗。2004年英国医学杂志提出了一份"患者指南"，认为最常见的60种疾病的最佳治疗是不予治疗。例如，以前列腺切除来治疗前列腺癌可能弊大利小；以卧床休息或手术治疗腰背痛不是最佳方法；以乳腺切除治疗乳腺癌不比保乳治疗存活时间长。指南还明确指出，以切除扁桃腺的方法来治疗咽喉痛或耳部反复感染不可取；另外，有很多疾病常常会随年龄增长而自然消失，如小儿增殖体切除是一种过度干预行为，因为小儿增殖体会随着年龄增长而自然消失。这些不予治疗的方法本身就是一种利用自然力克服疾病的方法。这说明，疾病也是一种自然力。现代医学除了抵御疾病恶的一面，还应该考虑疾病也有善的一面。疾病本身也是生命的组成部分，要重视疾病对人体的积极方面，努力追求机体与疾病的良性互动效应。

（二）疾病现象与抗病措施的利害辨析

1. 疾病本身的"双刃剑"效应

疾病威胁着人类健康，需要给予有效控制。同时也必须承认，医学对疾病的认识仍存在明显的缺陷。突出表现之一就是，医学致力于与疾病斗争的过程中，完全忽略了疾病有利于健康的一面，医学也承认小病不断可增加机体免疫力，犹如一种自制的疫苗，具有减少患类似疾病的概率。例如，得了小感冒，防止大感冒；小病经常有，大病绕着走；得了麻疹就会终身免疫；得过结核就不得结核，很多人都会发现胸片上有陈旧结核病灶，但却从来不知道自己得过结核。据说在美国某学校发生一次食物中毒事件，很多美国学生都倒下了，而中国学生却没有倒下，可能是因为中国留学生以前经常接触这类病菌，所以有了抵抗力。不论事件真假，却说明疾病或病菌本身也有其好的一面。封闭在完全"无菌"环境中成长起来的孩子们，走进自然社会必将是难以生存。因此，如何利用疾病对人体可能有利的一面是值得现代医学思考的问题之一。

面对现代慢性疾病，如癌症、高血压、糖尿病、冠心病等，是否也存在双刃剑现象呢？我们不能肯定，但也不能绝对否定，至少可以肯定的是，癌细胞不是癌症，有癌相关基因也不一定得癌，也不应该将某些生理现象作为病理依据。人们都知道，慢性冠脉缺血可以促进血管建立侧支循环，减少急性心梗死亡概率。血糖阈值偏高、血压数值偏高，甚至心动过缓等，也并非都一定是有害的，强行给予干预并不一定有利，要根据不同情况做个体化评估。

2. 抗病手段的二次伤害性因素

以往的医学由于技术落后，其医疗的伤害性也不明显。然而，随着大量工程技术引入医学，其伤害性也在不断增大。诊疗手段的伤害性是现代医学不可回避的事实，而重要的是医学自身应该如何减少不必要的伤害，从而弥补医学自身的缺陷。疾病是对患者的一次伤害，而治疗疾病过程中的附加损伤则是对患者的第二次伤害，这是现代医学必须考虑的问题。诊疗技术如 X 线、CT、放射性核素、腔镜检查、穿刺等，治疗技术如药物治疗、替代治疗、透析治疗，尤其是手术治疗，其伤害性是难以估量的。近年来的生物治疗技术、基因治疗技术等，其技术的善恶结果难定，尤其是大量不必要、不确定治疗技术的应用，是现代医学务必深思的问题。

随着手术、化疗和放疗的普遍化趋势，肿瘤患者治愈率与生存期有一定提高。然而，抗癌疗法本身也可导致癌细胞复活。手术、化疗或放疗有时可能导致癌细胞扩散。第二次原发性肿瘤又称治疗相关肿瘤或医源性肿瘤，是化疗和放疗过程中最主要的并发症，许多抗癌药物本身就是致癌物质，可引发机体 DNA 链断裂、基因突变和染色体异常。电离辐射能增加受试者的肿瘤发生率，放疗后 5～10 年有可能诱发第二种原发肿瘤。其他可能引发二次原发肿瘤的抗癌药物治疗如乳腺癌的雌激素类药物治疗，长期服用三苯氧胺，会导致子宫内膜癌发病率高达 4.4%；化疗期间常用于治疗白细胞减少的粒细胞集落刺激因子（GCSF）等细胞因子也可能为第二次原发肿瘤的诱因之一。就当今前沿的生物技术是否有致癌作用也存在争议。可见，抗癌治疗的近期和远期不良后果不可忽视，务必纳入肿瘤决策的考量范畴之内。

3. 早期诊断措施的利弊再认识

因为迄今为止仍不能建立一种有效控制癌症的一级预防措施，因此，癌症防治的基本策略仍是早期诊断与早期治疗，希望以此实现根治癌症和延长生存期的目标。然而，癌症早期诊断与癌症实际发生率之间仍存在很大差异。国际上有很多研究显示，癌细胞并不是癌，有癌基因也不一定得癌。一项对非癌症死亡男性的病理解剖研究发现，在 70 岁年龄组中能检查出前列腺癌细胞的比例是 80%，但有明显前列腺症状者仅为 1%。哈佛医学院朱达·卡卢里曾说，大部分人体内都有少许肿瘤细胞而不自知。因为人体内具有自然抵御癌群的机制，所以虽有少量癌细胞存在，但并不一定会发展成癌症，由此也就产生如何看待早期诊断的两难境地。其措施的利弊也众说纷纭。

很多肿瘤专家已对癌症"三早"的实际效果提出了质疑。尤其是普查出来的肿瘤病例，生存期延长未必是普查的效益，从早期发现到死亡的这段"领先时间"并没有实际效益，积极治疗对患者并无裨益。基因检测预测癌症技术曾在美国和德国盛行一时，但其特异性并不确定。例如，在乳腺癌和卵巢癌基因检测中，即使查到相关致癌基因，也无法确定最终引发癌症的是哪个基因，因此，妇女们只能接受预防性切除来防止癌症发生。尽管 40%～50% 带有致癌基因的妇女不会得乳癌，80% 不会得卵巢癌，但美国和德国的许多妇女却挨了这一刀。以拉网式的方法去搜查极少数肿瘤的可能性，并形成宁可多挨一刀也不能放过任何一个肿瘤的倾向，是当今肿瘤治疗方面一个弊端。早期发现固然重要，但若干过度的诊疗也给人们带来巨大恐慌和损害。

（三）疾病与健康混沌共存关系重建

1. 谋求自然力与人工干预的平衡

希波克拉底认为，治愈是通过自然力而获得的，自然力是由生命力所创造的，所以医生的治疗就是帮助自然的治愈力。自然力是疾病的医生。许多疾病无需医生的干预，自然力常常可治愈疾病。如发热就是获得治愈力的最好方法之一。自然力是机体修复的重要技能，但也不能将人体自然力绝对化。如在面临急性病、传染病、外伤性疾病等，医学外部干预起着至关重要的作用。此时机械地强调自然力而忽视医学干预，就会失去治疗良机。只有采取及时的医学干预手段，渡过生命难关，然后才能依靠机体自然力。医生要善于与自然力合作，做到应该治就治，不该治不治，可治可不治时不治；而且要懂得，不治不等于无治疗，而是调整治疗方向，如改变饮食习惯、调整生活方式、建立积极心理情绪、必要时给予无伤害性辅助支持等，以此提高人类的健康质量。

当今的现代医学在总体上，对自然力的关注仍存在缺陷。在医疗干预时，对机体自然力的损害与治疗作用之间的利弊关系考量不足。例如，癌症化疗中的治疗作用与自然力消耗的评估问题；对转移癌化疗是否比未接受化疗的患者存活时间更长呢？种种证据提示，很多药物并无延长生命的效果。可见，医学必须改变干预观念，走出过度干预的恶性循环，尊重自然力，关爱人体自然力，支持在自然力理念指导下，评估和处理过度医疗的种种问题，在治疗疾病与保护人类自然力之间保持平衡，限制医疗干预范围，改变强制性、攻击性医疗观念，倡导医疗干预与自然力结合，机体与疾病共存，积极扶植人体天然防御系统及其自我修复能力，改变以暴制暴、以恶制恶的习惯思维，促进机体康复。

2. 从医学人工自然走向生态自然

天然自然适应人类的基本生存和发展条件，但也有不适应的一面，即不能满足人类更多的特殊发展需求，如长生不老、没有疾病、永远健康等奢求。因此，人类在依赖天然自然基础上，又不断努力超越天然自然，致使创造人工自然的过程蓬勃兴起。随着现代科学与医学技术的快速发展，人类已将医学完全技术化，将人体自然环境人工化，并创造一个完全人工化的机体。人类对生命的干预就是对人体自然物的干预，当今各种治疗疾病过程也是一种人工自然的过程。过度医疗干预遵循技术发展的自身逻辑，并创造出一个又一个医学奇迹，如克隆治疗、人造生命、生物治疗、基因治疗、各种抗生素和营养素层出不穷。在人的创造活动作用下，大部分机体自然内环境逐步转化为人工内环境，人体完全依赖人工干预维持机体内环境功能，其结果导致人类免疫力下降，抗病能力退化，对疼痛的耐受力降低等。如此下去，当没有人工干预的情况下，人类将会如何在自然中生存呢?

面对医学中人工自然带来的诸多负面结果，我们应该对人工自然给予反思，并对天然自然的价值给予重新认识。医学的人工干预目的是治疗疾病，为了人类健康。但必须在合理和规范前提下进行人工干预，将干预控制在合理的、可控的范围。无论人工自然如何发展和完善，终究不能取代天然自然。虽然人工干预不是万能的，但没有人工干预也是万万不能的。我们不可能放弃人工自然的创造，重新回到本来的天然自然;也不能舍掉天然自然，无视医学人工自然对人体的侵害。那么，出路只有协调两者的关系，调整和改造人工自然的模式，以此为基础，形成第三种自然，即生态自然。从天然自然、人工自然到生态自然是自然界发展的一个否定之否定过程。生态自然并非是不要人工自然，也非简单回归天然自然，而是在现已建立的人工自然基础上，复归天然自然的过程。实质上，生态自然观是对人工自然观的扬弃，是更高层次上对两种自然观的有机结合。

3. 维护健康需要与疾病混沌共存

生命物质永无终止地自我重组、自我进化，因此永远不同。人体本身就是一个复杂的动态系统，就是一个确定性的、遵循基本生理规律的、简单的机体，又是一个无序、复杂、不可预知的有机整体，符合混沌理论架构。达尔文进化论提示，疾病会伴随生物进化全过程。不论社会及医学如何发展与进步，人类都不可能达到只有健康没有疾病的理想状态，这也正是混沌共存的医学文化观念所在。混沌医学观通过维持人体自然的混沌状态，对医学及人类生命本质进行再认识，并对医学的终极价值进行重新审视。从混沌学角度来看，健康与疾病不是单纯的对立和统一，也不能用线性分析来处理，而只能用系统混沌思维来分析。只看到疾病恶的一面，而无视疾病善的一面，是现代医学的一大缺陷。

生物系统处于永远运动的状态，该运动具有确定性的宏观边界，而其间存在一个巨大的空间。从整体来看，运动中的机体是稳定的，没有超出边界范围。然而在微观上，局部状态可以在限定的任意时空范围内变化，构成一种无法预测和无法计算的混沌状态。系统内这种大范围的变动是内部多因素之间不断、复杂的互相作用所致，使系统具有可变功能，从而适应系统所处的环境改变，这就是生物系统的适应能力。在一个平衡的机体系统内，去寻找相互"对立"的因素，并加以干预，其结果不一定是有利，也可能是有害的。医学应学会从混沌角度去对待疾病与治疗患者，更应在人类机体自然属性中寻找治愈疾病、促进健康的自然药物和技术，让医学回归其本真的混沌状态。

随着非线性动力学概念与技术在解释人体生理过程中的应用，使人们对疾病与健康的混沌现象有了更好的解释。从混沌角度讲，生物世界是一种多元交叉、差异协调关系，相异共生而非敌对、质性相异可以同源、相反也可以相成。人类应该懂得与其他生物种群共同生存，并从人类机体的自然属性特征中寻找治愈疾病、促进健康的自然方法和技术。最后有必要提出，人类不仅具有自然属性，也具有社会属性。心理、社会、环境与健康密切相关。自然因素引起躯体性疾病，社会因素则可导致心理性疾病，而且躯体与心理疾病可相互传导和转换，医学模式应重视人与环境统一，更要兼备疾病治疗与预防的双重功能，强化技术与人文的结合，让医学回归其本真的混沌状态，重建疾病与健康的混沌共存关系。混沌理念正在深刻影响医学以往的观念，可以说"混沌就是健康"。

[原载于《医学与哲学》（B），2017，39（09）]

四、机体自然力与医疗干预力的整合

自然力是生态稳定的基本条件，人类健康也是一种自然力的平衡，即包括人与大自然的和谐关系，也包括医疗干预力与机体自然力的平衡稳定。人体具备维护生命和抵御疾病的自然力，这一点似乎人人都清楚，但却又常常被忽视；医疗是一种人工干预，目的是辅助和维护机体内部的自然力，但过度医疗干预也使机体自然力受到严重损害。我们既不能放弃人工干预，也不能完全依赖机体自然力，而是应该在两者之间找到平衡点。医学应该尊重自然，善用自然，正确认识自然力与人工干预的辩证关系，让医学从过度干预走向生态平衡。

（一）自然力概念与人体自然力

1. 自然力概念与自然力关系

自然力是自然世界赖以存在的内在力量，以此维持天地运转、江河流动、生态稳定以及人类生存等。以马克思自然力理论解释，自然力包括人的自然力、社会自然力、纯自然自然力。人的自然力即由人的感觉系统、运动系统等组合的力量；社会自然力是劳动分工与协作产生的自然力；纯自然自然力如山河、土地、森林、矿藏、大气、洋流等大自然力量。人是具有主观能动性的自然力，具有脑力、体力、科学技术及其社会协作能力等，可以利用或改造天然自然力，为人的需求服务，如建筑房屋以遮风挡雨、利用土地生产粮食、开发石油为人类所用等。然而，当人类过度开发自然资源和利用自然力过程中，生态环境破坏带给人类的损害也日益显现，人与自然也成为人类关注的焦点问题。

实际上，包括人本身在内的自然世界的各种自然物都具有自然力。当今对自然力界定的交点是人周围的天赋自然物，自然力之间关系也就是人的自然力和人周围的自然力相互作用关系。今天我们探讨医疗干预与机体自然力的关系，同样也是遵循自然力基本规律。人与自然是人与人以外的自然世界关系，人作用于自然是人利用天然自然力获取自身福祉，人改变天然自然也就间接地改变了人自身的自然。而医疗干预与机体自然力是人与人自身内环境自然力的关系，人对机体自然力的干预不是为了获取利益，而是人在扶持自身自然力，保护自身生命与健康；机体自然力的增强或减弱也将直接改变人本身的自然力，机体自然力损害也是在损害人自己。

2. 生物自然力与机体自然力

生物自然力是一个备受关注又亟待发展的新概念。以前人们主要关注人对自然系统的干预和利用，而忽视了自然生态系统对人的作用，没有将天然自然生产力纳入人类生活之内，结果是加剧人与自然的关系恶化，使人类生存环境受到破坏。所谓生物自然力是指自然生态系统对人及其社会的作用能力，这是自然力理论的重要组成部分。生物自然力也是一种为人类造福的自然生产力，它不仅具有生产人类和为人类提供必要物质条件的能力，还具有包括生命规律在内的各种自然规律对人的约束能力、自然美化能力和自我构建、自我调节与再生修复等能力。因此，有效发挥和利用生物自然力作用，对于人与自然的和谐发展具有重要理论与现实意义。

当今人体内部自然力也越来越受到医学领域的关注。人体本身也是一个微型自然生态系统，具有内在的天然自然力，包括与生命相关的生命自然力和与健康相关的自愈力。如心脏自主跳动、肺脏气体交换、机体新陈代谢、神经内分泌调整以及肢体运动和思维能力等，机体通过内在自然机制维持人体正常生命状态，同时也具备抵御外来侵袭和恢复损伤的自愈力，甚至在疾病治疗过程中也需要自愈力参与，只是人们难以对其效果进行评价，难以确定这种修复是否是医疗干预的结果而已。另外，人体自然力不仅包括自愈力也包括致病力，即自然修复力和自然破坏力，疾病本身也是一种自然生命过程，无论人类如何干预，都不能达到只有健康没有疾病的状态，而过度医疗干预也势必削弱机体的自然力，进而也影响人的健康。

3. 自然力应用与自然力限度

机体自然力遵循"用进废退"的生物进化法则。在一定环境条件的影响下，经常使用自然力其功能也会逐渐增强，而长期不使用就会逐渐退化，如经常使用脑力可促进思维敏捷；经常运动可增强体质；同样机体内部各种生命功能也是在不断运动中得以维护，如经常小感冒可提高免疫力，而总也没有病未必是好事。神经内分泌功能是机体重要的自然力，通过各种反射及反馈机制来维持机体内环境稳定，如在寒冷环境时皮肤血管收缩来保温，在炎热环境中血管扩张以散热；感染时白细胞增多；缺氧时红细胞增多；紧张时交感神经兴奋；睡眠时迷走神经增强等。这些自然力调节过程是生物机体的一种适应机制，只有当这些机制失衡时才引发疾病而需要医疗干预。

机体自然力是维持生命功能的主要力量，但自然力作用也是有限度的。一般说，"用进"是相对的，合理应用可增进其功能，而不当应用也会"用而不进"，过度应用将导致自然力内在功能紊乱，严重时将丧失功能导致衰竭，这也是"自然力递减规律"在人体上的体现。如急腹症、传染病、严重外伤出血等，此时自然力严重消耗或难以抵抗破坏力或外界致病力侵袭，导致自愈力衰竭，甚至将危及生命，此时将需要人工干预来辅助自然力。另外，"废退"是绝对的，机体自然力在完全不用的情况下一定会减退，只是减退的速度和程度不同而已。正常情况下，当内源某种自然力降低时可通过反馈机制来增加该自然力，以实现内环境稳定。然而当人工给予外源性物质，如激素类药物、免疫类药物、各类营养因子等，则可因外源性物质水平持续增高，而抑制内源性物质的生成，长期应用也将使内在自然力因废用而退化。因此，疾病治疗中的人工干预是必要的，而过度人工干预也会损害机体自然力。

（二）人工医疗干预及其干预限度

1. 人的自然力与人工医疗干预

马克思将自然力归纳为人的自然力与人周围的自然力，就是人与人以外的自然物质之间的互动。人的自然力体现在人具有劳动能力，通过五官、四肢及大脑的活动，可以利用周围自然力为自身创造生存物质。摩擦生火是人首次支配了一种自然力，从而逐渐通过劳动让人与其他动物分开。劳动是人与自然物质交换的过程，以前人对自然的干预仅仅是借助自然力的帮助，改变的自然存在形式。随着人类的进化与发展，科学技术成为人的重要自然力，人类不仅利用自然也在改造自然，甚至创造自然物质，如飞机、汽车，杂交种子、转基因食品、人造食品、合成饮料更是种类繁多，在提高人类福祉的同时也有诸多潜在危害。

医疗干预也是人的自然力表现。医疗活动实际上是人的自然力对机体自然力的干预与利用过程，是利用技术将机体人工化的过程。医疗干预是人与人自身内部自然力的相互作用。通过发明技术和药物对自身机体自然力进行利用和改造，以求人类更健康，这也是人的自然力潜能发挥的过程。如研发药物、辅助生殖、器官移植、人造生命、克隆自我等。但人的欲望及其技术的发展是无限的而且是无法阻挡的，人的自然力扩张的最终结果也是难以预料的，现代技术与药物应用也是一种祸福相依的自然力，合理应用有利于维护和促进机体自然力，而过度干预将会损害机体内部自然力，最终损害人类健康，犹如吃自己尾巴的蛇，在获取自身营养的同时也是在逐渐消灭自己。

2. 医疗干预目的与干预限度

医疗干预是人对自身生命的维护，如维护呼吸、循环、消化、运动、神经内分泌功能等，人的机体为什么需要医疗干预呢？因为人是自然世界的一部分，机体本身也会受到来自外界和系统内的各种侵袭，如风寒湿痹、理化因素、微生物侵袭和代谢紊乱等，当机体内环境失调或自然力低下时将引起疾病。医疗干预就是按照人的目的使自身机体人工化的过程，目标是恢复和维持内在自然系统平衡或帮助机体抵御外来侵袭，而当自然力改善或有能力抵御病菌侵袭时，就应减少或撤销医疗干预，让机体自然复原，而准确掌控"治与不治"的时段体现出人工干预的适宜性。可以说，人对自身机体自然力干预目的不是为了索取利益，而是要保护机体资源，维护自身自然力功能，治疗的最终目的就是恢复自然力，从而不再依靠外援去抵御疾病，"治是为了不治"也应该成为临床医疗的终极目标。

医疗干预是必要的，但干预程度也是有限度的。首先，人工干预与人类健康并非是一种线性关系，适度医疗是有利的，过度可能有害。研究显示，医疗干预达到一定密集程度后，其医疗效果就会逐渐降低，并开始产生损害，称为"医疗边际效应递减"。例如，剖宫产率低于 20% 时，围生儿死亡率下降；而高于 25% 时，围生儿死亡率并不随剖宫产增加而降低，有时甚至会增加。其次，医疗技术本身能力也是有限的，虽然医疗曾经在抵御传染病中做出巨大贡献，但如今面对慢性病的挑战，人工干预仅仅表现在控制症状或延缓病程，而对疾病根本原因的掌控方面仍是很有限的，干预的效果始终在不确定中徘徊，更多的新技术或新药物仍是处于探索阶段。如抗癌药物、靶向治疗技术、基因系列技术、再生医学技术、骨髓移植技术等，虽然这些技术是医学进步的体现，但在最终效果确定之前其应用范围仍是有限的。

3. 过度医疗干预及其负面效果

过度医疗干预是全球性问题，涉及政治、经济、伦理、法律等诸多范畴，本文不做详细探讨。一般认为是超过实际需要的医疗，而实践中如何界定"过度"仍有很大难度。如广泛选择高新技术和药物、为了防止漏诊多做一些检查、为了提高疗效多辅助一些药物等是否属"过度"呢？实际上，相同技术应用于不同人群其价值意义也不同。就自然力而言，过度医疗干预也是人的自然力过度膨胀的体现，是超出机体自然力需求的人为干预，是人的意志对机体自然力的过度控制，让机体过度依赖外界辅助来维持自身自然力，甚至以人工方法替代机体内部自然力，结果使机体内部自我更新与修复能力下降，最终导致人类完全依赖人工干预而维持生命活动。

从自然力角度，过度干预的负面效果也是严重的。笔者认为，至少应包括对人体自身和微生物两大自然力的影响。首先，过度依赖人工干预会让机体自然力因废用而减弱，自然抗病能力下降，人类生命基本功能走向退化。医学对生命的过度控制也大大增加人们心理压力，人类对不适或疼痛的忍受力降低，以至于人们丧失照顾自己的权利。同时过度干预本身也具有一定的伤害性和致病性，如放射线、放射性核素等具有损伤性，钼靶乳腺摄影也有诱发乳腺癌的风险等。其次，过度医疗也是对包括病菌、病毒在内的微生物系统的干预。为了抵御人类的打击，细菌、病毒等也会做出适应性反应来抵御各类药物的攻击，如超级病菌的出现就是抗生素滥用所致，如何处理人与微生物的关系也是当今医学需要思考的问题。可见过度干预不仅损害人自身的内在自然力，同时也会增强各种病菌致病的自然力，最终影响人类健康。

（三）自然力平衡与医学观整合

1. 建立生态自然观、维护生命共同体

生态与生命健康密切相关，但本文对生态医学不做详细探讨，只是提示我们应该重视生态系统中各种自然力的平衡关系。天然自然是人类生存和发展的基本条件，为了追求更好的生活，人类在依赖天然自然基础上，又不断超越天然自然并创造人工自然。医学也是如此，机体自然力也是维持生命的基本条件，医疗干预就是对人体自然物的干预，也是一种人工自然的过程。虽然天然自然优于人工自然，但没有人工干预也是不行的，既不能放弃人工自然重返本来的天然自然，也不能以人工干预替代机体自然力，因此也就形成了第三种自然，即生态自然。生态自然就是协调人工自然与天然自然的关系，调整和改造人工自然的模式，在现已建立的人工自然基础上，复归天然自然的过程。

生态自然观认为，生态系统是一个由相互依存的各种成分组成的共同体，人类与大自然的其他部分在生态上是平等的，人类不仅要尊重生命共同体中的伙伴，而且要尊重共同体本身。在医学领域也要以生态观点看待疾病与健康，机体是一个微型生态系统，具有内在相互联动的特点，即内在自我调整和自我修复的神秘功能。在治疗学上应尊重和善用自然力，控制疾病和增进健康。"人与自然是生命共同体，人类必须敬畏自然、尊重自然、顺应自然、保护自然"，同样，人与机体更是一个生命共同体，或者说本来就是一体，保护机体自然力就是保护人类自己。从人工自然到生态自然是现代医学必然走向，将人工干预与机体自然力相结合才是维护健康的明智选择。

2. 调整疾病治疗观、善用机体自然力

"坚定不移与疾病做斗争"是现代医学的缺陷之一。医学在应对传染性疾病

中曾取得了巨大成就，但今天面对慢性疾病则是战绩不佳，甚至屡战屡败，因为我们不清楚特定的病因，也就没有特异性疗法。以肿瘤攻坚为例，人们希望早期发现能有效控制肿瘤发展，从发现癌细胞到分子、基因水平检测，然而时至今日，也只是徘徊在所谓肿瘤相关基因水平，没有找到肿瘤产生的确定性原因。早期干预并没有遏制肿瘤发展，而过度干预的负面效应却日益显现。肿瘤专家也共识"癌细胞不是癌"，人体内有少量癌细胞也可以终生不知，有癌相关基因也不一定就会得癌症，因为人的机体本身具有抵御疾病和自我修复的自然力。在应对慢性病过程中，医学应该改变以前大破大立的治疗观，尊重机体自然力，尤其在治疗效果不确定的情况下，医疗干预的主要目的是扶持自然力。

疾病本身也具有两重性，既带给人们痛苦也可以有益于健康，所谓"利生于害，害生于利"也说明凡事都是相对的。疾病也是如此，有病时常常会出现寒战、发热、呕吐、腹泻等症状；同时机体内部也有相应变化，如炎症时白细胞增多、缺氧时红细胞增多、损伤时引发疼痛等。而所有这些也是机体自然力应对疾病一种反应，是疾病状态下的生理反应，这些反应可以提高机体抵抗疾病的能力，维护机体内环境。因此很多情况下可以不需要医疗干预而自愈，即使有些所谓从来不得病的人，也只是依靠自然力治愈而不自知而已。希波克拉底说"自然力是疾病的医生"，他也曾用诱发咳嗽的药物治疗咳嗽，诱发呕吐的方法来治疗腹泻等。现代医学也应该反思一下，向机体自然力学习，研究自然力抵御疾病的机制以及疾病本身增强自然力的机制。

3. 认识机体内环境、控制人工干预度

机体是一个处于不断运动状态中的生物系统，在这确定性的宏观边界内部存在一个巨大的运动空间。从整体上看，运动中的系统是稳定的，没有超出边界。然而在微观上看，局部运动可以在限定的任意空间内变化，形成一种无法计算、无法预测的混沌状态。这种系统内部的变动也赋予系统具有可变功能，以适应机体所处环境的变化，这是生物系统应具备的适应能力。也就是说，机体是一个多种相互对立的因子相互依存的有机整体，机体内部的破坏与修复活动时刻都在发生，如微血栓形成与溶栓、细胞凋亡与再生、组织损伤与修复、神经兴奋与抑制等。这种相互制约的状态维持机体的整体稳定，试想，在这样一个"混沌"平衡的机体系统内，去寻找相互"对立"的各种因素，并加以干预，其结果不一定是

有利，也可能是有害的。假如 ABC 三种基因是相互制约的，A 抑制 B，B 抑制 C，C 抑制 A，即形成"鼎立"状态，如果科学发现 A 是"坏"基因并给予清除，结果可能是平衡被打破。临床实践就有此现象，乳腺癌相关基因敲除时，结果发现卵巢癌发病率增加了。我们是否可以推论：医疗干预的焦点并不在于体内有没有癌细胞，而是要研究人体内有几个癌细胞时人不得癌症。

技术是医疗干预的主要工具，当今过度干预几乎让人体自身的休养生息功能消除，这种减弱机体自然力的干预其负面效应是不可忽视的。其实人工干预并非是人所独有的，所有动物都具备自我疗伤能力，只是程度有限。以前人类只是利用自然物进行人工干预，现代医学已远远超出这个范围，不仅利用自然，也在超越自然，技术按照自身逻辑无限扩展。当今反思医疗干预的焦点不是技术本身，而是技术干预的范围与程度，没有人工干预是不够的，但医疗技术并不是万能的，医学应该尊重自然力，倡导适宜医疗，控制人工干预度。遵从生态自然规律，进行符合自然的医学活动，而试图以医学干预手段来阻止生命自然过程是难以奏效的。诚言：优秀外科医生应该懂得如何不做手术，而智慧的内科医生应该知道如何不使用药物。

希波克拉底认为，"生命力创造出自然力，治愈是通过自然力而实现的，治疗就是协助自然力的治愈力。"当今自然力探讨主要在于对自然理念和干预理念的认识与评估，我们倡导自然力，并不否认医疗干预的必要性。由于医学目的已远远超越了医学水平，理想化的医学导致了人工干预的过度化。这种以强势的医学干预来控制疾病和维护健康的行为，实质是以反自然力量来对抗自然力量。尽管人类已揭示了机体很多奥秘，但在强大的自然力面前，人类的能力仍很渺小，科学已知的物质仍很有限。正如科学探索一样，人体是否也有"暗物质"、是否也存在"量子纠缠"，机体内部的"混沌"机制如何等，对此我们仍知之甚少或完全无知。可见，人体也是一个充满神秘的自然领地，机体自然力探索仍有很长的路要走。因此，人类要尊重自然世界，认识自然力规律，维护自然力平衡，将人工干预与自然力的有机结合才是维护健康的根本途径。

第九章

适应医学社会化发展的医学教育

在西方，人们从来没有像今天这样健康长寿，医学的成就也从来没有像今天这样巨大。然而，具有讽刺意味的是，人们也从来没有像今天这样强烈地对医学产生疑惑和提出批评。医学正在经历一次严重的危机，表现之一就是进步的代价和被媒体和医学界鼓吹的不现实的医学高消费。医学可能正在迷失方向，或者需要重新定义目的何在。

——罗伊·波特

为了更好地了解健康社会学，必须首先了解卫生保健服务系统面临的疾病谱（即疾病，特别是致人死命的疾病分布情况），以及疾病谱的变化是如何引起卫生保健服务系统发生变化的。

——F. D. 沃伦斯基

一、健康理性：生活医学化与人类健康恐慌审视

医学从来没有像现在这样无比强大，而人类也从来没有像现在这样感到恐慌。探其根源与医学功能和范围扩大密切相关，这不仅仅表现在医学技术增强使新发疾病的诊断不断增加；也体现在医学干预范围增强，医学广泛渗入社会各个方面，生活医学化将很多正常生命与生活过程纳入医学干预范畴，让疾病人群日益扩大。虽然医学与社会之间的融合标志着医学进步，但同时不适当医学化也使人类健康恐惧与疾病恐慌心理不断加深，人们深陷担忧与彷徨之中。因此，人们需要直面医学化发展趋势，理性反思医学化问题，妥善处理生活医学化与人类健康恐慌的关系，将健康掌控在自己手中。

（一）生活医学化进程与医学化表现形式

1. 生活医学化概念及其发展进程

医学化（medicalization）概念早在 20 世纪 60 年代提出，并随着社会发展而不断更新与修正。由于医学系统的特殊知识和特殊技能，使医学具备特殊权力，并可利用权力创造出专业概念，规定疾病标准，定义疾病概念并加以干预。康纳德把医学化解释为"将人类一些行为定义成疾病或医学问题，并授权医疗领域给予治疗"。很多学者认为医学化是一种社会控制手段，控制了人类行为，结果是医生获得权利和经济利益，而患者并未得到更多的健康利益。作为"疾病制造"的主体，医生是医学化批判的主要群体。20 世纪 80 年代后，由于传统医患关系发生改变，医生行为的法律与伦理约束也越来越高，医学化概念也有进一步修订，对医疗控制权扩张的批评声音也变得中立，康纳德再次描述医学化为"用医学语言描述问题，用医学术语定义问题，用医学框架解释问题，以及用医疗干预处理问题的过程"。虽然医学化概念并没有标准的定义，但主要的批判声音指向医学化引发不必要的健康恐慌。

医学化主要特征包括：将正常生命过程纳入医学问题，如以前怀孕生子不是病，现在从怀孕开始就要看医生，每月都要进行孕产检查；以前衰老是一个自然过程，今天却视为"疾病"，将衰老与老年病混同起来扩大医疗干预；将社会和

个人问题当作医学问题，如社交恐惧症、上网成瘾综合征等；将致病风险看成疾病，如胆固醇、血脂、血压、血糖生理性偏高，某些微量元素的高低等不确定因素也给予医学干预；将罕见病当成流行病，如艾滋病、梅毒等常规检查；以及将轻微症状视为重症前兆等。同时还创造了很多假性疾病，如老化、无聊、眼袋、脱发、秃顶、雀斑、白头发甚至长得丑等。实际上"要找到新疾病与新治疗是很容易的，正常生命过程中的生老病死和不愉快等都可以用来医学化"。

2. 医学化形成机制及其发展趋势

当今医学化形成与医学的经济意义增强密切相关。有研究认为，在医学化过程中，首先医生以专业角度定义问题，其次是与相关权威部门联合获得对问题的合法管理权利，最后将问题纳入医学范畴并实施医学干预。医学化过程涉及医疗、媒体、政府和公众四个方面，从表层来看，医生和科学家是医学化的始作俑者；通过媒体煽动和政治家的参与将恐慌传播和放大；而公众作为恐慌承受主体，其自身的辨别能力也至关重要。早期医学化主要指向医生和医疗领域，但21世纪一系列医学化研究却都转向制药业，这一最赚钱的行业通过发明和营销新药物，将更多正常人列为潜在患者。当今不仅医学在推进医学化运动，制药业和诸多社会商业也在医学化拓展中起着强大推动作用。21世纪以来，一种让健康人永远消失的运动正在悄然推进，创造疾病运动不仅增强医学化进程，也大大推进健康恐慌形成与传播。

医学化使人类健康成为商品，管理健康成为每个人的道德责任，人们需要经常监督和评估自己的身体状态，以及通过消费生物医学商品和治疗潜在风险来维护健康。20世纪后期的医学化研究显示，在不同文化环境中其作用并非完全一致。如更年期的医学化在日本并没有给妇女带来严重困扰，医生也没有对更年期做特殊干预；在印度尼西亚厌食症的医学化基本没有；而对衰老问题的医学化，日本并不比美国差。可见，医学化范围及其程度与不同社会文化密切相关，中国的医学化如何走向关键在于政府和社会的主流导向。21世纪以来，西方社会的后现代特征日益明显，患者对医疗风险越来越关注，对医生的信任度也在降低，患者作为医疗保健的"消费者"，也更加重视医疗"产品"的质量和信誉。这预示着随着人们健康素养和消费水平不断提高，未来社会中的医学化与去医学化将呈现出一种震荡状态，医学化概念也需要不断研究和理性审视。

（二）健康恐慌形成与恐慌扩展机制

1. 健康恐慌表现及其潜在弊端

医学发展使各种前所未有的疾病被发现，以至于人们生活在被各种疾病包围的世界中。医学化进程不断报告种种疾病征兆，发布各种新疾病、新诊断、新药物和新治疗方法等信息，人们被医学发布的各种疾病指标、数据搞得神经紧张，以至每个人都给自己确定为患了某种疾病的人。当今健康恐慌现象随处可见，如小学生上课注意力不集中定义为"注意力缺乏多动症"，很多家长因此担心自己的孩子患有此病；怀孕列入疾病范围，某些国家产前检查增加了500%，一半以上的孕妇被列为高危妊娠群，在"怀孕症"气氛下，孕妇常常忐忑不安，没有病也觉得有病了；壮阳药问世后，某些制药商宣称40～70岁年龄组，50%以上男性和43%女性应列为性功能障碍，搞得人人自危，这明显是一种逐利欺骗。还有很多假性疾病也不断干扰人们的正常生活，如脱发、皱纹、眼袋等，甚至人们对自己衰老了，头发白了、没有以前有劲了都格外担忧。人们在疾病恐惧中疲于求医，一种疾病恐惧症正笼罩着人们心理和生活，尤其是癌症恐慌更是搞得人人紧张。

正常医学化可以增进健康和延长寿命，但不适当或过度医学化的弊端也是一个不容忽视的社会问题。首先，生活医学化导致"生命自然变化和正常行为方式被系统地扭曲成病态"，健康恐慌笼罩着人们的心灵，人人自危的心理压力也是引发慢性病的重要内因，在某种程度上医疗本身已成为健康的威胁之一。其次，不适当的医学化带来不必要的医疗干预，引发不必要的医学伤害或副作用，整个社会和民众要为此付出更多更大的精神和经济代价，如当今医疗引起的忧郁、传染、残疾和功能失调等给人们造成的痛苦，已超过了交通和工业事故，影响民众的生活水平和健康质量。然后，过度医学化也浪费大量医疗资源，干扰公共卫生事业发展进程。据报道，美国每年2.4万亿美元的医疗费用中，约1/3是可以避免的资源浪费；我国相关数据显示，过度用药和过度检查所造成的医疗资源浪费为20%～30%。最后，当今医学化最严重的弊端是导致医学商业化，让人们认同健康也是可出售的商品，维护健康就需要用金钱购买，甚至金钱就是健康，由此引发的潜在连锁效应也是难以预测的。

2. 医学资本增强加剧恐慌蔓延

医学本来为人类健康而生，旨在治疗疾病维护生命。然而，今天医学被资本竞相开发，医学资本化进程让营利成为医学的主要目标，不仅医学走向社会进入市场，而且社会相关利益集团也涌入医学。现代医学资本化进程也拉动了相关产业发展，形成一个巨大产业链，如医疗、制药、器械、设备等产业，现代医学的经济意义及其影响力已不可估量。在资本逻辑视域下，医疗不仅有利可图，而且也是垄断行业，可以操控价格和抵制外界影响，而商业领域也正是利用医学这种独特性全面侵入医学各个领域。在经济目标的驱动下，医院和商家都希望患者越多越好，资本效益越高越好，甚至利用人们对科学技术的崇拜甚至迷信的心理，掩盖医疗商业化的逐利意图。正如文森特·帕里罗所讲，尽管医学自称为拯救生灵的神圣事业，实际上仍然是一种逐利的商业活动。

随着医学商业化和市场化发展，各类商家也介入疾病的诊断与治疗，创造很多模糊医学问题，疾病成为工业产品，也就是所谓的"制造疾病"运动。当今医疗与商业已形成相互依存的合作联盟，以药品开发为目的的商业性医疗也日益增强，即商业公司生产什么，医院就推销什么，新技术和新药物在决定临床医疗要做什么。首先医药公司开发了某种新药，然后在医生的合作下去寻找该药物可以治疗何种疾病；同样道理，一种新技术或新仪器出现，就一定要有相应的患者去消费。因此，随着新药物和新技术开发就要定义新疾病和扩大干预范围。当今医学已越来越社会化了，医学已不再是为自身目的去寻找技术，而是技术在遵循自身目标寻找医学或生活的用场。今天"所谓的健康人就是那些还没有经过系统检查的人"。

（三）正确认知医学与理性掌控健康

1. 医学化趋势与医学化反思

生活医学化是社会医学化的一种形式，实现社会医学化的基础是医学社会化程度。医学社会化和社会医学化是社会发展两个不同阶段的概念，历史显示，医学从原始社会就与人类社会发展息息相关。随着现代医学快速发展，医学科学形成一种巨大力量向社会渗透、扩展，并在社会政治、经济各个方面的支持下，形成医学社会化局面。当医学社会化发展到一定阶段，医学的要求与标准逐渐被社会接受，社会生产力和文明程度极大提高，社会各部门之间的利益突出消除，包括医患冲突有效缓解等，同时医学技术进步有能力解决各种医学问题，医学就会成为制约社会发展和决策的核心力量之一，也就是形成社会的医学化。很明显，医学是从社会中来又到社会中去，社会医学化是社会发展的必然趋势，其中也包括生活的医学化走向，完善社会医学化进程关键是推进医学社会化发展，这也是生物心理社会医学模式的需要。只有真正实现社会的医学化，医学才能真正履行防病治病、维护人类健康的使命，社会也才能达到人们所希望的圆满状态。

当今医学化问题关键并非在医学化本身，而在于医学发展与社会文明程度之间的不平衡状态。在很多发达国家中，虽然科学技术很发达，但社会矛盾尖锐、社会道德及医学人文低下，医学化也常常被错误地应用而遭受种种批判和指责。我国的医学社会化还是在初级阶段，医学技术与人文精神仍有很大差距，尤其在医学资本和经济目标导向下，医学化过程仍存在诸多不正确的应用现象。有研究认为，导致生活医学化的原因，首先是科学已变成人们的一种信仰或迷信，为了追求永远健康，人们逐渐从传统保健走向消费主义；其次是医学本身的有限性仍不能解决所有健康问题，而人们却相信医学是万能的；也有人认为医学进入生活和生活医学化本身有益于提高健康素养和维护人类健康。尽管对医学化的态度一直是批判性的，但其根本指向并非是医学化本身，而是医学化的应用过程。将医学渗透到生活以预防疾病维护健康是有益的；而用医学操控生活以获取权势和金钱就背离了医学宗旨，由此引发人类的健康恐慌就更有悖于医学道义。

2. 健康普查工作的利弊选择

疾病普查是医学化的典型范例之一，通过对健康人群的普查扩大医学范围、增加疾病数量。实际上疾病普查的意义应该是警示人们关注健康，而不是过分增加干预和心理恐慌。如今人人都盯着自己化验单上的各种箭头，血脂↑、胆固醇↑、尿酸↑、血糖↑等，每个人都给自己确定为得了某种疾病。但是临床真实情况并非如此，有很多健康人的血糖或血压也会超出正常范围，樊代明院士曾说，"我的血糖从小就高，我也没降糖，身体一直很健康"，可见单纯某一数据指标的高低并不能代表疾病。据调查显示，德国30～39年龄段中，68%男性和56%女性胆固醇不在正常范围，50～59年龄中有82%男性和93%女性超过正常范围，但并非都是患者。今天的基因检测等新技术更是如此，每个人的基因都不同，因此就一定有差别。可见关注健康是应该的，但不应该过分恐慌，保持理性思维才能做出正确的选择。

开展疾病预防工作是医学的进步，但对整个健康人群进行疾病普查也会让人们陷入困惑。试想一个看起来很健康的人，如果将其放在高倍显微镜下，就会发现整个人体表面是被各种细菌包围着，其中也包括致病菌，但人却是健康的。哈佛大学朱达·卡卢里也曾指出，大多数人体都有少许肿瘤细胞而一生都不知道，同理即使检查出某些指标改变也不一定是病态。正常人体是一个由相互对立的各种因素组成的有机体，也正是由于内部的"混沌"状态才有整体的稳定状态，而对正常机体内部的"对立"因素加以干预，结果并非有益甚至会有害。由于机体具有抵御病邪侵袭的内在自愈力，即使有病菌存在也并非就有病，因此也不必过分心慌意乱。尤其是基因检测预测几年后会得癌症就陷入恐慌，岂不是一生都不得安宁。《英国医学杂志》曾以大量研究为依据提出，很多情况下的最佳疗法是不用治疗，尤其是很多生活习惯问题和正常生命过程，需要以生活方式进行调整而并非是医学干预。韩启德院士曾建议，"不要在健康人群中开展癌症普查工作"，普遍对疾病危险因素控制和进行癌症筛查可以引发医学化和过度医疗问题，结果让更多人承受巨大心理负担。

3. 培养积极心理增强健康素养

积极心理学以开放性、欣赏性视野看待人群的内在潜能、行为动机和正能量等，强调心理学要为广大普通人的健康和生活质量提供支持，关注正常人心理功能变化，重视开发人性中积极一面，以此促进个体、家庭与社会间的良性发展。积极心理可以提高机体免疫系统功能，敢于面对各种压力，也更不易得病。如研究显示，积极心理在癌症的发生、发展与转归中起着重要作用，通过心理-神经-内分泌免疫轴而实现疾病转归；而负性情绪和恶性刺激均可引起神经系统过度或普遍应激状态，从而促进"自发的"肿瘤生长。积极情绪犹如生理性疫苗，调节与缓冲情绪和压力，同时积极情绪可大大提高个体的心理弹性，从而增强机体的抗压能力。心理弹性是指个体调整自身以适应环境变化的倾向和从压力环境中恢复的能力。研究显示，在恐慌等压力情况下，高心理弹性者具有更强的生理和负性情绪恢复能力，尤其在突发灾难、生活困境、行为失调、抑郁恐惧以及身体健康、疾病恢复中都有积极的作用。心理弹性可促进冠状动脉心脏病患者恢复，促进哮喘患者康复和适应等。面对健康恐慌，人们应该培养乐观向上的积极心理，提高心理弹性，既要珍爱生命，又要正视死亡，保持良好心态才是维护健康的最佳良药。

健康素养是指个人获得和理解健康信息，并利用信息作出正确决策，维护和促进自身健康的能力。包括基本知识和理念素养、健康生活方式与行为素养、基本技能素养等方面内容。从医疗角度看涵盖科学健康观、健康信息、传染病防治、慢性病防治和基本医疗素养等内容。近十年来我国居民健康素养水平监测结果显示，2008 年为 6.48%、2015 年为 10.25%，2016 年为 11.58%，虽然一直保持上升态势，但相对而言还是很低，即仅 1/10 多一点的人具有健康素养。维护健康不仅要懂得什么是健康、如何增进健康，还要懂得如何选择医疗和规避风险。当今过度迷信技术的超能力是现代医学难以根治的伤痛，在绝大多数情况下，每提到健康问题，人们就会立刻联想到医院、医生和医疗机构。但事实上，这种认为医院是维护健康的主要力量的观点已经落后。世界卫生组织曾对健康因素做了评估：其中个人因素占 60%，医疗因素仅占 8%，还有 15% 是遗传因素、10% 是社会因素和 7% 是气候因素。由此不难看出，维护健康的关键因素并非在医院而是在个人，包括个人生活与行为方式，其中 50% 来自公众的心理稳定。

杜治政曾指出，科学化和医学化是知识和服务经济的必然产物，由此将导致医学范畴和医学本质认识的不确定性。随着医学经济意义不断增强，生活医学化负面效应也日趋显现，人类正处于健康恐慌与健康选择的混沌抉择之中。生活医学化引发健康恐慌，而减少恐慌也需要通过生活理性化而实现。社会医学化已是社会发展必然趋势，生活医学化是其一个重要分支，其中还包括社会制度与决策的医学化、社会意识的医学化等诸多方面，因此面对医学化的各种问题仍需要多层次的协同努力。当今健康中国建设是"以政府为主导，各部门协作、全社会参与"的机制，实现全民健康务必要举全民之力，只有在政府、医疗、媒体和公众的协同努力下，才能创造健康环境、构建健康氛围，提高健康素养。诚言，在维护健康的目标中，最好的医生是自己，最佳的药物是心态，最大的机构是政府。

[原载于《医学与哲学》(B)，2018，35 (12)]

二、"三早"探底：诊断技术增强与癌症恐慌考量

癌症意味着死亡，严重威胁着人类生命，人们寄希望于"三早"战略能带来

福音，但实践结果却仍不尽如人意，而由此引发的"癌症恐慌"却是日益加剧。诊断技术是实现"三早"的关键一环，诊断技术增强可以早期发现肿物，可以检测肿瘤相关因子，甚至可以预测癌症。诊断技术增强的直接结果是肿瘤发病率急剧飙升和随之而来的早期治疗。虽然抗癌技术越来越先进，但癌症患者的死亡率却没有降低，这种反差带给人们莫大的困惑，肿瘤"三早"的利弊关系也在争论之中。因此，如何面对"早发现""早诊断"结果，如何选择"早治疗"的最佳方案等，是人们必须直面的现实问题。实际上，"三早"争议的关键并非在其本身，而在于如何解释和应用"三早"原则，只有认识癌症世界，才能避免恐慌蔓延。

（一）抗癌战略升级与诊断技术增强

1. 抗癌防线前移与"三早"方针兴起

癌症是一种不治之症，一旦出现症状就宣告死亡即将来临。由于癌症原因和机制不清，针对肿瘤根源的一级预防难以奏效。而针对癌症病灶的手术治疗也是治标不治本，难以挽救患者生命，癌症的三级防线收效甚微。因此，专家共识，癌症之所以可以短期内导致患者死亡，主要是早期肿物太小难以发现，一旦出现症状或发现肿物已为时过晚，癌细胞广泛转移，也就难以根治了。因此，早期发现成为降低癌症死亡的重点，即抗癌防线前移，将二级预防作为主阵地，推进"三早"战略的实施，希望通过"早发现、早诊断、早治疗"来控制癌症发展或治愈肿瘤。

早期抗癌重点在于早发现肿物形成，主要形式是采用普查、筛检、定期健康检查等方式。常规检查主要包括：血尿便常规、X线检查、超声检查，病理切片、普通CT检查。虽然癌症危及生命，但其发病率也是很低的，由于早期的诊断技术和设备相对落后，即使偶尔进行易感人群的普查或筛查，其癌症发病率也不很多。以前人们只是偶尔听到有人得了癌症或死于癌症晚期，人们也知道癌症是医学的难题，一旦患癌症就无法治愈，人们对根治癌症没有太大奢望。虽然癌症很恐怖，但人们并没有像今天这样感到十分恐慌，更没有出现人人自危的紧张局面。

2. 诊断技术增强与肿瘤发病飙升

技术是医学存在的主要形式。随着医学诊断技术增强，生物体的奥秘被深入揭示，医学借助现代技术和先进仪器、设备大大延伸了人类的感觉器官，提高了人类认识疾病的准确度。现代技术手段可以诊断以前难以诊断的疾病，可以发现人类感官无法察觉到的微观病变。诊断学从以前的显微镜、X线等简单技术，发展到组织、细胞水平，甚至进入分子、基因水平，大大提高了肿瘤早期诊断水平。尤其是医学增强技术快速发展，可以将任何细微的癌症信息从复杂的指标、数据、影像中分辨出来，发现早期或超早期癌症。如多层CT、增强CT、磁共振、彩色超声等影像技术应用，可以发现几毫米的微小肿物，而以前普通X线检查只能发现几厘米大小的肿物。同时，检验技术也在飞速发展，如免疫组化技术、滴血芯片、各种肿瘤标志物的检测、病原筛查、基因检测等新式癌症检测方法，大大提高肿瘤相关因子的检测水平。

增强诊断技术的直接结果是使肿瘤诊断率快速增加，影像技术增强使微小肿物被发现，免疫技术增强使癌前病变增加，甚至基因检测技术增强使癌症预测正在兴起。如通过现代乳腺癌筛查技术，疑似乳腺癌的病例约1/10，而实际乳癌发生率却仅为2/10 000左右。在健康人群中进行甲状腺超声检查，使甲状腺癌患者快速增加，1/3健康人也可以检查出结节；而通过前列腺特异性抗原（PSA）检测，前列腺癌诊断率更高。据2013年我国癌症发病率统计显示，过去20余年间的新发癌症病例数增加80%。其中，肺癌发病人数增加2倍多，乳腺癌发病人数增加近3倍，前列腺癌发病数增加近5倍。除人口老龄化及环境因素外，其中一个值得关注的原因就是诊断技术增强，诊断出许多以前没有发现的肿瘤患者。

（二）癌症恐慌形成与癌症真实世界

1. 癌症恐慌表现与恐慌心理分析

癌症恐慌就是对癌症产生的恐怖心理和行为，主要表现为焦虑、烦躁、恐惧甚至抑郁等，既可发生在癌症诊断之后，也可发生在健康人身上。诊断出癌症的患者，不惜一切代价来"保命"，包括身体伤害和经济代价。临床上也常见到一些未患癌症的人，身体出现不适后，总觉得自己患了癌症，到处求医、频繁检查，甚至自己能叙述许多某种癌症症状，表现身体消瘦，精神不振等。癌症在人们心中是"死亡"的符号，每个人都希望没有癌症。以前癌症属于罕见疾病，但随着医学增强技术的发展，癌症诊断率不断飙升。临床上有很多患者早期发现微小包块，虽然不需要手术治疗，但很多患者却坚持要手术治疗。这种恐惧心理常常导致患者的行为异常和决策模糊，其间接反映就是，随着肿瘤发现率增加，相对应的手术数量也不断飙升。

癌症恐慌形成与肿瘤检出率飙升密切相关。恐慌心理机制分析，绝大多数患者除了对癌症引起死亡恐惧外，还有对根治癌症的心理期望，希望通过早期干预来解除后顾之忧。其明显表现就是一旦早期发现肿物或"肿瘤危险因素，不论肿物大小、不管肿瘤性质，都要坚决、彻底清除，以防后患"。实践证明，健康检查频率越大，肿瘤发病率就越高，早期手术也越多，然而，早期手术真的能解除癌症的后顾之忧吗？人们心中依然存在疑虑。

2. 抗癌医疗现状与真实世界探底

在"三早"战略指导下，抗癌运动蓬勃兴起。实践显示，随着癌症发病率快速增加，癌症治愈率也显著提高，很多文献报道认为，癌症是可防可治的，早诊断、早治疗能够大大提高癌症的生存率，甚至能完全治愈。如美国 2017 年癌症报告显示，与 20 世纪 70 年代相比，癌症的总体死亡率下降 25%，认为是控制烟草、推广癌症筛查和应用新治疗方法的结果。同样我国主要癌症的 5 年生存率也大幅提高。这些结果与医学和社会进步密切相关，而更多还是认为是癌症病灶早发现、早诊断、早治疗的功劳，这也是当今肿瘤早期筛查运动日益广泛的重要因素。尽管很多报道癌症生存率在不断提高、癌症死亡率也有所下降，但迄今为止，仍没有人精准揭示癌症的真正原因和形成机制，也没有根治癌症的有效证据。

"三早"的利弊仍存在很多争议，癌症真实世界也在广泛探讨。第一，"惰性癌"概念的提出。韩启德院士阐述，诊断技术增强使癌症发现率增加，早治疗后的癌症 5 年生存率也明显提高，但癌症的死亡率并没有明显下降。这说明在大幅增加的癌症患者中，有很多是"惰性癌"，即无症状、进展很慢，甚至不增长和不转移的"早期癌症"，这也是癌症生存期明显延长的重要原因。第二，有人认为早发现、早手术可延长癌症生存期是一种误解，如一个被发现为癌症晚期患者 1 年后就死亡了，如果提前 5 年就发现癌症并手术切除，这个患者可能会存活 6 年，但这并不能证明早手术能延长存活期，因为癌症整个生存期是一样的，提前 5 年发现的"领先时间"并无延长寿命的临床意义。第三，早期诊断相关性并非绝对精准，尤其各种筛查结果与癌症之间并非是必然因果关系。如检测出乳癌相关基因 *BRCA1/2* 的妇女也不一定都得乳癌；监测出前列腺特异性抗原也不一定就得前列腺癌等。因此，如何应用"三早"原则、如何选择治疗方式仍是人们面临的艰巨课题。

（三）领悟三早方针、理性应对恐慌

1. 权衡"三早"利弊、避免盲目恐慌

当今"三早"利弊仍存在很多争议，但其焦点并非在"三早"方针本身，而是在如何理解其内涵，如何有效应用于实践。"三早"方针是一种阶段性战略调整，在癌症原因不确定条件下，只能以二级防御来应对癌症。简单说，"三早"就是要早期发现那些没有出现症状的"健康"癌症患者，在癌症早期或超早期给予早期治疗，这也是目前唯一有望提高癌症患者存活期的方法。实践证明，癌症早期干预能延长生存期，但是在健康人中进行癌症筛检的优势仍待商榷，正如韩启德院士调查所示，至少在乳腺癌和前列腺癌的"三早"中没有给预后带来好处。而筛检的负面效应却不可忽视，由于癌症发病概率很低，其筛检中假阳性率也会较高，这样的"早发现"也使人们面临两难境地。

癌症可以早发现，但绝不能早恐慌。正如肿瘤专家共识，危及生命的并不一定是癌症本身，而最可怕的是对患癌症的恐惧，多数患者正是因对癌症过度恐惧而加速死亡。早发现是控制癌症的一种积极手段，早发现也是一种危险警示，目的是要早有准备、早期调整或早治疗，但其干预方式并非仅限于手术，也包括自身心理、生活习惯及饮食调整。如日本是胃癌高发国家，但在三早原则推动下，主要通过生活和饮食调整大大降低了死亡率。因此，要根据患者具体情况进行临床决策，保持良好心态，理性应对恐慌，而过度癌症恐惧心理容易让患者忽略对危险因素的考量，从而干扰肿瘤决策，可以说心态是第一致癌因素，但也是第一抗癌药物。

2. 理解"惰性癌"概念、规避潜在风险

近年来，"惰性癌"正越来越引起肿瘤学界的关注。什么是"惰性癌"呢？简单讲，就是没有症状、没有体征、生长缓慢、甚至不生长或自动消失、不会转移也不危及生命的"早期癌"。一般诊断条件下，这种呈惰性生长癌不易被发现。

专家认为，如果仅针对癌症病灶进行早发现、早诊断、早治疗，其结果只是更多地发现了惰性癌，而这些病灶如果不被发现、不予治疗，也不会影响人的健康。相关研究显示，健康人群也可能有肿瘤病灶存在，如对非癌症死亡者进行组织病理检查，发现36%有疑似甲状腺癌病灶；40～50岁女性中发现40%有乳腺癌病灶。美国一个研究机构对意外死亡男性的前列腺进行组织检查，结果发现，70岁以上死者中，82%能查出前列腺癌，50～60岁检出率为46%，甚至20岁年龄组也可检出8%。这说明有些肿瘤可以与生命共存。

今天，随着诊断技术增强、检查频率增加，就一定会发现更多癌症患者，其中也包括很多惰性癌。如肺CT检查，50岁吸烟组人群发现肺部结节的概率为50%，其中96.4%不会致命；而不吸烟的人群也会查出15%有肺结节，其中99.9%不会致命。而用超声筛检这组人群，疑似甲状腺癌病灶的人可高达2/3。如果将一个惰性肿瘤当成"真"癌症而早期进行手术干预，岂不是得不偿失吗？那么，如何才能分清"惰性癌"还是"真癌"呢？这是当今各种"三早"争议问题的关键所在，也是现代医学面临的难题和亟待解决的问题之一。目前认为，"惰性癌可以早发现，但不予治疗也没问题；真的癌发现再早还是太晚，即使治疗也无济于事"，因此，在早治疗中要认真理解"惰性癌"概念，理性选择个体化决策，规避潜在医疗风险。

3. 不确定性医学与不确定型决策

医学本身就是不确定性学科，癌症诊疗也存在很大的不确定性。迄今为止，癌症真正原因与形成机制仍不清楚，虽然人们认为"三早"可以延长癌症生存期或降低死亡率，但实际结果仍存有很大不确定性。如癌症治愈率提高是否是惰性癌增加的结果？早手术使生存期期延长的临床意义仍难以确立；有些癌症治愈了但机制仍不清，尤其是早治疗中有很大一部分属于惰性生长的肿瘤，而目前却没有鉴别"惰性癌"的准确方法，在癌症早期手术中难免有很多器官或组织是被"误杀"的。因此，如何对待早发现的肿物、如何处理早诊断的癌症、如何选择早治疗方案等仍是肿瘤决策的关键问题，面对不确定性原因和不确定性结果，如何做好不确定型决策至关重要。

临床最大的失误就是决策上的失误。面对"三早"决策问题，需要根据不同决策原则选择决策目标，综合考虑各层关系与风险才能做出满意选择。第一，确定为恶性程度较高的癌症，仍需要尽早就医治疗以求延长生命，如肺癌、肝癌、大肠癌、宫颈癌等；第二，诊断为恶性度较低、生长缓慢的早期癌症，也可尝试定期检查以维持长期带癌生存状态，如前列腺癌、甲状腺癌等患者；第三，对于性质难以确定的超早期肿物，则需要根据年龄、性别及个体心理需求而选择治疗方式，定期观察或不予治疗也并非失误。如20岁女性偶然发现的、无任何症状的、极微小乳腺肿物。80岁以上老年患者体检发现肺部微小结节、肺功能正常的患者等。当今越来越多证据显示，保守治疗对健康更有益，如前列腺癌根治手术可能弊大利小；乳腺癌保乳手术与广泛切除的生存期没有差别等。可以说，最终决策关键在于自己的理性，有时选择"错误"也是一种科学。

"三早"运动蓬勃发展，癌症筛查也不断升级，然而，由此引发的各种争议也越来越显著。尽管人们从不同角度持有不同观点，但共同目标都是为了人类能够获得健康。癌症虽可怕，但概率仍很低，我们不能任癌症残害生命，也不能为了消灭几个癌症而将整个人类健康当赌注，"宁可错杀也不放过"是自我摧残；"只要活着，不要生活"更是得不偿失。癌症也是自然生命过程的一部分，就如大树长结子一样，不是每个"肿瘤"都危及生命。诚然，癌症可以早发现，但绝对不能早恐慌；癌症应该早治疗，但权衡利弊很重要；癌症可伴健康行，与癌共存也自然。因此，要以自然的心态应对癌症，以整合的理念解决癌症难题，抗癌运动任重道远，相信医学未来一定会带给人们美好的明天。

三、哲学视域下"药物与疾病"的辩证

药物与疾病的关系似乎简单，但并非简单。就如"鸡与蛋"的混沌逻辑关系一样，疾病是在人类社会之前就存在的一种自然现象，疾病给人类带来痛苦，也迫使人类不断寻求药物以解除病痛，药物源于自然，并在劳动实践中产生。随着人类发展和科技进步，疾病种类不断增加，药物开发不断加速，从天然药物到化学药物，从自然获取到人工合成，各类新型药物层出不穷。当今药物已不仅仅是治疗疾病，也扩展到治疗"未病"；不仅能强身健体，也具有延年益寿之功。然而，疾病与健康是伴行的，药物与疾病也并非敌对，药物能治病也可"致病"，有些疾病不用药也会自愈，有些疾病用了药物也难以治愈。因此，如何处理药物与疾病的关系是人们必须思考的问题，如何实现合理用药也是人类亟待解决的难题。

（一）"药"的概念与演化历程

1. 药物的起源与演化过程

药物起源追溯久远，很难找到确凿的证据。药物既是医疗的组成部分，也是人类生活的一部分，故药物起源也应在人类开始之时。人类至今有100万～200万年，文字起源时间有八千年、六千年、四千年等多种学说，而较正式的成文记载也有几千年历史。药物起源大致有两大途径：人类先天本能和后天实践获得。先天本能包括人类继承动物所用的药物，如动物为了治病、治伤或保胎催生而自寻各种草药，其中也包括类人猿和猿人。《中国医学史》记载："许多鸟兽类具备自疗本能，如美洲灰熊经常在硫磺泉里洗澡治疗生疮，非洲熊也会食用菖蒲来治病，老虎中毒箭后吃青泥等。"从人类进化角度讲，人类早期就具有自寻药物治病的本能，也是药物起源的先天性所在。

人类在后天生活实践中获得的药物，首先是"药食同源"，古代人为了生存而采食植物和打猎，常常会产生药物毒性反应，也因此提高了对食物的辨别和选择能力；同时为了治疗伤病，人类对毒草与药草的认识也不断提高，从中积累药物应用经验，可见，药物首先源于食物。其次是有病时找寻的非食物性物质。药食同源是无意中发现的药物，而非食物性药物则是人类有意识找到的。由于疾病造成痛苦或死亡，人们就会想尽办法寻找药物，如砒石、磁石、黄连、苦参、鸦胆子、龙胆草、防己等。还有就是受动物用药的启发而发现新的药物。例如，云南民间医生发现老虎受伤后吃一种野草会很快止血，因此就利用此野草治疗跌打损伤、外伤出血等情况，后来研制成曲焕章白药，就是现在的云南白药。

2. 药的特性与药物应用

民间有"是药三分毒"之说，其理论渊源最早依据可追溯至两千年前。《素问·五常政大论》曰："大毒治病十去其六；常毒治病十去其七；小毒治病十去其八；无毒治病十去其九；谷肉果菜，食养尽之，无使过之，伤其正也。"阐述的是药物应用得当才能治病，反之会损伤人体正气。治病不可过度用药，药物只是辅助机体内在抵抗力的一种手段，一旦病邪已遏制就应该停止用药。从古至今，毒的含义归纳起来包括几个方面：首先毒为一切药物之总称。如"神农尝百草，日遇七十二毒，得茶而解之""凡可辟邪安正者，皆可称为毒药"。这里将药与毒并列，可见药即毒，毒即药。其次认为毒为药物的偏性，而治疗疾病常常会利用药物的偏性。另外，毒常常是指药物作用的强弱，如无毒、小毒、常毒、大毒、剧毒等。毒还指药物的毒副作用，如现代药物也有治疗作用和毒副作用。

药物应用就是利用药物的特性。19世纪60年代，巴斯德等人开创了微生物学，医学相继征服了蚕病、霍乱、炭疽病和狂犬病等。20世纪出现了化学药品和抗生素，青霉素和磺胺类制剂研发成功，让许多曾经的"不治之症"得到了控制，如肺炎、肺结核、梅毒、痢疾等疾病。此时期各种疫苗也不断完善，使很多传染病得到控制或根治，如天花、黄热病、脊髓灰质炎等。医学成就使人们对药物十分信赖，药物治疗也成为医学的主要工具。然而，20世纪后叶以来，虽然各种新药不断涌现，但由于疾病谱的改变，曾经的"药到病除"对慢性病不灵了，致使医学陷入前所未有的困境之中。

3. 药物从治病走向致病

药品具有两重性，药物既可治病又能致病，合理用药就成为医学的责任和能力。药物的目的是治疗疾病和维护健康，但是由于药与毒并存，药物不良反应、用药不当或个体差异等均可引起疾病。相关调查显示，我国每年约有5000万人住院，其中至少20%是因药物不良反应住院，而死于药物不良反应约每年19余万人。当今抗生素、抗癌药、激素类药广泛应用，各类新发药物越来越多，因此医源性疾病也在不断增加。医源性疾病最常见的是药源性疾病，其中以临床滥用抗生素最为严重。我国每年抗生素不良反应致死人数在8万~10万，细菌耐药引起死亡者约50万人。此外，药物的致癌作用也应引起足够重视，目前认为抗癌药物、免疫抑制剂、口服避孕药、雄激素等均有致癌作用。

慢性病的特征是病因复杂，涉及生物、心理、社会及文化等因素，发病隐匿缓慢，病程迁延，具有终身性质，单纯靠药物治疗也只能是缓解病情，却难以根治。然而，随着药物应用范围扩大，药物剂量不断增加，其所带来的负面作用也日益显现。例如，广泛应用抗生素使人体内环境受到损伤，免疫功能下降；过度应用抗癌药使正常细胞受损，功能器官衰竭；大量应用激素类药物使内分泌功能紊乱等。保健药、万用药、美容药、长寿药也在大量应用，甚至很多人每天可以服用十几种或更多药物，长此以往，人体被药物化，人成为化学人，由此引发的远期不良后果也是难以预测的，尤其过度和滥用药物必将使药物从治病逐渐走向致病。

（二）"病"的概念与发生机制

1. 疾病的概念与观念差异

疾病对人们来说似乎很熟悉，但准确定义疾病概念却又不容易。疾病给人带来痛苦、不适甚至死亡，从某种意义上，人类发展史就是与疾病斗争的医学史。疾病概念的定义取决于人们对健康的理解、价值观念和风俗习惯等文化的规定。本体论医学观认为疾病是对正常人体基本功能的损害，而构建论认为判断疾病并非在于损害正常功能，而在于疾病阻碍社会文化期望和个人目的实现，没有特定环境和人的目的作参照，也就无法定义正常功能和疾病。当今医学将超出"正常"生物参数范围情况定为疾病，但这一标准并非适用于所有情况，如疾病可以导致心脏扩大超出正常范围，但运动员的心脏常常超过正常大小并伴有心动过缓却不是病态；很多人血糖或血压在"不正常"范围但机体功能却很正常。

事实上，从不同角度讲，疾病具有不同的定义。如疾病概念上的神灵主义、体液学说、阴阳学说以及病菌学说等也正是受不同社会因素影响，由权威解释者所建构的结果。现代医学也是在现有文化模式下，以自身愿意相信的方法和途径来解释疾病而已。尽管疾病界定存在差异，但均认为是某种功能缺陷，包括生物、社会以及文化方面的功能缺失等。其次是疾病概念的差异在于价值观念的不同。正如恩格尔哈特所言，"健康和疾病判断的核心在于价值判断"。另外作为文化产物，疾病也是社会约定的结果。划分功能上缺陷的标准不是既定的，而是在特定生活环境下约定的，这反映出组织结构、社会环境、价值信念、权力和利益的关系等均与疾病概念密切相关。因此，疾病是一种功能性界定，一种价值判断和一种社会约定。

2. 疾病的起源与病因解释

寻找疾病原因是医学始终不移的目标。原始社会常常将疾病视为外来物侵入或丧失灵魂；神学观点认为疾病是一种神灵旨意或降罪；希波克拉底提出人体中各种液体比例失调是疾病原因；中医理论认为阴阳失调、外邪入侵等是致病原因；而19世纪的病菌学说则阐述各种微生物是疾病的直接原因。随着现代科学和医学技术的发展，生物医学不断将"疾病"的认识推向微观。从组织、器官、细胞到分子水平的认识，尤其是分子遗传学的发展，认为"基因"是致病的根本原因。生物医学让医学走上科学的道路，指导人们揭示疾病的诸多奥秘，征服了诸多疾病。但是科学的生物医学也有其局限性和不适应性。因为疾病不仅仅是生物学问题，而是与心理、社会、环境以及人文等诸多非生物学因素相关，这是现代医学观的重要组成部分。

当今慢性病是医学的主要问题，实践证明，单纯以生物因素难以完全解释慢性病的病因机制，而且越来越多的证据显示，除吸烟、饮酒和不良生活习惯外，人的心理机制、社会及自然环境等对慢性病起着关键作用。目前一般认为，成年人慢性病的机制是以基因遗传易感性为基础，由不良生活方式及环境因素所诱发。但20世纪末期，英国学者Dvaid Bakrer提出健康和疾病发育起源概念，阐述了"成人慢性疾病起源于胎儿"的机制，认为人类早期发育环境与成年人慢性疾病有关，包括心血管疾病、代谢性疾病和肿瘤等。因此，重视胎儿及儿童期间的健康管理，可降低成年后发生慢性疾病的风险。当今慢性病的真正机制仍不十分清晰，因此疾病的治疗也具有不确定性，如何解释疾病和如何选择治疗仍是当今医学面临的艰巨问题。

3. 发现疾病与发明疾病

人类医学发展史就是在不断发现疾病和抵御疾病。几千年前，人类在自然环境生活过程中，经常遭受不明原因伤害，包括损伤、出血、疼痛、中毒等，人们一直努力发现疾病原因和寻求治疗方法。在现代社会中，也有很多新型传染性疾病或病毒不断被发现，如禽流感、埃博拉病毒、艾滋病等。然而，在现代医学进程中，如果说"很多疾病是被医学发明的而不是被发现的"，可能会让人们感到惊讶，但事实上却是如此。尤其是在技术与资本主体化的医学进程中，发明疾病运动已成为医学的重要内容。首先是降低疾病门槛，将疾病危险因素当成疾病。如放宽高血压、糖尿病、高血脂等诊断标准，甚至肿瘤病理诊断标准也不断放宽，"医学进步已经到了不再有健康人了"已经成为现实，这也是现代疾病越治越多的重要因素之一。

将正常的生命和生活医学化是当今医学重要特征，人们正被医学发布的各种疾病所困扰，如焦虑症、多动症、行为异常、肥胖、睡眠障碍、性功能障碍、秃头、脱发、停经、正常妊娠等。实际上，"要找到新疾病和新疗法很容易，生命中的许多正常过程，如生老病死和不快乐，都可拿来医学化"。就衰老而言是一种疾病吗？以前不是，但现在有人主张将衰老与老年病等同起来。实际上，很多疾病定义是在为医疗和医药开发拓展市场，同时在发明疾病的进程中，新型疾病不断出现，有时甚至难分真假，有些一度认为是疾病，但后来发现却不是病。如小孩八字脚曾定义为"关节退化前期异常"，让很多孩子都挨了一刀，但10年后证明这种病是可以随年龄增长而恢复正常的。实际上，很多所谓的疾病是不需要治疗的，会在自然力作用下逐渐消失。

（三）"药"与"病"的关系辩证

1. 认识疾病与合理用药

疾病与健康是相对的，药物与疾病也非敌对。由于药物的两重性，如何利用药物有利作用而防止不良反应是临床医疗的主要问题。合理用药才能达到治病的目的，而用药不当或滥用将会带来诸多负面效应。比如超级细菌MDM-1就是滥用抗生素带来的严重后果；过度应用广谱抗生素可导致菌群失调；药源性疾病也是当今医学必须考虑的问题。不合理用药不仅损伤机体内环境，也让病菌耐药性增加，使疾病更加难治。尤其是小儿出生就应用广谱抗生素，其直接后果就是体内长期具有耐药性，以后一旦得病可能会无药可用。另外人们都知道，所有抗癌药都是一种"毒药"，尤其是如砒霜一样的烷化剂，其本身也是一种致癌物质，抗癌作用就是"毒死"癌细胞，也不可避免地毒死正常细胞。因此，药物应用务必得当，该用药时用药，可用可不用时不用或慎用。

疾病危害机体，但疾病也可以强化机体。因此如何利用机体的自愈力并与药物治疗共同抵御疾病是当今医学应该思考的新课题。医学一直以"坚决与疾病作斗争为目的"，却完全忽略了疾病对人体有利的一面。我们知道卡介苗就是一种减毒的结核分枝杆菌，也是目前全世界使用最广泛的疫苗，其机制就是利用病菌激发机体免疫力，可以预防患结核病。临床上普通小感冒可增加抵抗力也是如此道理。实际上，机体本身具备应对疾病的内在抵抗力，当病菌侵袭强于抵抗力时就会引发疾病症状，药物治疗就是协助机体自身免疫力抵抗外来病菌，而不是单靠药物彻底杀灭病菌。因此，自愈力如机体的内源性药物，药物与治愈力有机结合才是最智慧的选择。

2. 不确定疾病与不确定药物

常言"药到病除"，但前提是找到特异性病因应用特异性药物。当今面对慢性病，药到病不一定能除，问题就在于找不到"特异性病因"，也就没有特异性药物。世界卫生组织（WHO）曾公布4000余种疾病，而3000余种疾病仍病因不明，如癌症、冠心病、心肌病、糖尿病、高血压、慢性肾炎、白血病等。虽然有些疾病有较明确原因，但发病机制仍不清楚，如慢阻肺与吸烟有关，但吸烟人群中仅有10%~20%发生慢阻肺。对肿瘤认识也是如此，科学研究显示致癌物质1000余种，在物理致癌、病毒致癌、生物致癌和化学致癌学说基础上，基因致癌说成为当今医学的热点。然而，所有这些研究只是停留在可能致癌的假说中，即使科学研究证明，癌症有很多相关基因，仍没有任何确定性的基因，因此，针对某种基因的治疗效果也就是不确定的。

慢性病与诸多因素相关，包括免疫、感染、遗传、基因等多种因素，但是这种多层次因素就是没有确定性病因，也就没有确定性的药物。因此，很多疾病的药物治疗主要是缓解症状，延缓病情，却难以实现根治的目的。诚然，药物治疗是必需的，但药物应用务必要辨证施治，权衡利弊才能维护健康。尤其是各类化学合成类药物，长期或终身服用的药物需要审慎选择。随着医学企业化、商品化和世俗化进程，医学对正常生命过程也给予过度干预，各种保健药品、包治百病、返老还童的药物大量投入市场，这种将正常生命和生活过程医学化、药物化的结果也令人担忧。因此，面对诸多不确定性药物的冲击，选择权应掌握在自己手中。

3. 掌控疾病与维护健康

掌控疾病就要知道疾病的特征是什么。药物、疾病与健康是人们十分关注而又极易误解的问题。人们常认为"药是为了治病，没病才是健康"，所以希望通过消灭疾病而实现健康，然而这种观念似乎已经过时了。今天的疾病是一种社会约定，只要你的检查超出约定指标就会定为有病，按此约定现代人基本没有健康人了。以真实世界观点来说，这种"有病"的人也可以是健康的人，因此，如何对待疾病也是现代人面临的艰难抉择。疾病与健康有关，但是没有疾病却不能完全等同于健康。世界卫生组织（WHO）对健康定义为：健康不是仅指没有疾病和不虚弱，还要具备良好心理状态与适应社会能力。处于良好心理状态下，人们具有安全感、心态良好，而且能与社会保持和谐，以社会共识的形式适应外部环境。因此，过分追求躯体指标正常而使心理压力增加并非真正的健康，只有理性掌控疾病，才能真正获得健康。

维护健康就要知道影响健康的因素是什么。治疗疾病的目的是维护健康，减少疾病就可以实现健康吗？答案是否定的。WHO对健康影响因素的评估是：15%为遗传，7%为气候，10%为社会，8%为医疗，而60%为个人因素。个人因素主要指生活方式与行为方式，包括25%合理膳食，15%适量运动，10%戒烟限酒，而50%则是心理平衡。由此可见，减少疾病和维护健康的关键取决于个人因素而非医疗因素。认为"有病就吃药，健康靠医院"已经不够了。当今很多人提到维护健康就会问吃什么药，实际上健康的最高境界就是不吃，少吃，合理吃药。健康的核心是调整生活习惯及保持健康心态，而不是盲目地提前吃药或是吃保健品等。可以说，维护健康的最好医生是患者自己，最佳药物是心态稳定。

总之，药物与疾病的关系实际上也是药物与健康的关系。当今各种新药层出不穷，而单纯依靠吃药来维护健康却是一种奢望，也是一种误区。有病吃药以消除痛苦毫无异议，而没病就是健康却并非如此，因为没病是限定性的，健康则是全方位的，没病也吃药以维护健康则更有待考量。常言"病伤犹可疗，药伤最难医"，疾病是人造的，人也可以改造疾病，如何理解疾病与善用药物是整个人类需要直面的现实问题。健康中国行是对美好生活的追求，而实现全民健康仍任重而道远。只有理性反思、不断提高人类的健康素养，才能妥善处理药物与疾病关系以及药物与健康的关系，实现身体、心理和社会的全面和谐。

[原载于《医学与哲学》（A），2018，39（07）]

四、医疗卫生保健服务未来百年谁主沉浮

医学与资本没有天然的联系，医学从最开始就不是作为资本运营的。资本的天然逻辑与医学目的是对立的，也是医学资本化需要面对的两个关键概念。当今医疗保健体制改革已是全球共同关注的问题，其焦点是医疗费用由谁来承担问题。全球近百年的改革实践始终没有达到理想状态，医疗费用是各个国家一项巨

大开支，各种渠道的医疗保障投资仍远远不能满足医疗费用的快速增长。因此，我们不得不将焦点前移，聚焦医疗保健服务是否应该按资本逻辑运营，以及医疗卫生服务是否可以商业化等问题。

虽然在西方社会，资本主义犹如呼吸空气，人们已是司空见惯，很少有人考虑其好坏或提出质疑。但迄今为止还没有任何国家公开宣布医疗保健服务商业行的政策。医疗的公益性原则始终是其运行的主体。因此，医学与资本及其运行的关系将是探讨当今医疗卫生服务走向的核心问题。如何扼制医学资本经营运中的弊端，以及如何协调资本、技术、权力与公益性之间的关系问题，仍是医疗保健服务系统需要直面的时代挑战。

（一）医学的起源与医学资本变迁

1. 医学的起源与医学目的

医学从诞生开始就是以仁学为宗旨。医学的起源与发展经历了本能、经验和科学三个阶段。从原始意义上讲，医学是人类以维持自身健康生存而产生的实践活动。随着人类社会发展，虽然医学也经历了不同历史时期的转变，但医学整体始终是以"仁"为核心的一种"善"的行为。原始医学目的以治疗伤疾为主，谈不上延长寿命的能力。而现代医学的目的不仅包括治病救人、消除疾病，还涵盖阻止死亡、维持健康。在科学技术和高新设备的支持下，现代医学取得了辉煌成就，但并没有获得相应的信誉。正如 Roy Porter 在《剑桥医学史》序言中所言：医学成就从来未像今天如此巨大，人类从来没像今天如此健康和长寿。然而带有讽刺意味的是，人们也从未像今天如此强烈地疑惑和批评医学。因此，医学迫切需要重新定义其目的，适应疾病谱、死因谱、健康理念与医学模式的转变。医学目的是一定历史条件下特定人群对医学的要求，是利用各种医疗服务所要达到的健康需要。实际上，医学目的就是人类的目的，重新界定新世纪医学目的的关键在于医学目的与手段合理性的统一。

医学目的决定医学发展方向。当今医学科学高速发展使整个医学观念发生改变，医学目的也毫不例外地需要在改变中调整。医学目的具有主观性、客观性与社会性等特点，医学目的调整包括科学性、继承性和伦理学原则。首先不应将医学万能化和神圣化，过分强调以医学手段彻底消灭作为生命存在另一种形态的疾病，其实质是以反自然力量来对抗自然力量。将医学奉为救世主常常会因许多无能为力而遭到责骂；其次，不应将人类理想作为医学实践的目的，不能将医学目的实在性虚拟化和简单化。由于医学目的超越了医学发展水平，其主观性脱离其客观基础，就会产生理想化倾向。例如，对于本已进入死亡过程的人，就不应将其作为生的过程来处理，甚至即使承受巨大精神与经济压力，还要将活人的愿望以医学手段强加给面临死亡的人。最后，医学目的务必要取得医学伦理学的考量。因为医学目的具有强烈的伦理特性和道德成分，它不仅是科学认识，也是一种道德认识，医学目标或理想不可以是虚无缥缈的，需要具有理性的价值尺度和道德评价能力，只有这样才能发挥真实的理论和现实作用。

2. 医学的发展与资本变迁

医学保健服务从来就不是资本，而当今医学同以往最大不同就是进入资本运营。医疗卫生保健服务带动了多种产业发展，成为国家一个重大产业链，如医疗业、制药业、器械业以及保健业和运动产业。当今医疗保健的经济意义和影响力已不容忽视。中国改革开放之前，医疗卫生服务始终是"社会福利性质"。20世纪80年代左右，随着经济体制改革和市场经济影响，医疗服务的福利性质也受到挑战，政府定义医疗服务性质为"具一定公益性的社会福利事业"，这种模糊的性质定位也必然导致模糊的发展目标。1985年的"以药养医"政策将医疗机构推向市场，促进了医学的资本运营。医院兼顾营利性和福利性双重目标，因此，也不可避免出现资本运营的诸多负面效应。正如文森特·帕里罗所言，尽管自称为拯救生灵的伟大事业，实际上医疗保健服务仍是一种逐利的商业活动。

行医谋利的发展具有历史阶段。从历史看，救死扶伤是医学的传统宗旨，当商品生产出现后，行医作为一种职业也自然带有谋利动机，但却从来没有争议，因为医生也要养家糊口，要生儿育女。在西方，中世纪欧洲许多医生收取高额医疗费用，也曾引起人们的强烈谴责。第二次世界大战以后，各个国家的医疗开始进入社会福利阶段，将医疗保健服务国有化，为广大民众提供免费医疗服务。即便是有些私有医院也实行不营利政策。比如美国2/3的医院是私有制，但其中86.6%医院是非营利的；法国公立医院不足40%，但没有任何医院是营利性的。医院从不谋利到谋利也是历史过程，早期教会办医院普遍是免费的，后期作为贫民救助场所，医疗条件有限，医院成为临终关怀之家；18～19世纪后，医院开始成为医学技术中心，20 世纪医院才真正成为治疗疾病的主要机构。而目前的医院既作为技术中心，也是一种产业，医院医生与医药产业联合推进医学的资本化进程。

3. 医学资本运营全球审视

当今世界各国医疗体制没有完全相同的，医疗体系关注的焦点是医疗费用由谁来支付问题。但不论完全政府承担的免费医疗，还是个人部分承担的基本医疗保险，就全球医疗保健服务业本身而言，完全按资本运营的医院还是很少，其中以中国医疗资本运营最为突出，其次是美国、印度等国家；欧洲、澳洲、大洋洲的国家和北美的加拿大实行的是社会福利主义；就亚洲国家而言，如韩国、泰国、马来西亚、印尼、新加坡等国家也主要不是资本营运，即使有部分盈利也主要是为了补充医疗消耗和维持医院运转；至于朝鲜、古巴等国家还谈不上资本运营。在资本主义国家，以美国资本运营最为普遍，其医疗服务机构基本都是私立的，但一个世纪以来，提高医疗覆盖率和控制医疗费用上涨始终是各届政府的两大宗旨。当今国际上，资本主义国家的医疗都在向福利性、非营利性发展，而作为社会主义国家的医疗却日益走向资本主义化运营，其程度之深和速度之快，实在令人深思。

纵观全球，欧美等国的政府普遍认为，医疗服务应属于社会政策范畴，具有社会福利性质，医疗保健服务是社会服务体系与福利服务的组成部分，是政府应承担的社会责任。社会福利服务面向所有公民，是一种公民应有的权利，也是政府应担负的社会责任，是文明社会发展的最高目标。也就是说，社会福利的核心是"去商品化"服务，在满足基本医疗需要中，政府将具有主导性作用。就中国医疗服务体制而言，福利和公益性始终是其原则，即使在社会经济体制改革初期，医疗领域仍是国有公立非营利性质。随着资本运营的深化，医院获得了可观的经济效益，资本对医学的刺激作用越来越大，以至于使中国成为全球"过度医疗"最严重的国家。虽然医学走进资本运营行列具有历史特殊性，但医学资本主义化运营仍不是医疗服务系统发展的最终目标。

（二）医学资本化运营的负面效应

1. 资本扩张导致医患冲突加剧

医学资本扩张的负面效果表现多个方面，其中以过度医疗干预最为突出，直接体现在医疗费用的极速飙升。究其原因在于以经济利益为目标的医疗商业化运营，必然与医学的人道原则相矛盾，必然导致医疗费用消费超前和资源浪费，诱发医生重利轻义并导致医德水准下降；必然导致基础卫生服务和初级医疗保健的削弱。以前医学很少是资本运营的，即使在西方有资本运营也是在可控和可承受范围内，因此，医患之间、医疗服务部门与国家之间始终处于和谐状态。20世纪90年代后，医疗保健的逐利趋势更加强烈，从利用市场化逐渐走向市场为主导，无序的资本扩张和大医院的医疗市场垄断，使"看病难、看病贵"问题日益凸显，由此也必然引发医患冲突不断升级。

纵观全球，医疗资本的市场化导致的多方面困境是各国政府的共同问题，医疗费用飙升不仅使以市场调节为主国家的基本保健陷入困境，而且也使一些免费或福利性国家的医疗保障面临困境，苦于难以满足快速增长的医疗费用，由此也不可避免引发医患之间或民众与政府之间的矛盾状态。现代医疗服务的费用对于社会和国家是一项巨大支出，尤其是为了营利而不适当增加诊疗项目和不合理用药的费用更是令人质疑。2010年卫生部部长陈竺在答记者问时曾表示："公立医院需要从创收向服务为中心转化。"因此，医疗卫生服务务必坚持公立医院的公益性原则，务必妥善处理医疗市场化中的各种冲突，实现医疗供需之间的平衡发展。

2. 资本逻辑导致医学目的转换

医学目标的转换与技术和资本主体化密切相关。在技术主体化趋势下，作为医学手段的技术成为目的。在资本逻辑的驱动下，医学的宗旨发生动摇，经济利益成为医院发展的动力和目标。由于技术是医学资本运营的核心要素，在技术与资本的联合作用下，医学越来越远离其初衷。曾经以治病救人为目的的医学，如今追求的是多少亿的收入，曾经渴望消除疾病的医疗系统，如今却渴望患者越多越好。医学的神圣地位在患者心中淡化了，医学的人文精神衰落了，医生与患者的距离越来越远，那种和谐的医患关系已不复存在。究其原因正是资本逻辑下的局部有规则，而总体无秩序。医院的局部利益挟持了医学整体发展，将医学陷入一种非理性的歧途，危机医疗的公平性和可及性。

就医学目的而言，人类社会的核心是人，人类一切活动都是为了人，而医学就是以保护人类健康为根本目的。因此，资本逻辑导致医学目的转换就是对医学自身的亵渎。当今各种商品活动都可按资本逻辑运营，为人类生命和健康提供物质保障，而唯独医学或医疗服务不应该以资本逻辑发展。资本逻辑可以从经济学解释，但医学是一种人学，是关于人类自身生命安全的领域，不能以资本逻辑完全解释。齐格蒙特·鲍曼曾说，资本主义是一条寄生虫，在利用营养的同时也会对宿主产生伤害，最终将毁灭自身赖以生存的条件。如果人和生命也作为商品交换，医学就是在蚕食自己走向毁灭。

3. 资本诱惑干扰医疗改革进程

医疗利益集团的逐利目标，严重干扰国家医疗改革进程。美国医改困境之一就是特殊利益争夺。为维护经济和政治利益，医疗利益集团极力抵制医改进程，特别抵触政府控制费用的医改政策，也不希望通过政府调控影响自己的经济利益。尤其20世纪以来，医疗产业已经逐渐成为美国主要经济支柱之一，资本利益必然带来医疗利益集团的激烈争夺，因此，妥善协调政府与医疗利益集团关系也是当今各国医改的主要内容。当下中国的医疗改革也是如此，在协调"看病贵、看病难"引发的医患冲突问题中，国家从民众利益出发，出台了相关政策与法规，而各大医院都将医改视为巨大"挑战"，想尽办法不让患者分流，想尽办法开发新的经济途径，其重要因素之一就是资本的诱惑和经济利益的驱动，因此，也势必成为医疗改革的一道阻力。

技术是资本运营的核心力量，在技术主体化趋势下，现代医学难以适应新医学模式的转变。现代技术应用可以产生巨大的资本效应，各大医院通过多年的技术垄断，成为医学资本运营的核心部位，尤其是在已经获得巨大的经济效应之后，面对可能较大的资本减速，其阻力也是相当大的。医学的公益性与资本的趋利性处于严峻的抉择之中，尤其面对慢性病防治战略，从治疗为主向预防为中心方针转变也是困难重重。可以说，大医院的动作是当今医疗改革的核心力量，而资本垄断则是医改难以走出维谷的根本困惑。对于中国来说，由于人口数量和老龄化问题，完全套用发达国家的免费医疗模式是不可能的，但对于医疗过度资本化趋势务必建立完善的、适合中国国情的管理机制。

（三）医疗保健未来百年谁主沉浮

1. 资本运营不是医学终极目标

医疗卫生服务是否应该商业化是一个值得深思的问题。实际上，医疗卫生服务与其他服务有着完全不同的特性。首先医疗服务是一种公益性福利事业，而不是以经济为主要目的商业行为，即人道主义的道德原则是医疗事业最根本、不可改变的宗旨。其他商品可以售出概不退换，但医疗服务不能概不负责；商业公司可以是责任有限，但临床医疗不能说只承担治疗期间责任，而出院后不负责任，也不能说采用了新技术，但技术引发的问题不负责任。其他商品可以通过各种方法推进销售，让很多人购买不需要的商品，但医学不可以，医生不能过度"推销"药物或技术，让没有病的人吃药，让不需要手术的患者接受手术治疗等。

医疗服务性质也决定其并不能作为一般意义上的商品，尤其是医疗的交换价值与其他商品更是不同。医疗卫生工作的对象是人或生命，而人的生命与健康是不能成为商品的，也不能以货币价值来衡量，如我们不能给出拯救一条生命值多少钱。另外就是医患之间的关系也不同于一般商品交换关系。主要是医患之间的信息不平等，也就不能进行公平、自主的"商品交易"。虽然理论上患者有权决定自己购买的医疗项目，但实际上仍是医生为主导，因为医生具有专业知识和技术，而患者则是被动地"主动选择"医疗服务。如果医院完全按资本逻辑进行医疗活动，以赚钱为目标的商业化运营就难以摆脱道德的指控。从伦理角度说，医院不能将患者当成"赚钱"的工具。应该说，社会资本财富积累越高，医学越不需要资本运营，因为社会大量财富可以支撑医疗这项人类自身生命的福利事业，为医学投资就是为生命投资，也是为投资者自身健康投资，至少供养一个基本医疗保障是不成问题的。因此，资本运营不能作为医疗卫生服务的终极目标。

2. 资本扩张不能超越医学宗旨

医疗卫生不仅首先要有社会效益，还要有道德价值和人道主义的要求，否则医疗服务的商业化也是社会难以认同的。医学的公益性与资本的趋利性始终是一对矛盾，但医学资本运营必须不能超越医学宗旨，否则医学千年的仁学性质就会毁于资本趋利之中。一般而言，社会商品和服务性质主要有两大类，即以逐利和经济效率为目标的商业服务和以谋求社会公益与发展的福利服务，而没有第三种介于商业和福利性质之间的形式。但实际上，当今各国医疗服务或多或少都是带有福利和逐利双重性质的。在医学市场机制中，采取分级、分权和分类管理等政策，也是一种"价值中立"的手段，即福利性和商品性服务均允许采用，医疗系统也承担健康与营利的双重任务。因此，如何运行和掌控资本是医学面临的重要课题。

从全球角度，没有完全免费医疗，也没有完全自费医疗。面对医疗福利与资本营利之间的困境，各国政府以各种形式进行医疗保障体制改革，并以各种渠道弥补医疗费用不足的缺口，以求实现医疗服务公平性和可及性。但多年的现实却显示，医疗保障标准的提高始终满足不了快速增长的医疗费用。据中国卫生年鉴2010年统计数据显示，从1990年到2009年这20年期间，医疗卫生总费用快速增长，从747.39亿元增长到17 204.81亿元，此后呈逐年上升趋势。究其根源，医疗服务的资本化运营导致的过度消费与资源浪费有直接关系，尤其是大医院在市场经济中的垄断地位，已成为政府医疗投入的吸金库，逐利中的负面作用使医学仁学精神日益衰落。因此，不论公立或私立医疗机构，在造福人类、维护健康的基础上，资本运营的目标永远不应超越医学的仁学宗旨。

3. 走向管理型医疗市场化运营

当今将医疗推向市场，绝不意味着医疗必须完全商业化和市场化。从全球大背景看，医疗服务体制在逐渐走向有管理型市场化，其核心是引入深层管理和计划。中国过去20余年的医疗改革总体上是失败的，体现在医疗费用超速增长，但最大的问题是医疗资源分配不公平、医疗可及性下降，其后果是剥夺贫困者的生存权利。当今失败原因众说纷纭，一种是对医疗"市场化"的指责；另一种认为是市场化不完善所致。虽然全球医改各有差异，但总体趋势是逐步走向普遍覆盖的医疗服务体系和有管理的市场化医疗服务递送体系。从经济学讲，医疗服务是一种私人物品，完全可以市场提供。但事实上，由于供需双方在信息上的不对称，结果导致供需双方的契约失灵。多数患者常常被动面对无法约束的"供方诱导的过度需求"，因此也导致市场管理紊乱，医疗费用快速增长。

有专家认为，医疗服务的市场化并非是改革失败的根源，而关键在于市场化改革中的法制缺失和制度错位。目前在发达国家中，多数医疗服务机构仍是公立机构为主体，但整体趋势仍是日益推向市场，有管理的市场化机制也是当今很多国家的医改焦点。只有完善的法律和管理制度，市场化才能在医疗公益性和提高经济效应之间找到平衡。只要打破市场垄断，医疗提供者的所有制并不是影响医疗费用的主要因素。政府管理制度到位，私立医院或营利性医院也会承担社会公益责任；而管理制度不恰当，公立医院或非营利医院也会损公肥私。在全球医疗市场化进程中，由于国情不同，医疗体制改革路线各有不同。中国的医疗服务领域如何进行管理，仍是当今医改面临的主要课题，既不能完全套用西方模式，又要体现中国特色，建立符合国情惠及全民的医药卫生体制。法国人托马斯·皮凯蒂在《21世纪资本论》提出以所得税来平衡资本与大众之间的矛盾。实际上，中国在20世纪80年代初已开始实行"累进所得税制"，但问题在于制度不透明，管理不到位。可见，中国医疗体制改革任重而道远，也许永远在路上。

医学起源就是为保护人类自己，医学不是资本，也不应该是资本。随着资本竞争的驱动，医学这片净土也有了资本的身影，医疗卫生服务领域也变成资本开发的领域。纵观全球，不论是资本主义还是社会主义，医学保健服务目的始终是为人类健康服务的，而且不论全球资本竞争如何剧烈，医学资本运营始终是在各国政府的管控之中，并不断向福利性和公益性方向发展。面对当今资本化与市场化进程中的诸多困境，单纯依靠人文道德约束，很难抑制医学资本主义的冲动，协调资本、权力与公益性之间的关系，还需要有适合人类发展和本国国情的法律和制度的管控。

[原载于《医学与哲学》(A)，2017，38 (07)]

五、医学现代化进程与现代性构建

现代性与现代化是两个既有内在联系又有差别的概念。现代性是对"现代"社会发展的价值预设，是社会发展的目标和价值指向。现代化是为实现现代性目标的手段或过程，现代社会包括现代性和现代化两个方面，现代化只是现代的一种表现形式，现代性才是其根本内涵。没有现代化的医学是一种虚的"现代"，只有现代化也不是真正的"现代"。当今医学现代化问题主要是现代性问题，只有认识现代化与现代性的关系，才能真正明确现代化的发展方向。

（一）医学现代化进程与现代化医学

1. 现代化概念与现代化进程

世界现代化追溯到18世纪中叶，现代化研究始于20世纪中叶，并产生出很多学术派别和理论。现代化是人类社会的深刻变化，是从传统走向现代社会的过程，是从古代经济制度向现代化转型的变化。虽然现代化并没有一个公认的定义，但一般应包括三个基本层面，即物质层面、制度层面和人口层面，如科学技术应用水平、经济发展速度、国民教育水平、人口结构与平均寿命等状况。现代化所涉及的这些层面特点是现代化水平和状况基本是能够通过数字或指标进行量化的即可以数字化或指标化方法来评价。现代化不仅发生在先发国家，也是后发国家赶超世界先进水平的一种动力。

工业和科技现代化发展，大大加快了医学的现代化进程。我国改革开放后，现代化倍受关注，医学在科学与技术上也呈现出一个崭新阶段。主要表现在医学基础理论和技术大发展，生命科学已经到达了分子、亚分子和基因水平。一系列传染病得到有效控制，人类平均寿命大大延长。诊疗手段越来越现代化、自动化和精准化。医学已不仅仅是个体医生的技术行为，而是已成为庞大的社会服务体系。现代化医学成为医学的主体，医学建制呈现专科分化、专业细化趋势。现代化的医学使医学的传统目标发生了改变，现代医学可以利用高新技术，让即将死亡的人维持生命，给器官衰竭的人安上人工脏器，给不能生育者进行人工胚胎，甚至可以预测没有癌症的人何时能得癌症等。如今医学已经很"现代化"了，但是否就可称得起现代医学了呢？其实不然。现代的内涵包括现代化和现代性两个方面，当今医学的现代化程度并不一定必然具有现代性，因此，现代医学仍有很长的路要走。

2. 医学技术化与技术化医学

医学技术化是现代医学主要方向。现代化医学始于 20 世纪 50 年代，尤其是 1972 年 CT 扫描技术的问世，标志着现代医学走进了计算机时代，从此技术快速发展。以往的医学技术欠缺，面对疾病人们给予更多的是关怀，渴望能寻求有效技术来解除病痛折磨。随着医学技术化进程，技术成为医学的主体，技术成为医学的代名词，医学开始全面技术化。医院犹如一架医学机器，高新设备、现代化技术组成一个庞大的医疗流水线。技术化程度标志医院水平，程序化规模体现医院地位。当今技术这支独立的力量，有脱离医学宗旨的趋势，技术在为自身发展而发展，因此也给现代医学带来诸多负面作用，严重危及医疗卫生事业的可持续发展进程。

技术化的医学是现代医学主要特征。技术发展取得一个个辉煌成就，给医学带来信心，强大的技术力量挟持了医学，技术化的医学替代了关怀式的医学。临床医学逐渐走向离床医学，医生离开病床，专心跟新技术、新设备打交道。医学目标从治疗疾病转向高新技术，生命概念在技术化进程中悄然淡化，医学现代化问题的根源恰恰与这种技术手段与医学目的换位相关。医学现代化方向偏离了医学的初衷，技术化的医学导致过度技术干预，人体功能逐渐下降，尤其是很多现代新技术都是面对未来的，技术也必然具有双刃剑效应，其善恶结果并不确定，技术主体化趋势在将医学引向极端，危及医学的现代化发展方向。尤其在医学资本化的驱动下，技术的过度干预日益强化，以至于医疗负担不断加重，疾病也越来越多，看病贵和看病难导致医患关系日趋紧张，现代化医学正面临多方面的困境。

（二）医学现代性滞后与现代性困境

1. 现代性概念与现代性精神

现代性是复杂的概念。从词源上解释，现代性首先是一种时间意识，即一种直线前进、永不重复的历史时间意识。现代性是一种自觉的社会功能，在制度与人性的互动中，不断修正、整合和提升，并渗入人们日常生活方式之中。现代性是现代化概念中包含着的价值预设，它规定了现代化的目的和价值指向。现代性主要在哲学层面从理性高度审视文明变迁的现代结果和涵义，从思想观念与行为方式上把握现代化社会的属性、意识和精神。现代性涉及政治、经济和文化等层面，是一个具有整体性、又有内在矛盾和冲突的概念，其核心是时间框架中的历史观，是在特定历史时期中产生的，反映该时代价值观或意识形态。

现代性是划分历史进程和把握历史进步的重要尺度，标志人类社会从旧时代进入新时代，即与古代分裂，而规约新时代的现代性精神包括理性精神与人的主体性，以及自由、民主、解放、公平、正义的价值观念。现代性具有多重维度，首先是建立在主体性基础上的理性阶段，进而扩展到对人的平等、自由的追求和理性的张扬，最后则是在理性的推动下，建立社会发展模式和各种制度，以确保人的自由和民主得以实现，如经济、法律和民主制度等。现代性是跟随现代化进步应有的时代精神和气质，其内涵精神也将不断丰富与扩展。现化性不能脱离现代化，其奠基于现代化，但它超越现代化，引领和完善现代化。

2. 现代化进程的现代性困境

在西方，现代性比现代化起源早，而在中国，现代性兴起则比现代化晚。中国现代化运动起于 20 世纪 80 年代，主要目标是赶超世界先进水平。1994 年以后现代性概念才被广泛关注。在发展中国家最容易出现的问题是，只追求现代化发展而不懂得现代性精神，或者认为现代化第一，现代性第二位，片面认为只要有了现代化，就自然有了现代性，甚至排斥现代性。然而，随着现代化运动的深入发展，现代化问题也越来越多。当今包括中国在内的很多现代化国家实力不断增强，但由于缺乏现代性而仍不能是现代国家。在科学技术现代化进程中，医学的现代化发展也是如火如荼，甚至在现代化技术的挟持下，医学的目的也发生了根本转换。医学现代性问题关系到医学发展的未来和命运，因此也是一个无法规避的课题。

当今医学的现代化主要注重的是技术和资本，而缺乏对制度和精神等因素的关注。杜治政曾提出医学发展中的 14 个困惑和 6 组矛盾。这些困境不仅来自医学外部，也包括医学自身的种种困局。突出表现在技术主体化发展中的人文衰落，医学资本化运行中的道德缺失，过度医疗干预引发的医患冲突，大医院垄断严重威胁着基本医疗的公平和可及性，现代医学的一元论阻碍多元医学的发展，单纯生物医学的治疗为中心趋势，也严重干扰着预防为中心和公共卫生事业的有效发展。医学技术的无限性扩展已经大大超越人类生命的有限性承受能力。可见，当今医学现代性构建落后于现代化发展的现实，正是当前医学处于困境的重要原因。

3. 后现代理念对现代性挑战

后现代思潮在 20 世纪后期迅速兴起，当今现代性的争议主要针对现代化和后现代主义展开的。后现代科学意味着对牛顿决定论、笛卡尔二元论和再现认识论的挑战，倡导混沌原则和不确定性原则。现代性接受后现代主义对科学的批评，更加重视差异性与多样性，但同时仍然承认科学的普遍性和客观性，认为科学精神仍是现代性的重要支柱。后现代理念给予科学以重要启示，在坚持科学探求中，保持批判性精神，而且要具备更大的开放性、宽容性和科学的实践性质。尽管对后现代主义存在争议，但现代性与后现代性应该是并列或对应的概念已得到共识，而且"多元现代性"正逐步成为社会的学术时尚。

后现代医学观认为，医学应回归自然，倡导大宇宙的生态医学；反对以标准化、客观化和线性化等实证标准来解释人体和疾病现象；主张身心相互依存的一元化理论。虽然后现代化理论并未形成完整的体系，但在很多方面也是医学发展需要借鉴的。医学要以现代性精神纠正现代化缺陷，不仅要坚持客观性原则、实证和理性精神，还要坚持对自身的批判精神，关注医学多样性和差异性发展，以开放性精神探求生命过程，以宽容性态度接纳其他医学和相关学科，并将关系实体列入医学探索范围。在医学实践中，实现医学手段与医学目的相一致，科学技术与医学人文相结合，医疗干预与疾病预防相结合，医学资本与道德伦理相匹配等，以此推进具备医学现代性的现代医学发展。然而，现代医学的现代性构建仍是任重而道远，需要不断修正与发展。

（三）现代医学发展中的现代性构建

1. 认清现代化与现代性辩证关系

发展和进步是现代国家区别于传统社会国家的两个关键词。现代化主要显示技术提高和物质的增长，追求的核心是"发展"。现代性主要表现在社会文明和精神文化价值，如自由、平等。追求的目标是"进步"。在现代化医学事业中，单纯追求某一层面内容，可能是只有增长而无发展；如果只有现代化技术和设备而忽视现代性精神，这样的医学也就是只有发展而没有进步。现代国家在追求物质利益增长和民众获得更多自由上应该是协调一致的，这样才可以克服社会被物化，并避免现代性的乌托邦。在医学领域也是如此，医学技术发展应该给人类健康和生活质量带来福祉，否则就没有医学的进步。

把握医学现代性与现代化关系，涉及现代化的价值追求。首先不能将现代性与现代化等同起来，现代化主要体现在社会文明的形态上，现代性才是其根本目的和灵魂，现代性对现代化具有规约意义，推进现代化健康发展，现代性越充分的现代化，历史的进步意义也越大。同样我们也不能将二者割裂开来，当今全球多数后发国家的现代化均处于快速发展期，如果一味追求技术现代化的发展速度，忽视技术应用的价值和医疗的公平与可及性，现代化医学就会走向歧途。因此务必要坚持现代性的核心要素和永恒性价值，即理性、自由、解放、公平、正义等，坚持以追求社会发展的进步为目的。从历史上看，尽管资本主义与现代性具有密切联系，但也不能把现代性混同于资本主义。在现代化运动中，不能以资本主义为范本去衡量现代化，而要以现代性来不断反思现代化。

2. 现代技术应用中的现代性反思

现代性具有悖论性格，既可给人类带来福祉，也可能带来灾难。随着现代化技术的发展，现代性悖论性的一面日益凸显，因此也产生诸多技术现代化问题，如现代技术的过度应用，高新技术的善恶并存，甚至在不应使用现代技术的时候使用现代技术等。即使现代性的理性要素具有双重性，但人类医学所追求的现代性核心价值目标应该是一致的。当今医学技术理性的悖论性操纵了现代化，工具理性过度扩张消解了价值理性，同时医学资本化运营使现代性的悖论性得以快速膨胀，表现为技术现代化发展与人类追求的现代性精神逐渐偏离，趋利目的日益高涨，医学的公平、正义不断被消解了。正如舍勒指出那样，"西方文明创造的现代化进程，迄今并未给西方带来可靠增长的幸福"。美国是医学技术最先进的国家，但却不是世界最健康的国家，高新技术的广泛应用并没有带来相应的健康福祉。

医学技术的根本目的是为人类健康和幸福服务，技术现代化发展必须要对其价值进行考量，这种价值包括技术的人性、伦理和道德元素。当今医学技术与人文的分离，原因来自多方面，包括科学技术的超速发展，技术成为医学的主体，医学的目的发生改变，医学及其科学技术从而远离人和人文。正如弗洛姆曾感叹："19世纪科学解放了，结果上帝死了，20世纪科学登峰造极，问题是人类死了。"这也意味着人类的现代化价值和意义在现代性中迷失了。因此，技术的人性回归必将成为21世纪医学发展的主题。医学技术是现代性精神的凝结物，走出医学现代性困境，就要在临床实践中将人文精神转化为人文医学。医生不只是技术的产物，也是人性的产物，行医不是金钱交易，而是历史使命。因此，只有摆脱商业交易和技术崇拜的束缚，才能让医学技术从资本主义现代性的悖论中走出，从而创造一个充分现代性的现代化医学。

3. 多元现代性中保持核心价值理性

现代技术与资本创造出惊人的奇迹与物质财富，同时也造就出日益物化的医学，这种物的世界增值与人的世界贬值正是现代医学的困境所在。因此，后现代性的价值体系也就以批判者的姿态走上前台。随着后现代医学观对医学科学的批判，形成了很多新理论、新价值观。由于现代性本身的开放性特征，给价值提供了多种选择的空间，后现代对传统和现代性的批判与反思进一步扩展了这一空间，在多元价值的论争中，使得医学的价值观也呈现出相对性和多元化的特征。当今社会及医学环境下，各种思潮相互碰撞、多种思想相互激荡，传统价值观念渐渐淡化，医学技术和资本的价值观也面临多元化的交汇与冲突，现代医学走入茫然与沉沦的困境。如果人类丧失对现代性的驾驭能力，很容易使现代性走向与人类意愿相反的方面。因此，在医学现代化发展进程中，务必要保持现代性的核心价值理性。

后现代精神对医学科学的现代性提出挑战。与科学性的单一价值相对，现代性是多元价值与多元心性的混合体，从实践角度来看，医学可以看成是一种"异质综合体"。多元化医学的积极层面无疑可以开发价值主体自由选择的空间，但其消极层面也可能成为价值观念失范的社会基础。面对现代性境遇中医学价值观的深刻而复杂的变革，我们不能简单给予好与坏的结论。在建构医学现代性中，首先要认识到多元化价值观是现代文明进步的标志。同时也要认识到，多元化也不是现代性的终极目标，其本身也是未完成的探索。虽然现代性内容与表现形式具有多重维度，但人们所追求的现代性的核心内容应该是一致的。多元现代性并不是要追求另外一种现代性，而是在坚持现代性的普适性要素基础上，探索一条符合我国国情的现代化道路。

人的价值观念的现代化程度决定着人的医疗态度和方式方法，人的价值偏移将导致医学方向的扭曲。正如舍勒指出，"现代性不仅是一场社会文化和知识的转变，其根本在于人本身的转变，是人的身体、欲动、心灵和精神的内在构造转变，更是人的生存标尺的转变"。当今医学的现代性问题，在很大程度上，不是现代化制度和结构不健全，而是人缺乏适应医学现代化发展的现代化精神。因此，人的现代化程度是现代化医学领域稳定、持续和健康发展的基石。医学现代化是一个正在进行中的事业，而现代性对很多人仍是很陌生的。当今医学正在从反思性走向自反性道路，人类获取现代性的途径可以是多样的，现代化模式也必然是多样的，随着医学现代性文明的发展、社会核心价值体系的不断完善，医学也将会迎来更加充实的精神家园。

［原载于《医学与哲学》（A），2018，39（04）］

后　记

　　心理学家弗洛伊德认为，人的人格就像海面上的冰山一样，露出来的仅仅只是一部分，即有意识的层面，剩下的绝大部分是处于无意识的，而这部分在某种程度上决定着人的发展和行为。把一个医学生的全部才能看作一座冰山，呈现在人们视野中的往往只是水面上的1/8，而看不到的则是水面下的7/8。浮在水面上的1/8称为显性素质，包括学历资质、知识、行为和技能等；潜在水面之下的7/8部分称为隐性素质，包括职业道德、职业意识和职业态度等方面。

　　医学生的职业化素质由显性与隐性两部分素质的总和所构成。由于大部分素质是潜伏在水底，所以全方位医学生素质培训就是要"破冰、潜水"，开发医学生内在的潜意识和职业态度，将水面上和水面下的部分完全协同起来，更大限度地发挥水下部分的核心作用。只有重视医学生隐性素质的培训，才能够更大地提高医学生的显性素质的效果。

　　高等医学教育就像一个固定容积的箱子，五年的大学生活就是不断向这个箱子装入知识。然而，医学及其相关知识是无穷无尽的，五年又能装多少知识呢？如果知识只作为收藏就更没有力量了，所以医学生不仅要接受所学知识，更要具有"猎取"知识的能力。"教是为了不教"是现代教育教学的最终追求。教学不仅注重知识的传授，更要重视深层次的开发，教知识总是有限，教思维才是根本，懂得道理远比学到知识更重要。素质教育的最终目的就是让学生达到不需要教，从而实现"青出于蓝而胜于蓝"的根本目标。

　　知识不是力量运用才有力量。大学不只是学习知识，更重要的是掌握运用知识的知识，这就是思维与智慧。科学是探索客观世界的自然规律，科学是暂时可被认知而还没有被推翻的知识，是存在一定时空中有一定约束条件的可知的认识。无论多么优秀的教师也不可能把学生一生所需要的知识都教给学生。经得起时间考验的是真理，经不起时间考验的是知识，因此，知识需要不断更新才能适应发展，素质教育就是要开发智慧、探求真理，使知识与实际融为一体。

智慧是一块块碎片：知识结构是立体的，人们思维常常是单维的，人类理性所认识的东西，无非是实存事物和可以感触的对象。正如光线看来似乎是直的，但光线也是弯的。真正成功非一步步程序所达到，而是许多知识曲线汇聚而成，科学称为"曲成"，因此，智慧不是学来的而是领悟出来的，是一块块知识碎片拼凑起来，立体而且临时组合而成。大脑只有通过抽象思维才能得到发展，这是每个教师都必须记住的一条基本原理。"人能弘道，非道弘人"，素质教育是开发、诱发和引导，就像一个无声的世界，可以感知，可以思想，不能触摸，诱发创造。年轻人记忆力好，要多学，老年人及教师理解能力好，要指导敏感的年轻人去弘扬和创造。

参考文献

1. 恩格斯. 自然辩证法[M]//马克思，恩格斯. 马克思恩格斯选集：第三卷. 北京：人民出版社，1972.

2. 恩格斯. 反杜林轮[M]//马克思，恩格斯. 马克思恩格斯选集：第三卷. 北京：人民出版社，1972.

3. 玛西亚·安吉尔. 制药业的真相[M]. 北京：北京师范大学出版社，2006.

4. 尤格·布莱克. 无效的医疗[M]. 北京：北京师范大学出版社，2007.

5. 尤格·布雷希. 发明疾病的人[M]. 台湾：左岸文化，2009.

6. 兰德尔·菲茨杰拉德. 百年谎言[M]. 北京：北京师范大学出版社，2007.

7. S. William A. Gunn, Michele Masellis 著，孙海晨，周荣斌译. 人道医学理念与实践[M]. 北京：人民卫生出版社，2011.

8. 元坤. 中国医疗何处去[M]. 北京：中国广播电视出版社，2010.

9. 卡斯蒂廖尼. 医学史[M]. 桂林：广西师范大学出版社，2003.

10. 荣格. 荣格文集：让我们重返精神的家园[M]. 冯川，苏克译. 改革出版社，1997，6-11.

11. 张大庆. 中国近代疾病社会史[M]. 青岛：山东教育出版社，2006.

12. 罗伯特·玛格塔. 医学的历史[M]. 太原：希望出版社，2003.

13. 杨莉，刘莉. 疾病或被改变生命[M]. 重庆：重庆出版社，2006.

14. 李经纬. 中医史[M]. 海口：海南出版社，2007.

15. JD 贝尔纳. 科学的社会功能[M]. 北京：商务印书馆，1982.

16. 道格拉斯·凯尔纳，斯蒂文·贝斯特. 后现代理论[M]. 北京：中央编译出版社，1999.

17. 巴伯. 科学与社会秩序[M]. 北京：生活·读书·新知三联书店，1991.

18. 罗伯特·夏皮罗. 下一轮的全球趋势[M]. 北京：中信出版社，2009.

19. 文森特·帕里罗，约翰·史汀森. 当代社会问题[M]. 北京：华夏出版社，2002.

20. 科克汉姆．医学社会学［M］．北京：华夏出版社，2001.

21. 杜治政．守住医学的疆界［M］．北京：中国协和医科大学出版社，2009.

22. 乔治·萨顿．科学史和新人文主义［M］．上海：上海交通大学出版社，2007.

23. 王一方．医学是科学吗［M］．桂林：广西师范大学出版社，2008.

24. 王一方，赵明杰．医学的人文呼唤［M］．北京：中国协和医科大学出版社，2009.

25. 杜治政．医学在走向何处［M］．南京：江苏科学技术出版社，2013.

26. 段之光．医学创新的轨迹［M］．北京：中国协和医科大学出版社，2009.

27. 曾仕强．中道管理：M 理论及其应用［M］．北京：北京大学出版社，2006.

28. GL 恩格尔．需要新的医学模型：对生物医学的挑战［J］．医学与哲学，1980，1（3）：88.

29. GL 恩格尔．生物—心理—社会医学模型的临床应用［J］．医学与哲学，1982，3（7）：42-45.

30. 吴咸中．临床诊疗与整合之我见［J］．医学与哲学（临床决策论坛版），2009，30（4）：1-2，30.

31. 彭瑞聪．医学的可持续发展与整合、公平［J］．医学与哲学：人文社会医学版，2006，30（2）：1-4.

32. 刘虹．走进医学整合的新时代［J］．医学与哲学（人文社会医学版），2009，30（2）：5-7.

33. 刘虹．论医学哲学范畴［J］．医学与哲学（人文社会医学版），2007，28（5）：1-4.

34. 何裕民．医学应该走向生态：关于医学模式的在思考［J］．医学与哲学（人文社会医学版），2011，32（9）：11-14.

35. EF Caldin. The power and limit of science［M］. London：Chapman-Hall LTD，1949.

36. 曲用心，高剑平．现代技术的伦理困境［J］．自然辩证法研究，2010，26（8）：25.

37. 盛国荣．技术的道德化：现代技术问题的后现代解决之道［J］．自然辩证法研究，2009，25（11）：56-62.

38. 巴德年．当今医学科技的发展趋势及我国的发展战略［J］．医学与哲学，2000，21（2）：1-4.

39. 何权瀛．现代医学的有限与无奈［J］．医学与哲学，2002，23（1）：9-12.

40. 钟飞．步入涅槃还是走向终结：对当代医学困境的原点审视和深层反思［J］．医学与哲学（人文社会医学版），2005，26（10）：10-12.

41. 钟飞．用第三只眼睛看医学：对当代医学的反思和价值重审［J］．医学与哲学，2000，21（2）：21-25.

42. 杜治政．论医学技术的主体化［J］．医学与哲学（人文社会医学版），2011，32（1）：1-4.

43. 杜治政．技术、资本的主体化与医学［J］．中国医学伦理学，2011，24（3）：275-279，312.

44. 杜治政．医学人文与医疗实践结合：人性化的医疗［J］．医学与哲学，2013，34（8A）：6-11.

45. 杜治政．医学生的培养目标与人文医学教学［J］．医学与哲学，2005，36（6A）：1-6.

46. 杜治政．医学的转型与医学整合［J］．医学与哲学，2013，34（3A）：14-18.

47. 杜治政．论医学浮躁：抹不去的伤痕［J］．医学与哲学，2012，33（5A）：5-9.

48. 张大庆．医学的限度与观念的转变［J］．医学与哲学（人文社会医学版），2010，3（7）：14-15.

49. 张大庆，韩启德．超越双螺旋：DNA对科学与社会文化的影响［J］．医学与哲学，2003，24（7）：1-6.

50. 吴敬远．技术与后现代语用学［J］．自然辩证法研究，2008，24（6）：43-48.

51. 张忠鲁．过度医疗：一个紧迫的需要综合治理的医学问题［J］．医学与哲学，2003，24（9）：1-5.

52. 张忠鲁，徐立新．医生与药业的关系：利益冲突重要根源［J］．医学与哲学（人文社会医学版），2007，28（7）：7-8.

53. 陈忠．走向资本批判的深层发展伦理学［J］．自然辩证法研究，2006，22（7）：9-14.

54. 刁宗广. 医学人文精神和医学科学精神的融通[J]. 医学与哲学，2001，22（8）：22.

55. 谢新清，兰迎春. 医学教育人文精神缺失的弊端及对策[J]. 医学与哲学，2004，25（5）：47.

56. William H Schneider. 医学人文的历史与现况[J]. 医学与哲学（人文社会医学版），2009，30（1）：14-16，31.

57. 铙克勤. 中国人口健康转型与医学整合[J]. 医学与哲学（人文社会医学版），2010，31（1）：10-12.

58. 黄睿彦. 我国高等医学教育发展模式变迁与趋势探析[J]. 医学与哲学，2012，33（11A）：56-62.

59. 吴红娟，张效峰. 医易相通的哲学反思[J]. 医学与哲学，2013，34（4A）：11-13.

60. 田艳丽. 临床决策偏差中的心理效应[J]. 医学与哲学，2014，35（3B）：5-8.

61. 李幼平，姚巡. 循证医学回眸与展望[J]. 医学与哲学（临床决策论坛版），2006，27（5）：76-79.

62. 梅铭惠. 医学中的哲学：临床思维[J]. 医学与哲学（临床决策论坛版），2008，29（12）：3-5，8.

63. 杜治政. 生物—心理—社会医学模式的实践与医学整合[J]. 医学与哲学（人文社会医学版），2009，30（9）：1-5.

64. 王一方. 现代性反思与好医学的构建[J]. 医学与哲学，2013，34（1A）：4-5.

65. 欧阳英林. 过度医疗中的信任与可信任性[J]. 医学与哲学，2012，3（2A）：24-26.

66. 王景艳. 论医学语言的文化意义[J]. 医学与哲学（人文社会医学版），2010，31（7）：32-34.

67. 于磊，石俊婷. 医患共同决策诊疗模式的现状分析[J]. 医学与哲学，2013，34（1B）：50-53.

68. 高峰，赵明杰. 转化医学应用现状及其困境分析[J]. 医学与哲学，2013，34（6A）：4-8.

69. 邹明明，李枞，刘利丹，等. 临床医师医学人文认知情况的问卷分析[J]. 医学与哲学，2013，34（8A）：12-17，36.

70. 袁萍. 集体无意识对人的发展的影响及其机制[J]. 重庆与世界，2011，28（9）：78-81，85.

71. 宋雅萍. 论集体无意识的形成和作用[J]. 马克思主义哲学研究，2013，（1）：60-67.

72. 张振良，李肖峰，席建军. 医学人道主义视阈下生命伦理学的思考[J]. 医学与哲学，2014，35（9A）：21-25.

73. 李文潮. 技术伦理面临的困境[J]. 自然辩证法研究，2005，21（11）：43-48.

74. 黄瑞雄. 萨顿科学人性化的理想与现实[J]. 自然辩证法研究，1998，14（4）：10-16.

75. 任苒，赵驰. 医疗卫生系统整合：医改顶层设计的新理念[J]. 医学与哲学，2013，34（9A）：57-60.

76. Hastings Center. 医学的目的：确定新的优先战略[J]. 吕维伯译，邱仁宗校. 医学与哲学，1997，18（4）：171-173.

77. 约翰·哈里·华纳. 医学史的人性化力量：对美国20世纪生物医学的回应[J]. 北京大学学报（哲学社会科学版），2011，48（6）：110-115.

78. 谢仁生. 技术、虚无与责任：汉斯"约纳斯的伦理思想研究"[J]. 医学与哲学，2013，34（7A）：23-25.

79. 龚天平. 资本的伦理效应[J]. 北京大学学报（哲学社会科学版），2014，51（1）：58-67.

80. 曹刚. 责任伦理：一种新的道德思维[J]. 中国人民大学学报，2013，（2）：70-76.

81. 王健. 现代技术伦理规约的特性[J]. 自然辩证法研究，2006，22（11）：54-57.

82. 李银香. 混沌学对辩证法的丰富和发展[J]. 山西高等学校社会科学学报，2003，15（3）：35-36.

83. 吕振环，吴素文，李喜霞. 论混沌学的发展、特性及其意义[J]. 沈阳农业大学学报（社会科学版），2004，6（1）：84-86.

84. 杨家富．试论混沌理论对现代科学技术的影响和作用［J］．南京林业大学学报（人文社会科学版），2003，3（3）：20-26.

85. 钟暗华．积极心理学的意义及发展趋势［J］．徐州师范大学学报（哲学社会科学版），2010，36（5）：134-137.

86. 杜治政．美德：医学伦理学的重要基础［J］．医学与哲学，2015，36（9A）：1-5.

87. 杜治政．医学专业面临的危机：利益冲突-再论医学专业精神［J］．医学与哲学（人文社会医学版），2007，28（7）：1-5，11.

88. 韩启德．对癌症早发现、早诊断、早治疗方针的考量［J］．医学与哲学，2017，38（1A）：2-6.

89. 樊代明．整合医学的内涵与外延［J］．医学与哲学，2017，38（1A）：7-13.